工作相关肌肉骨骼疾患诊疗康复手册

Manual of Diagnosis, Treatment and Rehabilitation for Work-Related Musculoskeletal Disorders

主　审　李建华
主　编　陈　彤　范　飞　汤炳煌

北京大学医学出版社

GONGZUO XIANGGUAN JIROU GUGE JIHUAN ZHENLIAO KANGFU SHOUCE

图书在版编目（CIP）数据

工作相关肌肉骨骼疾患诊疗康复手册 / 陈彤，范飞，汤炳煌主编. -- 北京 : 北京大学医学出版社，2025. 2.
ISBN 978-7-5659-3327-1

Ⅰ. R68-62

中国国家版本馆 CIP 数据核字第 2025TR1242 号

工作相关肌肉骨骼疾患诊疗康复手册

主　　编： 陈　彤　范　飞　汤炳煌
出版发行： 北京大学医学出版社
地　　址：（100191）北京市海淀区学院路 38 号　北京大学医学部院内
电　　话： 发行部 010-82802230；图书邮购 010-82802495
网　　址： http://www.pumpress.com.cn
E-mail： booksale@bjmu.edu.cn
印　　刷： 北京溢漾印刷有限公司
经　　销： 新华书店
责任编辑： 陈　然　米存君　　**责任校对：** 靳新强　　**责任印制：** 李　啸
开　　本： 787 mm × 1092 mm　1/16　　**印张：** 13.5　　**字数：** 340 千字
版　　次： 2025 年 6 月第 1 版　2025 年 6 月第 1 次印刷
书　　号： ISBN 978-7-5659-3327-1
定　　价： 88.00 元

编者名单

主　　审　李建华

主　　编　陈　彤　范　飞　汤炳煌

副主编　李铁山　刘旭东　马玉宝

编　　委（按姓氏汉语拼音排序）

陈　彤　天津市职业病防治院
范　飞　天津市职业病防治院
葛瑞东　中日友好医院
黄　昊　天津市职业病防治院
贾　琳　天津市职业病防治院
喇高燕　首都医科大学宣武医院
李建华　浙江大学医学院附属邵逸夫医院
李铁山　青岛大学附属医院
林　乾　天津市职业病防治院
刘旭东　承德医学院附属医院
刘云芳　天津市北辰医院
娄　强　联医汇大健康管理（上海）有限公司
罗盛飞　天津医科大学第二医院
马　明　东南大学附属中大医院
马玉宝　首都医科大学附属北京康复医院
孟敬宽　厦门弘爱康复医院
倪国新　厦门大学附属第一医院
汤炳煌　厦门弘爱康复医院
王立宁　天津中医药大学第二附属医院
汶　希　西安工业大学

吴方超　浙江大学医学院附属邵逸夫医院
叶海程　厦门大学附属第一医院
余克威　复旦大学附属华山医院
张少伟　厦门弘爱康复医院
郑　重　四川大学华西医院

编写秘书　黄　昊　天津市职业病防治院
高兆胜　天津市职业病防治院
杨　慧　湖州市中心医院

主编简介

陈　彤，主任医师，天津市职业病防治院党委副书记、院长，天津市天津医院院长。兼任天津市预防医学会劳动卫生与职业病分会副主任委员，天津市医学会男科学分会常务委员。历任天津市劳动能力鉴定委员会专家组成员、天津市中医药学会外科专业委员会常务委员、天津市医院管理质量控制中心委员、天津市医学伦理学会理事等。在国内核心和专业期刊发表学术论文 10 余篇，部分研究项目获得天津市科学技术成果认定。

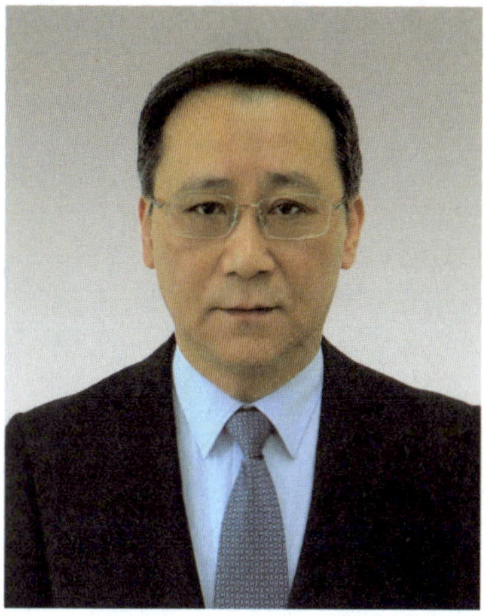

范　飞，主治医师，天津市职业病防治院康复医学科行政负责人，天津市职业人群肌肉骨骼健康指导中心技术负责人，天津市尘肺病康复站负责人。兼任中国康复医学会疼痛康复专业委员会科普工作组副组长，中国康复医学会脑功能检测与调控康复专业委员会科普工作组委员，天津市尘肺病康复质量控制中心委员，天津市康复医学会亚健康专业委员会委员，河北省中医康复学会认知障碍康复专业委员会委员。先后发表学术论文 10 余篇，参编规划教材 3 部，参与河北省重点科研项目 4 项，荣获省部级科普二等奖 1 项、三等奖 2 项，拥有实用新型专利 1 项。

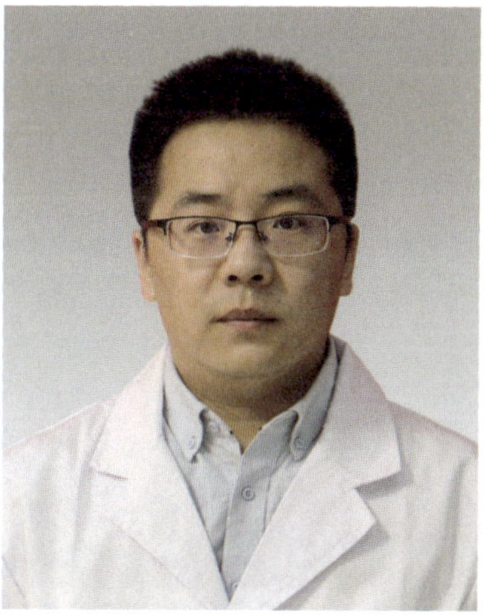

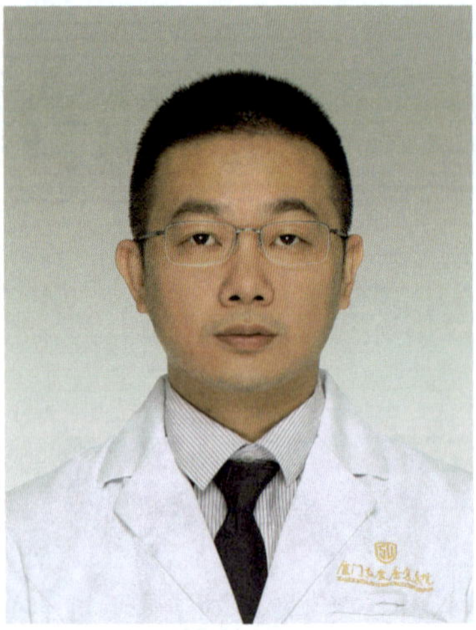

汤炳煌，副主任治疗师，副教授，厦门弘爱康复医院康复治疗总监，厦门医学院物理治疗教研室主任，厦门华厦学院客座教授。兼任中国康复医学会物理治疗专业委员会常务委员兼青年工作委员会副主任委员，中国康复医学会老年康复专业委员会委员兼青年工作委员会副主任委员，世界华裔骨科学会骨科康复专业委员会运动康复学组副组长，厦门市中西医结合学会康复医学分会副主任委员，厦门市科技专家库专家，厦门市劳动能力鉴定委员会工伤康复专家。2020 年被评为中国康复医学会“优秀青年康复治疗师”，2020 年、2021 年分别获厦门市康复医学会科学技术奖三等奖、二等奖。入选厦门市高层次人才 B 类（省级领军人才）认定。被评为 2021 年度厦门市康复医学会抗击新型冠状病毒肺炎疫情积极分子。担任《骨科常见疾病康复治疗》副主编，参编《康复治疗师临床工作指南——贴扎治疗技术》，参译《AAOS 骨科术后康复》等 10 余部国外专业著作。

前　言

随着中国经济的持续发展和产业结构的转型，职业病问题日益凸显，职业病防治工作面临着越来越大的挑战。数据显示，工作相关肌肉骨骼疾患在职业人群中具有很高的患病率。在我国职业人群中，该病呈高发态势，个别行业患病率甚至超过 90%。《健康中国行动（2019—2030 年）》《国家职业病防治规划（2021—2025 年）》中都专门提到了工作相关疾病、工作压力及肌肉骨骼疾患的防控问题，这一重要的职业健康问题已经被提升到国家战略层面。我国是世界上劳动力人口最多的国家，截至 2023 年末，我国就业人员总数达 7.404 亿人，多数劳动者职业生涯超过其生命周期的一半。因此，保证职业人群在工作中的舒适、安全和健康，并提高其工作效率，既具工效学意义，也是职业健康与安全的工作目标。

虽然工作相关肌肉骨骼疾患还未被正式纳入《职业病分类和目录》，但其对职业健康的影响不容忽视。为了有效推进新形势下职业病的预防控制与诊疗康复，实现医护协同与医防融合，天津市职业病防治院采取了“四位一体”筑牢肌骨防护的一系列措施，取得了一定的成效。因此，在天津市卫生健康委员会领导下，天津市职业病防治院组织了骨科学、运动医学、康复医学、人体工程学、中医学、职业病学等领域的专家、教授及专业骨干共同编写本书。

本书是基于“三基”“五性”“三特定”的原则而编写的，即：基本理论、基本知识、基本技能；思想性、科学性、先进性、启发性、适应性；特定目标、特定对象、特定限制。我们通过对我国职业健康发展现状的深入研究，以各位编委的个人专长安排编写相应内容，在各位编委完成初稿后，由副主编、主编逐级审阅修改，从而保证本书的内容质量。

我们在编写过程中得到了各编者所在单位领导的支持，使编写工作能顺利完成，全体编写人员受益匪浅，在此表示衷心的感谢。

由于时间紧、编写人员水平有限，书中难免存在一些文字、技术方面的缺点和不足之处，欢迎各位前辈、同仁、院校师生多提宝贵意见，以利于我们修订再版时进一步完善与提高。

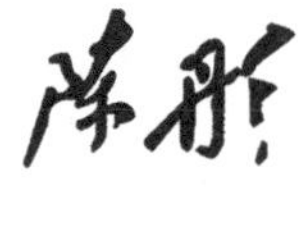

目录

第一章

绪　论

第一节 概 述

一、工作相关肌肉骨骼疾患的发展与现状

工作相关肌肉骨骼疾患（work-related musculoskeletal disorders，WMSDs）的提出与工效学的学科发展密切相关。意大利的“职业医学”创始人 Bernardino Ramazzini 在 18 世纪出版的关于职业病的综合性著作 *Diseases of Workers* 中指出，通过观察发现，并非所有工人的疾病都归因于工作环境（化学或物理因素），各种常见的工人疾病可能是由工作时间长、工作过程中不合理的姿势与不规则的动作引起的。他提出的这类肌肉骨骼伤痛与目前工人罹患的软组织损伤（如腕管综合征、腱鞘炎等）十分类似。因此，他被认为是历史上最早在职业医学及工效学领域提出工作相关肌肉骨骼疾患的先驱。

WMSDs 是一类由于接触工作场所中的危险因素（如重复操作、不良姿势、负荷、振动等）所引起的肌肉、骨骼、神经及局部血液循环系统的损伤，对劳动者健康和社会医疗支出造成巨大的负担。2019 年，《健康中国行动（2019—2030 年）》发布，WMSDs 防控被纳入国家卫生行动目标。WMSDs 在各行业中普遍存在，对其开展研究对于提升我国劳动者健康水平、助力健康中国建设具有重要意义。

国际劳工组织（International Labour Organization，ILO）早在 1960 年就已将 WMSDs 列为职业病。WMSDs 患病率高，涉及行业和人群广泛，不仅影响劳动者的健康和工作效率，也给国家造成了巨大的经济损失。因而关于 WMSDs 易发职业人群、危险因素、干预措施等问题备受国内外学者的关注。职业健康是可持续发展的重点关注内容。2015 年，联合国全体成员国通过了 17 项可持续发展目标，其中一项便是“让不同年龄段的所有人过上健康的生活”。肌肉骨骼疾患是影响居民健康且发病率增长迅速的重要疾病之一。有数据统计，在 1990—2016 年，因肌肉骨骼疾患导致的每千人伤残调整生命年（disability adjusted life year，DALY）增加了 61.6%[1]。世界卫生组织在 2021 年发布的报道中提到，对全球疾病负担数据的分析显示，全球约有 17.1 亿人患有肌肉骨骼疾患。

（一）WMSDs 的概述

WMSDs 又称职业性肌肉骨骼疾患，属于工作相关性疾病，是由许多不同因素引起的以肌肉、骨骼、神经等系统损伤为主的一系列疾患，相关因素不仅包括物理性因素，还包括组织和社会心理因素。这些风险因素的发生和 WMSDs 的严重程度与社会、政治、经济环境、工作场所，以及社会人口和个人等因素有关。国际劳工组织发布的数据显示，在全球每年发生的大约 1.6 亿例工作相关的疾病中，WMSDs 是已知的第二大常见职业病。WMSDs 最常见的症状是疼痛，主要表现为下背、肩、颈、前臂和手等部位疼痛、僵硬、痉挛和麻木等。较多患者可出现关节僵硬、受影响区域肌肉红

肿，部分患者可能出现针刺样感觉、发麻、肤色改变、手部出汗减少。WMSDs 严重的患者不能完成诸如拿东西、梳头、推购物车及抱婴儿等简单的日常活动，甚至不能再返回到工作岗位并面临永久残疾。WMSPs 虽然很少威胁到死亡，但会导致工作能力受限、工作缺勤和增加经济负担等不良后果，并被认为是导致残疾的主要原因。

（二）WMSDs 的流行概况

1. 患病率高 国外研究表明，WMSDs 在职业人群中有很高的患病率，在工作相关的疾病中仅次于职业性皮肤病，居于第二位。根据 2019 年全球疾病负担研究（Global Burden of Disease Study，GBD）数据的分析，肌肉骨骼疾患在全球 204 个国家和地区造成了重大负担，并且与多种因素有关[2]。特别是对于某些职业群体，如医疗保健、农业、工业、信息技术等行业的工作者，这类疾患以疼痛和暂时性或永久性的运动及灵活性限制为表现，从而降低了工作者的劳动能力和社交参与度[3]。国内有研究对 2018—2020 年我国 26 家大型鞋厂的 7106 名受试者进行了调查，结果显示 WMSDs 的总患病率为 36.8%（2616/7106）。其中，多部位 WMSDs 的患病率为 26.1%（1858/7106），2 个部位的 WMSDs 占比最大，为 31.38%；多部位 WMSDs 的危险因素与性别、工作经验、婚姻状况、健康状况、工作姿势不良等有关[4]。另有研究调查显示，我国 2018 年油田修井工人 WMSDs 总的年患病率为 90.5%，其中腰背痛患病率最高，为 71.5%[5]；手工艺者 WMSDs 的患病率在 38.5% ~ 100% 之间[6]。而在印度，肌肉骨骼疾患位居该国职业病发病率的首位。

2. 涉及面广，好发部位不一 WMSDs 涉及诸多行业，发病部位的差异与不同行业、不同作业条件以及作业姿势和劳动强度有关。有报道显示，我国电子零件制造企业装配线工人的肌肉骨骼疾患主要涉及腰背部（73.6%）、手腕或手部（71.7%）[7]。在孟加拉国，服装作业工人的腰背部和颈部是受影响最多的部位，手工业制造者受影响最多的部位是颈部、背部和膝盖，而腰、颈等部位的肌肉骨骼疾患是导致残疾的主要原因[8, 9]。有研究统计了韩国 1996—2020 年慢性 WMSDs 的发病率，其中肩袖综合征排第一，椎间盘疾病排第二，肩袖和肌腱损伤排第三。按身体部位划分，肩部最易患慢性 WMSDs，其次是下背部、腿部和肘部或下臂。研究结果还显示 WMSDs 每年占职业病总数的 9.5% ~ 71.5%，最常见于制造业，其次是建筑、运输或仓库、通信及采矿业，近 60% 的 WMSD 发生在拥有小于 50 名员工的小规模企业中[10]。另有研究对我国 14 个行业共计 41 家企业的 WMSDs 发病情况做了调查，结果显示作业人员 WMSDs 以腰部和颈部的患病率最高，分别为 70.1% 和 63.8%[11]，内科医生 WMSDs 的发病部位主要是手腕、颈部和腰部[12]。

（三）WMSDs 的影响因素

多项研究揭示了 WMSDs 的多种诱因。长时间承受体力劳动、维持不自然的姿势以及在恶劣的工作环境中作业，均被证实与 WMSDs 的高发病率相关。一些特定的职业，如煤矿开采和航空航天领域，由于作业空间受限，作业人员的肌肉经常保持紧张状态，这不仅阻碍了血液循环，还可能引发 WMSDs。随着自动化技术的发展，从事流水线作业的工人因重复性动作，尤其是快速重复的动作，增加了腕管综合征等 WMSDs 的患病风险。同时，工作内容的单一性也容易导致工人产生疲劳，降低警觉性，从而威胁到他们的人身安全。此外，极端的温度和湿度条件，以及机械振动和噪声等环境因素，也是 WMSDs 发生的潜在协同因素[1]。美国国家职业安全卫生研究所（National Institute for Occupational Safety and Health，NIOSH）的研究强调了工作满意度、工作要求的高低、工作内容的单调性、工作控制感以及社会支持等社会心理因素与 WMSDs 之间的联系。个人习惯，如长期从事某项工作、吸烟和缺乏运动，也被认为与 WMSDs 的风险增加有关。Das 等的研究显示，受过较高教育的员工患 WMSDs 的概率相对较低[13]。Hossain 等对服装制造业工人的调查表明，体重超标和肥胖是 WMSDs 的另一个风险因素，尤其是在女性工人中更为明显[13]。国内外流行病学调查显示，WMSDs 可发生在各个行业，患病率较高，是 20～55 岁职业人群劳动力下降的主要原因。

（四）安全和健康的工作环境是工作中的基本原则和权利

在 2022 年 6 月召开的第 110 届国际劳工大会中，与会代表做出了一项重大决策，对 1998 年《国际劳工组织关于工作中基本原则和权利宣言》中的第二条款进行了修订，正式将“安全与健康的工作环境”纳入基本工作权利的范畴。同时，对《国际劳工组织关于争取公平全球化的社会正义宣言》（2008 年）和《全球就业契约》（2009 年）也做了相应的更新。这一具有里程碑意义的决议源自 2019 年的一系列行动，当时大会通过了《国际劳工组织关于劳动世界的未来百年宣言》，明确提出“安全与健康的工作条件是体面工作的核心要素”。该宣言还敦促 ILO 理事会在相关决议中考虑将安全与健康的工作条件纳入 ILO 的基本原则和权利框架。随着这一决议的通过，国际劳工大会进一步明确了将 1981 年《职业安全和卫生及工作环境公约》（第 155 号）和 2006 年《促进职业安全与卫生框架公约》（第 187 号）作为 ILO 的基本公约。这两份文件概述了职业安全与健康（occupational health and safety，OSH）领域的基础原则和权利，并作为其他 OSH 相关文件中更进一步的安全与健康措施的重要基石。所有成员国，无论是否已经批准这两项公约，均有责任基于其作为 ILO 成员的身份，真诚地尊重、推动并保障安全和健康工作环境的基本权利和原则。

（五）WMSDs 防护中心的建设势在必行

ILO 在 1960 年就将肌肉骨骼疾患列入《职业病目录》，直到 2022 年才首次发布诊断和预防肌肉骨骼疾患的指导说明，即《职业病诊断和暴露标准》。该标准对目录中所列的 7 种职业性肌肉骨骼疾患诊断和暴露标准的重点内容进行介绍，可供我国研究与制定职业病诊断标准时参考。目前，我国《职业病分类和目录》中对 WMSDs 的涵盖范围相对有限，开放性不高，但随着经济的快速发展和职业健康意识的提升，那些发病率高、危害性大、因果关系明确、生物学合理性高以及预防效益显著的 WMSDs 会优先纳入到法定职业病名录中。因此，我国需要结合实际情况，明确 WMSDs 的分类，建立诊断标准，完善工伤保障和医疗保险等相关政策，为制定预防性 WMSDs 名单提供依据，并为 WMSDs 的预防和控制提供支持。

各个国家对 WMSDs 的应对策略主要集中在两个方面：一是工作场所的重点干预；二是健康技术评估。例如，哥伦比亚通过实施经济实惠且实用的工效学措施来降低 WMSDs 的影响。有的国家通过将 WMSDs 纳入职业病或赔偿性疾病名单，来更好地保护和补偿职业人群。这些策略为我国以及其他发展中国家提供了重要的参考。

我国作为世界人口大国，劳动力人口数量位居世界前列。《中华人民共和国 2023 年国民经济和社会发展统计公报》显示，截至 2023 年末，全国就业人员总数达 7.404 亿人。据报道，我国职业人群 WMSDs 的患病率为 20.00% ~ 90.00%，几乎覆盖所有行业，部分行业患病率甚至超过 90.00%，WMSDs 患者的数量极为庞大[1]。例如，纺织行业为 97.00%，冶金行业为 82.24%，建筑行业为 69.89%；机场搬运工患病率为 56.90%，护理人员患病率高达 91.40%。汽车装配工人颈部患病率达到 64.10%，机场搬运工颈部患病率为 37.30%，视屏显示终端作业人员颈部患病率为 55.50%。

根据对其他国家和地区 WMSDs 所造成经济负担的研究，可以推断 WMSDs 对我国同样造成了严重的经济负担，但目前国内尚未开展针对 WMSDs 所造成的经济负担的研究。调查显示，制造业、建筑业、交通运输业等行业的职业人群 WMSDs 的患病率和因病缺勤率较高，而人们对 WMSDs 的危险因素、发病机制、严重程度，以及可诊断、可预防性尚缺乏足够的认识，加之其严重性也被尘肺病、职业中毒等恶性事件所掩盖，这一问题有待得到政府、专业机构、企业和社会大众的广泛关注。

总体而言，我国对 WMSDs 的研究在诊断、治疗和预防控制方面取得了新的进展，尽管研究领域仍然相对单一，同时也面临许多挑战，但其优势在于相关行业及工种的全面性，研究几乎可以覆盖所有行业的职业人群。因此，应深入且全面地推动 WMSDs 的研究，在职业人群中 WMSDs 流行情况的基础上进一步研究其自然史、致残程度以及预防和干预措施，加强对用人单位和职业人群的知识宣传，提高用人单位和职业人群的重视程度。在此基础上，重视和开展针对 WMSDs 所造成的经济负担的研究，掌握经济负担的分配比例和来源，有利于加强对疾病的管理，落实以预防为主的疾病防治策略，尽早发现风险因素，减少发生率，减轻疾病负担，提高职业人群的劳动能力和生活质量，为卫生政策、规划和研究提供更有力的依据。

二、工作相关肌肉骨骼疾患的治疗

WMSDs的治疗主要研究与工作相关肌肉骨骼系统功能障碍的原因、评定与治疗方法以及伤残预防等问题，现已逐渐成为康复医学的一个研究方向。其治疗方法主要包括药物治疗、注射治疗、物理治疗、运动治疗、作业治疗、辅具治疗、中医药治疗以及心理治疗等。

（一）治疗模式

由多学科、跨专业人员组成的康复治疗组（rehabilitation team）是骨骼肌肉康复的标准治疗模式。常见的康复治疗组有运动损伤康复治疗组、骨折康复治疗组、关节置换康复治疗组、关节炎康复治疗组、截肢康复治疗组、手外伤康复治疗组、疼痛康复治疗组等。

1. 人员构成与职责 康复治疗组的核心人员包括康复医师、临床医师、物理治疗师、作业治疗师、假肢矫形器师、针灸推拿师、心理治疗师、康复护师等。这些成员的职责分别如下。

（1）康复医师：指专门从事骨骼肌肉康复专业的康复医师，其主要职责是对骨骼肌肉系统伤病的诊断与评估，制定康复方案，召集康复治疗组会议，并协调康复治疗组成员之间的关系。康复医师在康复治疗组中起主导作用，不仅要精通本专业的知识，还要了解并熟悉骨科、疼痛科等相关专业的知识。

（2）临床医师：包括内科医师与外科医师，其主要职责是对患者的抢救、疾病的诊断与治疗。截肢康复、骨折康复、手外伤康复治疗组的临床医师通常是骨科医师；关节炎康复治疗组的临床医师是风湿免疫科医师，也可以是骨科或者中医科医师；关节置换康复治疗组的临床医师是关节外科或者骨科医师；疼痛康复治疗组的临床医师是疼痛科医师，也可以是骨科或者麻醉科医师。临床医师的工作处在一个最有利、有效的康复阶段，应主动与康复医师合作，参与康复方案的制定，共同对患者的功能恢复负责。

（3）物理治疗师：简称PT（physical therapist）师，是指从事物理疗法的专业人员。物理疗法包括运动治疗和物理因子治疗。其主要职责是对患者躯体功能的评估和训练，特别是对骨骼肌肉功能、神经功能和心肺功能的评估与训练。

（4）作业治疗师：简称OT（occupational therapist）师，是指从事作业疗法的专业人员。其主要职责是通过指导患者进行有目的的作业活动，恢复或改善患者的生活自理、学习和职业工作能力；教会残障者使用各种辅助器具，或通过调整家居和工作环境，以弥补其功能的不足。

（5）假肢矫形器师：是假肢师与矫形器师的统称。假肢师的主要职责是假肢的设计、装配及应用，以代偿截肢者丧失的功能，使截肢者恢复一定的生活自理和工作能力。矫形器师的主要职责是矫形器的设计、制作及应用，以控制代偿或矫正骨骼肌肉系统的活动。假肢矫形器师应熟练掌握人体解剖学、生物力学等基础知识，了解假肢矫形器制作材料的理化性能，掌握假肢矫形器的制作方法等。

（6）针灸推拿师：是针灸师与推拿师的统称，是指掌握针灸、推拿技术，为患者治疗疾病的专业人员。针灸推拿师应掌握扎实的中医理论基础，熟练掌握针灸、推拿、按摩、拔罐等技术。

（7）心理治疗师：指掌握心理学理论与方法，并将其用于心理异常者诊断、治疗的专业人员。心理治疗师通过观察、谈话、实验和心理测验，对患者的心理问题进行诊断，之后采用精神支持疗法、暗示疗法、行为疗法、松弛疗法、音乐疗法等对患者进行训练、治疗与教育，从而减轻或消除患者的症状，改善其心理和精神状态。

（8）康复护师：是康复治疗组的重要成员之一，其主要职责是对患者实施符合康复要求的专业护理和必要的功能训练，预防并发症，防止继发性残疾，减轻残疾造成的影响，提高患者的生活自理能力。康复护理内容包括：①减轻制动或者长期卧床的不良反应，如鼓励患者早期活动防止废用综合征，定时翻身防止发生压疮等；②指导患者独立完成各种日常生活活动，如穿衣、吃饭、洗漱等；③指导患者训练肢体运动功能，如坐、站、走等；④协助做好患者的心理康复工作；⑤为患者和家属提供健康教育，如预防跌倒等。

2. 特点

（1）康复治疗组成员来自不同学科、不同专业。

（2）成员相对固定，职责及分工明确，协同作战。

（3）成员之间彼此熟悉各自专长，使患者能同时接受多种治疗。

（4）成员之间相互学习，以促进各专业的治疗配合。

（5）全体成员共同制订、修改康复计划，通常每 1 ~ 2 周讨论一次。

（二）治疗原则

1. 康复治疗与临床治疗并重

（1）康复治疗不同于临床治疗，康复治疗不仅是针对损伤或疾病的治疗，更重要的是要尽量减少或防止病残的发生，从治疗一开始，就着重于患者的功能恢复，将永久性伤残率或顽固性病残率降低到最小。临床治疗主要集中于改变患者的病理发展，因为一旦病理问题得到纠正，功能将会自行恢复。相反，若病理变化不能扭转，就会不可避免地出现不同程度的功能丧失。因此，临床治疗的努力方向是逆转原发的疾病过程，而康复治疗则集中于功能恢复，如防止挛缩、增强肌力、激发控制、训练患者发挥机体残留功能，或使用辅助器具，以及指导患者及家属适应改变的生活等。

（2）康复治疗不是临床治疗的延续，也不是临床治疗的重复。在临床治疗的抢救期，康复治疗就应该介入，并与临床治疗密切结合，尽管此期的康复治疗较少，但极为重要。抢救期之后，患者的生命体征转为平稳，康复治疗就应该大大增加，如使用各种物理因子治疗、功能训练、中医药治疗，以及心理康复等。

2. 功能训练与药物治疗并重

（1）以各种运动治疗和作业治疗为主的功能训练是骨骼肌肉康复治疗的核心，在临床实践中，功能训练应遵循以下 3 个原则。

1）主动运动与被动运动相结合的原则：功能训练以主动运动为主，被动运动为辅。主动运动有利于肌力恢复，也有利于通过肌泵作用，促进血液循环，加速肿胀消退；被动运动有助于维持和扩大关节活动度。因此，主动运动与被动运动的有机结合，可提高康复疗效。

2）循序渐进的原则：为保证安全、防止损伤，功能训练时应遵循的基本原则是关节活动范围由小至大，训练次数由少至多，训练时间由短至长，训练强度由弱至强，直至功能完全恢复。

3）个体化原则：要根据患者的伤情、部位，采取不同的训练方法。手术类型、制动方式不同，采取的训练方法也不同。以髋关节置换为例，全髋置换与半髋置换之间，生物髋置换与金属髋置换之间，骨水泥固定与非骨水泥固定之间，患者开始负重的时间及其方法都有很大的差异。因此，功能训练应因人而异，不能千篇一律。

（2）骨骼肌肉系统伤病的康复治疗并不排除药物的使用，药物治疗并非内科、外科治疗的专利，在骨骼肌肉康复中也广泛使用各种药物，包括西药与中药。例如，类风湿性关节炎急性期，通常使用非甾体抗炎药缓解症状；骨质疏松症患者常需补充钙剂、使用抗骨质疏松药物治疗；截肢患者、慢性疼痛患者常伴有心理与精神障碍，常使用抗抑郁药治疗；感染是关节置换术后的常见并发症，通常情况下也需要使用药物；颈肩腰腿痛、软组织挫伤的药物治疗，除了口服、静脉给药之外，神经阻滞、鞘内注射也是常用的给药方式。

3. 中医与西医康复治疗并重 长期以来，人们固有的理念是：传统的就是过时、落后的，现代的就是新型、先进的。实际上，凡是在当代普遍使用且疗效确切的方法都应该视为是现代的。先进与落后不能用历史年代来划分，而是用科学性和有效性来判断。为此，把以中医为代表的东方医学归为传统医学，戴上替代医学或者补充医学的帽子，把西医视为现代医学，并戴上先进的桂冠，这是缺乏逻辑的思维。中医的天人合一、阴阳平衡、辨证施治、固本培元等思想都与当今世界医学潮流相吻合。东方医学不是西方医学的附属品，而是医学基础思想和方法的源泉之一。中医治疗在我国已有数千年历史，目前仍在广泛使用，且疗效确切。因此，中医治疗既是传统的，更是现代的。中医治疗应与 PT、OT 为代表的西医康复治疗处于同等地位，并重使用，共同促进现代康复治疗体系的建立与发展[14]。

4. 躯体康复与心理康复并重 人与动物不同，除了维持生命的生理活动以外，还有一系列的心理活动。骨骼肌肉系统伤病造成患者的生理活动障碍，必然会相应地影响其心理活动，甚至影响其社会功能。康复治疗多数是一个长期的过程，对患者的经济、社会地位、自我表现和自我满足都有持续的影响。外伤、重大疾病、预后不良、经济困难、社会地位下降等因素都会造成患者的心理障碍，而心理障碍反过来又会影响其躯体功能的恢复。因此，在肌肉骨骼疾患康复过程中，既要关注患者的躯体功能恢复，又要重视患者的心理康复，二者兼顾，不可偏颇。

（三）治疗作用

1. 促进肿胀消退 损伤后局部肿胀是由于组织出血、体液渗出，加以疼痛反射造成的肌肉痉挛，唧筒作用消失，局部静脉和淋巴管淤滞以及回流障碍所形成的。患者主动运动可恢复肌肉的唧筒作用，改善血液循环，促进局部水肿消散及渗出液的吸收；各种热疗可加快血液循环，促进肿胀消退，缓解症状。

2. 延缓肌肉萎缩，防止废用综合征 全身或局部制动均可造成肌肉废用性萎缩，如关节固定 2 周以上便可造成肌肉萎缩，石膏固定后肌肉萎缩比卧床休息要明显得多。正常人卧床时使用背肌和下肢肌肉翻身就可以减少肌肉萎缩，而瘫痪者和老年患者则会出现更多的肌肉萎缩。健康人卧床休息 7 天，大腿肌肉容积即可降低 3%，若卧床休息 1 个月则肌纤维横断面积减少 10%～20%，2 个月可减少至 50%。肌肉处于缩短状态会增加萎缩程度，因此牵伸肌肉或将肌肉置于延长位有利于预防肌肉萎缩；等长收缩或者等张收缩可维持肌力；早期站立有利于减轻肌力下降，防止废用综合征；神经肌肉电刺激疗法可以减轻制动导致的肌力下降。

3. 防止关节粘连与僵硬 肌肉、关节不活动是造成关节粘连乃至僵硬的首要原因。长期不恰当的固定可以造成关节僵硬，而未经固定但长期不活动的关节也会如此。肌肉、关节不活动，则会出现静脉和淋巴淤滞、组织水肿、渗出的浆液纤维蛋白在关节囊皱襞和滑膜反折处以及肌肉间形成粘连。活动关节可牵伸关节囊及韧带，防止其缩短，并能促进关节内滑液的分泌与循环，从而预防关节粘连。因此，如果从治疗之初就十分重视功能锻炼，既包括未固定关节的充分自主活动，也包括固定范围内肌肉的等长收缩，关节的粘连和僵硬是可以避免的。

4. 促进组织修复 康复治疗，特别是早期康复治疗，不仅可预防或者减少感染、压疮、静脉血栓形成等并发症的发生，而且可促进组织修复。如功能训练可以促进局部血液循环，使新生血管得以较快生长，同时通过肌肉收缩作用，借助外固定以保护骨折断端的良好接触，使骨折端纵向挤压、稳定骨折断端对位对线、保护新生的骨痂。在骨折塑形期，可以使骨痂的组成和排列完全符合生理功能的需要。

5. 改善躯体功能 康复治疗通过提高患者的肌肉力量与肌肉耐力，维持与扩大关节活动范围，改善平衡与协调功能，增强机体代谢，改善心肺功能，以及提高患者的日常生活活动（activity of daily living，ADL）能力，达到改善患者的躯体功能、提高生活质量的目的。对遗留永久性残疾的患者，可采用工程学原理与方法来代偿或者补偿患者的功能，如截肢患者佩戴假肢，通过环境改造使残障患者适应在家庭与社会中的生活。

6. 改善心理状态 康复医学历来重视患者的心理康复。不仅心理咨询、心理治疗可改善患者的心理状态，康复医学的作业疗法、文娱疗法等也都带有心理支持的效果。通过使患者心理上得到宣泄、放松和满足，以及专业的精神分析、认知行为治疗和必要的药物使用等方式，达到改善患者情绪、矫治其异常心理的目的。

三、工作相关肌肉骨骼疾患立体防护模式

（一）搭建“省（市）-市（区）-点（企业）”WMSDs防护指导三级组织架构

以省级职业病防治院为中心建设牵头指导单位，省内职业病诊断机构、职业健康检查机构和尘肺病康复机构作为区县防护中心的技术支撑机构。省级职业病防治院可将这些机构的相关人员培养为服务企业的技术骨干，再以这些技术骨干带动相关的服务人员进驻企业现场进行服务。同时，还可依托现有的医疗资源，招募补充相应的人员深入健康驿站。由此逐步形成一体化的肌肉骨骼疾患的防护组织架构。

搭建“省（市）-市（区）-点（企业）”WMSDs防护组织架构，可将省级防护中心建在省级职业病防治院，市级防护机构建立在各区以肌肉骨骼疾患治疗为特色的医疗机构，防护点建立在企业里（以“健康小屋”“健康加油站”“健康驿站”等多种形式展开）。由此形成“省（市）-市（区）-点（企业）”三级防护架构，搭建培训、技术垂直化的管理模式。

在省级防护中心的指导下，市级与区县各级医务人员针对与职业活动密切相关的上肢（肘、腕部）和躯干（颈、肩、腰部）部位的工作相关肌肉骨骼疾患，从评估、治疗、训练、人体工效学等多角度做好劳动者工作相关肌肉骨骼疾患的防护工作，通过评估发现问题，通过治疗缓解不适，通过训练强化身体功能，通过人体工效学做好防护第一道关口。全面指导劳动者在作业岗位操作过程中或在使用相关设备时避免可能遇到的不安全因素，并减少劳动环境中存在的不安全因素。

市级防护机构应帮助用人单位加强职业健康管理，帮助劳动者识别和改善劳动环境中的不安全因素，提示劳动者需要注意的事项，预防工作相关肌肉骨骼疾患的发生和发展，及时防止工作相关肌肉骨骼疾患继续发展而致残。在工作相关疾病的发病过程中，工作因素并不是唯一或者主要的致病原因，却可以促进相关疾病的发展甚至恶化。因此，防护机构应针对工作相关颈肩部不适、肘腕部不适和腰背部不适的主要症状，以及工作姿势、相关作业岗位给出具体且全面的评估、治疗、训练及人体工效学的干预措施。

（二）结合传统医学优势，挖掘简便易行的适宜技术运用到防护中

凭借传统医学领域的深厚底蕴和民众对其的高度认可，结合现代康复的治疗理

念，发掘一系列简便易行的适宜技术，以预防和治疗 WMSDs。经过临床实践，相关技术在以下高风险作业的防治中起到了较好的效果：颈部和肩部 WMSDs 高风险作业；手部作业时需持续高于头部位置的工作；肘部作业时需持续高于肩部位置的工作；重体力劳动或需长时间保持强迫体位的工作；长期伏案工作，如长时间低头作业；颈椎需承受高强度负荷的工作；肘部和腕部 WMSDs 高风险作业；需要肘部和腕部重复性操作的工作；长时间使用视屏显示终端的工作；肘部和腕部需长期承受高强度负荷的工作；腰部和背部 WMSDs 高风险作业；重体力劳动作业；静态或动态坐、站姿势不良的工作等。

推广简便易行的工间和居家锻炼方法。为了便于劳动者在工间休息和下班后进行锻炼，推荐的锻炼方式和方法应对场地和器械的要求低，便于随时进行，以缓解肌肉骨骼的不适。如提供静态姿势调整的指导，提供颈肩部、肘腕部、腰背部的动作锻炼指导。所有推荐的动作锻炼均应在无痛的前提下进行，如果在锻炼过程中出现不适感加重，应立即停止锻炼。通过这些措施，可以有效提升劳动者的健康水平，减少 WMSDs 的发生，同时也能为企业减少因 WMSDs 导致的生产成本增加。

（三）从部位相关性的角度出发探讨多部位 WMSDs 的发生模式

工作相关肌肉骨骼疾患通常涉及肌肉、肌腱、关节、软骨、神经和椎间盘等的损伤，患病部位的疼痛、麻木、不适和活动受限是该类疾患的典型症状。既往针对 WMSDs 研究大多是关注单一部位的患病，而对多部位的研究也只是从患病部位个数上开展的，很少从部位相关性的角度出发探讨多部位 WMSDs 的发生模式。我国是制造业大国，有大量制造业从业人员，该行业人群有较高的 WMSDs 患病率，由此引起的一系列健康和经济问题不容忽视。因此，应基于制造业从业人员 WMSDs 大样本调查数据，探究相关行业从业人员 WMSDs 主要患病部位疾患的发生模式及影响因素。

各级防护中心将从康复医学、运动医学、骨科学和中医药等临床医学角度，针对劳动者工作时应保持的正确坐姿和站姿，以及颈肩部、肘腕部、腰背部肌肉和关节的保护与锻炼，进行知识普及、健康宣教和疾病防治指导。相关内容适用于需要预防上述部位工作相关肌肉骨骼疾患的劳动者，对已经出现的疾患亦有改善作用。

（四）WMSDs 诊断和暴露标准的制定

我国开展这方面研究的时间较短，与国外差距较大，已有的研究多局限于横断面流行病学调查，属于描述性调查研究，缺乏设计良好的病例对照和队列研究等分析性流行病学研究。多数研究只对某行业或某种特殊作业进行流行病学调查，其结果仅反映某一作业人群 WMSDs 的患病情况，但对于不同行业 WMSDs 的发生情况、危害程度及规律缺乏了解。研究方法也相对比较简单，缺少运用多学科的知识，如工效学、生物力学、生理学等，从人—机界面和人—环境界面对 WMSDs 的发生原因进行系统且深入的分析。对 WMSDs 病例的识别多依据症状而非客观体征，缺乏对“病例”的科学界定，使得研究结果的可比性较差。

WMSDs 几乎可发生于各行业，但由于工作性质、行业特点不同，并伴随着科技发展和生产方式的转变，不同行业 WMSDs 发生状况也大相径庭。如流水线作业环境中广泛存在节奏频繁、重复动作、强迫体位等不良工效学问题；汽车制造业、电子信息制造业、制鞋行业的工人在工作中长时间固定坐姿、频繁抬举上臂，肩颈部 WMSDs 最常见；船舶制造业的工人在工作中长时间保持弯腰体位，腰部 WMSDs 最常见；装配工人长时间保持站姿做大幅度重复、负重操作，最易出现腰部、足踝部及颈部 WMSDs；采矿业工人在狭窄空间从事强迫体位（弯腰、跪位、隧道爬行）和负重体力劳作，腰部 WMSDs 最为多见，其次为颈肩部及膝部。生物力学研究表明，手腕部长期密集、反复地屈曲或伸展，可导致腕管内压力增大，流入神经外膜的血液减少，引发正中神经缺血，出现手腕部疼痛、麻木和肌肉无力感等一系列肌肉骨骼疾患症状。如涂装工人因重复性上肢及腕部操作，颈部、手腕部及肩部 WMSDs 较多见。

医务工作者、文案人员因其工作性质、劳动强度、固定体位、持续时间等因素，也是 WMSDs 高危人群，并成为近年 WMSDs 相关研究的热点。2018 年一项 Meta 分析纳入了 21 项研究中的 5828 名外科及介入科医生为研究对象，结果显示，手术医生中最常见的 WMSDs 分别为退行性颈椎病（17%）、肩袖撕裂（18%）、退行性腰椎病（19%）以及腕管综合征（9%）；在 1997 年至 2015 年，手术医生中退行性颈椎病和退行性腰椎病的患病率分别增加了 18.3% 和 27%[12]。

目前，我国 WMSDs 相关研究和防治政策仍处于探索阶段，尚存在一定的局限性。主要表现为：①尚缺乏统一、规范和权威的 WMSDs 诊断标准，难以在各类研究甚至是同一研究下做出科学、严谨的诊断；②既往研究主要以 WMSDs 流行病学调查和危险因素分析为主，依靠调查问卷和被调查者自述为依据，缺乏客观依据，主观性强；③研究人群工种欠清晰或不完整，行业工种划分不细，样本量不足，缺乏对劳动保护情况及作业环境的调查，混杂因素多。因此，未来亟须在全国范围内，按照行业领域，在做好劳动环境、人体工效学调查和医学客观检查的基础上，开展前瞻性大规模队列研究，真实反映 WMSDs 的发生情况，为将 WMSDs 纳入我国《职业病分类和目录》及有效预防 WMSDs 提供科学依据。

（五）WMSDs 的工效学预防

流行病学研究证实，不良工效学因素是 WMSDs 的危险因素。这些因素可以分为：①人的因素，如年龄、性别、体形、生物节律及健康状况，以及姿势、重复、用力等生物力学因素。②机器及工具的因素，包括：机器设备，如显示器、控制器、工作台、工作座椅等；工具，如锤、钳、电钻、鼠标等。③环境因素，包括气温、气压、噪声、振动、照明、色彩，以及工作空间、限制性空间等。④社会心理因素，包括：一般社会因素，如分配制度、劳动报酬、社会保障、上下级关系、同事关系等；劳动组织，如定额、工时、轮班、工间休息等；还有心理因素，如工作应激、人机交互、情景意识等。对于这些不良工效学因素，进行有针对性的干预是降低此类疾患发生和促进职业人群健康的重要手段，同时也是国内外研究关注的热点。

工效学干预是通过改善人机界面和不良工作条件，改善作业环境质量，改变工作组织和管理，开展专业培训和提高认知水平等方面来减少作业人员的 WMSDs 发生率。国外多项研究表明，工效学干预对于预防和控制 WMSDs 的发生有显著效果，特别是多方面综合措施的干预研究。针对我国各行业多发的 WMSDs 情况，应该紧密结合生产实际，根据三级预防的原则，通过辨识及分析工作场所的不良工效学因素，制定具体的干预及防控方案，从工程设计、认知培训、组织管理及个体行为等多方面、多环节进行干预及防控，从源头上避免或减少工作中的不良工效学因素，减少 WMSDs 的发生。

WMSDs 是目前职业工效学和职业健康领域广泛关注的问题。工效学学科创建于 19 世纪末。英国是世界上最早开展工效学研究的国家，但该学科的奠定性工作是由美国完成的，因而工效学界有该学科“起源于欧洲，形成于美国”的说法。随着科学技术发展和社会进步，工效学的发展十分迅速，为改善、优化人类的工作和生活条件发挥了重要作用。

在工效学的发展初期，学者们主要致力于选拔和培养劳动者以及优化工作环境，以便最大程度地发挥人体的潜能，使劳动者能够更好地适应机器设备的需求，进而提升工作效率。20 世纪中叶至 20 世纪 60 年代标志着工效学学科的成型阶段。特别是在第二次世界大战期间，为了追求高性能和强大威力的武器和装备，许多新型武器装备被开发出来。然而，由于过分强调武器和装备的性能而忽视了人的因素，导致因操作失误或装备问题而造成战争失利的情况时有发生。这使得人们开始意识到，要使装备发挥最大效能，必须同时考虑人的因素，并确保其符合人体的生理和心理特性，从而认识到使机器和工具适应人的需求的重要性。二战结束后，工效学的研究重点从解决工业和工程设计问题的应用学科，扩展到了医学、工程学、建筑学和设计学等多个领域，并促进了学科间的融合，使得研究体系更加完善。此后，科研人员将工效学的基本原理和技术应用于工作和生活的各个方面，衍生出众多子学科[1]。职业工效学便是与工作相关的工效学研究领域中的一个关键部分。职业工效学以人为中心，探讨工作场景中人、机械和环境的相互作用，旨在确保劳动者的健康、安全和舒适，同时提升工作效率。

目前，我国颁布的工效学标准逐渐增多，但实际应用还有待加强。现仅有井下工人滑囊炎、制造业工人腕管综合征被列入国家《职业病分类和目录》职业性肌肉骨骼疾病，而众多行业的特殊职业人群由职业危险因素直接导致的 WMSDs 并未被列为法定职业病。为从根本上控制和减少WMSDs的发生，建立产学研基地，加强我国研究人员的技术力量，提高我国WMSDs的研究能力和水平势在必行。

（范　飞）

第二节　骨骼肌肉康复治疗的理论基础

一、生物力学基础

生物力学是研究能量和力对生物系统影响的一门科学，是力学、生物学、医学等学科相互渗透的学科。骨骼肌肉系统虽然较为复杂，但仍遵循力学的基本规律。

（一）骨骼的生物力学

骨具有变形性，变形以弯曲和扭转最为常见。弯曲是沿特定方向上连续变化的线应变的分布，扭转是沿特定方向上的角应变的连续变化。骨骼的形状结构充分发挥了其力学性能。从受力情况来分析，若一长骨在中部受到垂直于长轴的力作用，因其两端由关节固定，中间部的受力使其长度伸长并弯曲，与两端关节固定点形成相反的平行力。骨截面上的应力分布情况是：应力向骨的表层对称分布，即中心部应力为0，越靠近骨皮质部应力越大。若受到扭转力的作用，情况亦是如此。骨的一部分类似于一个圆柱体，圆柱的断面受一对大小相等、方向相反的力矩作用而发生角应变，轴心的应变及剪应力为0，圆柱体表面的力最大，即骨皮质部的受力最大，而骨皮质是最坚硬的部位，抗压、抗扭转能力最强。骨的力学性质易受人的年龄、性别等因素的影响。

骨折愈合需要骨痂形成，而骨痂形成需要应力作用。骨在应力作用下，羟基磷灰石结晶的溶解增加，使发生应变的骨组织间隙液中的钙离子浓度增大，有利于无机晶体的沉积。骨的重建是骨对应力的适应，骨在需要应力的部位生长，在不需要的部位吸收。当制动或活动减少时，骨缺乏应力刺激而出现骨膜下骨质的吸收，骨的强度降低。例如骨折后的钢板内固定，载荷通过钢板传递，骨骼受到的应力刺激减少，骨骼的直径缩小，抗扭转能力下降。相反，反复承受高应力的作用，可促进骨膜下的骨质增生[15]。

（二）骨骼肌的生物力学

1. 骨骼肌的收缩形式　在运动神经的支配下，骨骼肌产生收缩或肌张力增加，在骨关节和韧带的配合下完成躯体的各种运动。

（1）等长收缩：等长收缩时肌肉承受的负荷等于或大于肌肉的收缩力。等长收缩由于无肌肉缩短可产生很大的张力，但由于肌肉作用的物体未发生位移，所以未对物体做功。它的作用主要是维持人体的位置和姿势。

（2）等张收缩：等张收缩有关节的运动，此时肌肉承受的负荷小于肌肉收缩力，肌肉的收缩力除克服施加给它的负荷外还能使物体发生位移，所以它对物体做了功。人体四肢，特别是上肢的运动主要是等张收缩。一般情况下，人体骨骼肌的收缩大多是混合式收缩，也就是既有张力的增加又有长度的缩短，而且总是张力增加在前。当肌张力增加到超过负荷时，肌肉收缩才出现长度的缩短，一旦出现长度的缩短，肌张力就不再增加。

2. 骨骼肌的收缩特性 大多数情况是在控制长度和张力状态的条件下研究肌肉的收缩特性。在等长收缩试验中，保持肌肉的长度恒定，测定它的收缩力；相反，在等张收缩试验中则使肌肉收缩对抗一个恒定的负荷，来测量肌肉收缩时随时间变化的长度。基于此，可应用等速即保持肌肉以恒定的速度收缩或延伸来研究肌肉的功能活动。

（1）负荷与收缩：肌肉收缩产生力量，如果阻力负荷低于肌肉所产生的力时，肌肉发生的收缩称为向心性收缩；如果阻力负荷大于肌肉收缩所产生的力，肌肉被拉长，称为离心性收缩。收缩通常是指肌肉在激活状态下的活动，而不论肌肉的长度是否发生变化。

（2）电生理特性：神经活动的状态可通过在一定频率下单一刺激、重复刺激或其他刺激的模式来控制。单一刺激时，肌肉的张力很快上升，之后在不同的时间内降至基线，通常小于 200 ms，称为肌肉的单收缩，是对单一神经刺激做出的收缩反应。随着刺激频率的增加，肌肉张力表现出综合效果，即高频率的刺激可使张力达到最大并保持在此水平，称为强直收缩。强直收缩所产生的张力要比单收缩产生的张力高数倍。这是中枢神经系统通过改变刺激频率来改变肌肉收缩力的有效机制，机体通过有序地募集运动单位并调节刺激频率使得肌肉获得最佳的收缩，产生肢体运动。

3. 运动对骨骼肌的影响 肌肉组织具有很强的适应能力，肌肉的适应性因训练方式的不同而有很大的差别。

（1）力量训练：大负荷和少重复次数的训练可增加肌肉力量，这是肌肉横截面积增加的结果。神经系统的参与也是产生力量训练效果的重要因素。肌肉力量的增加与运动单位的募集有密切的关系。力量训练可改变中枢神经系统对运动单位的作用，使更多的运动单位同步收缩而产生更大的收缩力量。抗阻训练通常是在阻力负荷上能完成 1 ~ 15 次动作[16]，原则是重复练习至不可再继续。大负荷和少重复次数的练习主要增加肌肉的力量和体积，而对耐力无明显影响。所有类型的肌纤维均对力量训练产生适应性。这种适应性增加了肌纤维对抗外界阻力的能力，其原因是肌肉中收缩蛋白的含量增加。

（2）耐力训练：力量训练是训练肌肉完成以前不能承受的负荷，结果是肌肉变得更强壮，体积增大。肌肉产生的适应性变化主要是来自能量供应方面，而不是肌肉的体积变化。因此，随着有氧训练而产生的耐力改善是源于中枢和外周循环以及肌肉的代谢变化。同时，肌肉收缩对能量的利用也产生了节省化的适应性反应。耐力训练对肌纤维内线粒体的影响比较明显，随着训练的增加，线粒体的数量和密度也增加。对耐力训练而言，阻力负荷的选择应在20次动作以上为宜。

（3）无氧训练：持续数秒至2 min的高强度训练主要依赖于无氧代谢途径供能。其能量主要来源于储存的磷酸肌酸分解为ATP及葡萄糖的酵解。无氧训练所产生的人体适应性变化主要表现为磷酸肌酸的储存量增加。另外，参与糖酵解的某些酶活性也增加，这种酶活性的变化比有氧训练的变化小得多。

4. 制动对骨骼肌的影响

（1）收缩力：肌肉制动一段时间后，其大小、结构、生理特性和代谢均发生改变。虽然中枢神经系统发放的冲动能到达制动肌肉，但肌肉不能产生正常的收缩。同样，失用的肌肉由于缺乏中枢神经系统兴奋冲动，肌肉也不能产生正常的收缩，表现为活动受限或收缩力丧失。

（2）肌肉形态：肌肉制动出现的早期变化是萎缩，即整个肌肉的重量下降。重量的下降是非线性的，早期下降最快，呈指数下降趋势。此时，所有类型的肌纤维均出现萎缩。由于肌肉收缩与其横截面积大小有关，肌肉萎缩表现为收缩力下降。但如果将肌肉收缩力的百分比与其横截面积变化作比较，制动和失用的肌肉在收缩力方面并没有改变，制动和失用使肌肉的体积减小，也使肌肉的易疲劳性增加。

（3）力学特性：肌肉的各种变化与制动时肌肉的长度有关。若肌肉是在被拉长的情况下制动，其萎缩和肌肉收缩力的下降程度比非拉长状态下制动时要轻一些。

（4）代谢：在肌肉制动最初的几小时内，肌肉蛋白质的合成速率下降。激素水平在制动早期也发生变化，肌肉对胰岛素的敏感性降低，葡萄糖进入肌细胞更加困难。肌肉制动后，皮质类固醇的水平升高，肌肉中蛋白质的合成减少。

（三）肌腱和韧带的生物力学

1. 肌腱的生物力学特性 骨 - 肌腱 - 肌肉结构的性质可用单轴拉伸试验获得的载荷 - 位移曲线来表示。载荷 - 位移曲线开始是延滞区，在此区域不需要很大的力就可使肌腱拉长，这是由于张力使纤维的波浪状结构伸直以及纤维沿载荷传导方向排列。从此曲线中可获得强度（曲线的斜率）、极限载荷（断裂时的载荷）及断裂时的能量吸收量（曲线下的面积）。在明确肌腱的横断面积以及组织本身拉伸长度的前提下，可以用应力 - 应变关系来描述肌腱的力学性质。应力可用肌腱单位面积上的载荷表示；应变可通过标记肌腱中段变形长度，以原始长度除以形变长度来确定。应力 - 应变曲线与载荷 - 位移曲线类似，均为非线性曲线。通过应力 - 应变曲线可获得弹性模量（曲线的斜率）、极限拉伸强度、极限应变以及应变能量。与载荷 - 位移曲线相似，随应力增加，延滞区域过渡到线性区域，其中曲线的斜率代表了肌腱的弹性模量。线性区域之后曲线在较大应变时突然中断，向下走行，这是肌腱断裂或肌腱永久性拉长的表现。要全面描述应力 - 应变曲线，就一定要说明弹性模量、极限拉伸强度、极限应变及应变能量等参数。肌腱的生物力学特性与其黏弹性、解剖部位、运动水平、年龄、温度等因素有关[16]。

2. 韧带的生物力学特性

（1）拉伸特性：韧带的拉伸特性是按照骨 - 韧带 - 骨复合体的结构性质来确定的，属于韧带本身的力学性质。其力学性质受到胶原组成比例、纤维排列方向以及胶原和基质之间相互作用等因素的影响。

（2）骨 - 韧带 - 骨复合体的结构性质：与肌腱类似，韧带具有非线性、应变性强度结构等特征，这种特征可能是由胶原纤维具有波浪状弯曲而且部分纤维的排列方向不一致所致。在拉伸的初期，很小的拉力就可产生较大的拉长，这是因为波浪状弯曲很容易被拉直。之后则需要较大的力才能使纤维本身被拉长。随着拉伸程度的增加，更多的纤维束被拉直并沿受力方向排列，纤维方向的重新排列使韧带的强度逐渐增加。

（3）力学特性：韧带的力学特性也可从单轴拉伸试验中获得。在应力 - 应变曲线中可得到弹性模量、拉伸强度、极限应变以及应变能量。韧带与肌腱一样，由于胶原和基质之间的相互作用，而具有与时间相关和与过程相关的黏弹性特点。同样，影响韧带特性的因素也有很多，如种类、生物化学、制动方式、骨骼成熟度、年龄等。

（四）关节及关节软骨的生物力学

1. 活动关节的生物摩擦学

（1）关节面的生物摩擦：生物摩擦学主要研究活动关节中滑动接触面的摩擦、润滑和磨损的现象。活动关节具有某些共同的特点，如被坚韧的关节囊包绕；关节承载的骨端部排列了一层关节软骨；关节软骨之间是关节腔，其中有关节液。关节液、关节软骨和支撑的骨组织构成了几乎没有摩擦的支持系统。尽管骨活动关节的承载范围很大，但关节软骨在正常情况下很少被磨损和撕裂。人体的活动关节能够以很低的频率在较高的载荷和应力变化环境中有效地工作七八十年，这需要有效的润滑以防止关节磨损。生物因素和生物力学因素所引起的关节软骨损坏都会导致关节炎。

（2）关节滑液及其润滑作用：关节滑液是由滑膜分泌入关节腔的一种透明的或稍微发黄的高黏滞性液体。它是一种血浆透析液，不含凝血因子、红细胞和血红蛋白，但含有透明质酸盐、葡萄糖胺聚糖和具有润滑作用的糖蛋白。关节滑液可通过下列方式影响关节的润滑功能：①一些成分吸附在软骨表面可充当边界润滑剂；②在较小载荷下可显著降低软骨 - 软骨界面的摩擦系数：③降低软骨 - 骨界面的摩擦系数；④降低软骨 - 滑膜界面的摩擦系数。

（3）摩擦：两接触物体之间相对滑动的抵抗称为摩擦。摩擦分为两类，第一类为表面摩擦，源于两接触物体的表面因粗糙所致的相互吸附作用或两表面之间润滑膜的黏性剪切作用。第二类称为体积摩擦，是由材料或润滑液内能的耗散所致。对于关节软骨来说，内摩擦是由于软骨间隙液体流过多孔的可渗透性软骨基质时的摩擦阻力所产生的。犁沟摩擦是内摩擦的一种特殊形式，在活动关节中，当载荷沿关节面移动时，关节液的流动产生了该类型的摩擦。

（4）磨损：承载体的磨损是在化学或力学因素作用下进行的物质磨损。腐蚀产生化学性磨损，力学因素引起机械性磨损。疲劳磨损是发生于承载体表面与润滑现象无关的机械性磨损。关节的重复性载荷引起关节内周期性应力、应变导致软骨疲劳失效，这种疲劳失效随着软骨内微损伤的积累而扩大。致使软骨表面原本排列致密的胶原网变得肿胀、松散，最终这些破坏扩展到关节的表面，使其破裂。频繁的关节运动可导致关节软骨的疲劳、磨损。一般情况下，正常软骨的新陈代谢足以维持组织的平衡，但如果损伤的速度高于软骨细胞再生的速度，微损伤的积累效应就会发生，导致软骨的破坏，从而影响到关节的功能。

2. 软骨的生物力学

（1）渗透性：软骨基质是一种多孔的、可渗透的柔软组织。水分占正常关节软骨总重量的 65%～80%，可由压力梯度或挤压在多孔、渗透性的基质中流动。当存在压力差时，压力使软骨基质压缩，组织间液压升高，促使水分从基质中流出，流出的速度由液流的黏滞力所决定。液相和固相所分担的压力取决于组织的容积比、负重率、负重形式，每一相的承载能力由组织中每一点的摩擦力与弹力之间的平衡所决定。如当液体在硬的、渗透性高的基质中流动时，产生的摩擦力或液压力较小；相反，液体在渗透性很小、柔软的基质中流动时，所产生的摩擦力较大，此时液压成了承担载荷的主要形式，使基质上的压力降至最小。在正常软骨中，这种效应保护了软骨基质。

（2）黏弹性：关节软骨具有黏弹性，当持续均匀负重或变形时，表现为时间依赖性，即压力不变，随着时间的延长，关节软骨的形变增加。同样，当组织形变后并保持一定的应变值时，随后发生应力松弛，这是材料的蠕变特性。黏弹性源于聚合材料中长链分子滑动所产生的摩擦力，导致内在能量的消散。组织间隙液体流动所产生的吸引力是软骨受压时黏弹性产生的主要原因。组织间隙中的液体压力产生于软骨负重，持续负重时，随着蠕变增加，负重相逐渐由液相转变为固相。对于正常软骨，典型的平衡过程需要 35～60 h。当到达平衡点时，液体压力消失，所有负荷均由被挤压的胶原 - 蛋白多糖基质承受。正常关节软骨基质的压缩弹性为 0.4～1.5 MPa。由于达到平衡所需要的时间很长，在生理状态下，关节软骨几乎总是处在动态负荷中。即使在睡眠中，关节也在活动，没有平衡态的出现。所以，液体压力总是存在。例如骨性关节炎，软骨早期的变化是水分的增加与蛋白多糖的减少，这种变化增加了组织的渗透性，降低了软骨中液压的承载能力。同时，基质胶原 - 蛋白多糖载荷增加，降低了软骨的寿命[17]。

（3）剪切特性：关节软骨中随机分布的胶原结构决定了其具有明显的剪切特性。由于随机分布胶原纤维的牵张与镶嵌其间蛋白多糖分子的剪切力，使得软骨具有剪切应力 - 应变反应。软骨表面几乎没有摩擦，软骨中的剪切应力是如何产生的？设想对一软骨条块加压，其不仅在加压方向上受挤压，而且会横向扩展，这就是所谓的泊松比效应。如果该软骨条块的一个面紧贴着一个刚性表面，就像软骨的深层与浅表层紧密相贴一样，那么软骨在此界面上无法自由伸展，这时软骨与硬的骨性界面上就会产生剪切应力。实际上，当压力作用于骨骼的关节软骨时，最大的剪切应力发生在潮线上。若压力过大，会导致软骨从骨上剥脱。当受到压缩时，任何泊松比系数大于 0 的材料都会发生横向伸展，说明材料产生了应力应变。在关节软骨中，此应力应变足够大时，会导致关节表面胶原纤维与网状结构的损害。

（4）拉伸特性：当一块材料受到拉伸或压缩时，其容积总在变化。在拉伸实验中，无论是流体依赖性或非流体依赖性的黏弹性机制均在软骨对张力的反应中起作用。在应力 - 应变曲线中恒定的线性部分称为拉伸弹性模量，代表了在拉伸过程中胶原网状结构的刚性。关节软骨的拉伸弹性模量为 5 ~ 50 MPa，由于关节软骨的表层胶原纤维含量较高，排列较一致，比中间层和深层的硬度大，所以当关节退行性改变时，其拉伸特性降低。

二、生理学基础

（一）骨骼

1. 骨的组成 骨骼系统是人体重要的力学支柱，不仅承受着各种载荷，还为肌肉提供可靠的动力联系和附着点。骨组织主要由骨细胞、有机纤维、黏蛋白、无机结晶体和水组成。骨具有自身修复能力，并随着机械应力的大小和代谢水平的改变，其几何形状也发生变化。如在骨折愈合期，由于年龄、锻炼和外科手术的影响，骨的几何形状也发生相应的改变。

2. 骨的生物活性 骨的生物活性来源于骨细胞，胶原纤维借助黏蛋白的胶合形成网状支架，微小的羟基磷灰石晶粒填充于网状支架并牢固地附着于纤维表面，这种结构不仅具有较好的弹性和韧性，还具有较大的强度和刚度。胶原平行有序地排列并与基质结合成片状，则形成骨板（骨密质）；胶原与基质贴附交错无序，则形成棒状骨小梁（骨松质）。

（二）骨骼肌

1. 肌肉的类型 根据肌细胞的分化情况，可将肌细胞分为骨骼肌、心肌和平滑肌。骨骼肌按其在运动中的作用不同，又分为原动肌、拮抗肌、固定肌和协同肌。

（1）原动肌：在运动的发动和维持中一直起主动作用的肌肉称为原动肌。

（2）拮抗肌：指那些与运动方向完全相反或发动和维持相反运动的肌肉。原动肌收缩时，拮抗肌协调放松或做适当的离心收缩，以保持关节的稳定性及增加动作的精确性，并能防止关节损伤。如在屈肘运动中，肱二头肌是原动肌，而肱三头肌是拮抗肌。

（3）固定肌：为了发挥原动肌对肢体的动力作用，需将肌肉近端附着的骨骼做充分固定，这类肌肉即为固定肌。如肩关节，在上肢下垂时，冈上肌起着固定作用。

（4）协同肌：一块原动肌跨过一个单轴关节可产生单一运动，如多个原动肌跨过多轴或多个关节，就能产生复杂的运动。此时就需要其他肌肉收缩来消除某些因素，这些可辅助完成某些动作的肌肉称为协同肌。在不同的运动中，某块肌肉可担当原动肌、拮抗肌、固定肌或协同肌等不同的角色。即使在同一运动中，由于重力或抵抗力的不同，同一块肌肉的作用也会发生改变。

2. 骨骼肌纤维的类型 肌纤维分为Ⅰ型纤维和Ⅱ型纤维，Ⅱ型纤维又可分为ⅡA型、ⅡB型两种。

（1）Ⅰ型纤维：Ⅰ型（又称慢速氧化型）纤维比较抗疲劳。从结构上讲，这些纤维有较多的线粒体和毛细血管。

（2）Ⅱ型纤维：①ⅡB型（又称快速酵解型）纤维，有最快的收缩时间和最差的抗疲劳能力，这种类型的纤维具有完善的酵解能力和不完善的氧化系统，每运动单位中的肌纤维数目最多、轴突和细胞体最大。②ⅡA型（又称快速氧化酵解型）纤维，介于Ⅰ型纤维和ⅡB型纤维之间，收缩时间快于Ⅰ型纤维而慢于ⅡB型纤维，抗疲劳特性也介于Ⅰ型纤维和ⅡB型纤维之间，ⅡA型纤维的氧化系统和酵解代谢系统都比较完善，神经轴突的直径和运动单位中肌纤维的数量也是介于Ⅰ型纤维和ⅡB型纤维之间[18]。

中枢神经系统在募集运动单位或肌纤维时是以其大小为顺序的。以Ⅰ型纤维为主的小运动单位首先被募集，以ⅡB型纤维构成的最大运动单位则主要在高强度运动时被募集，而ⅡA型纤维被募集的顺序介于二者之间。低强度运动显著消耗Ⅰ型纤维内的糖原，而对Ⅱ型纤维内的糖原影响甚微；高强度运动消耗Ⅰ型纤维和Ⅱ型纤维内的糖原，且以Ⅱ型纤维为主。

（三）肌腱和韧带

肌腱是机体软组织中具有最大拉伸强度的组织之一，原因是它由胶原组成，而胶原是强度最大的纤维蛋白。同时，这些蛋白纤维沿张力作用方向平行排列。胶原的力学性质主要由胶原纤维的结构、胶原与细胞外间质、蛋白多糖之间相互作用所决定。骨 - 肌腱 - 肌肉的结构性质依赖于肌腱本身、肌腱与骨附着处、肌腱肌肉交界处三者的力学性质。肌腱与许多组织一样，具有与时间和进程相关的弹性特性，即肌腱的伸长不仅与受力大小相关，也与力的作用时间及过程相关。这种黏弹性反映了胶原的固有性质以及胶原与基质之间的相互作用。从生理学上讲，肌肉的长度缩短降低了肌肉的疲劳程度，因此肌腱的蠕变在等张收缩中可增加肌肉的工作能力。肌腱、韧带的黏弹性不仅与其载荷有关，还与应变的速率有关，拉长速度越快，肌腱的强度越大。

韧带约 70% 由胶原构成，其他成分是基质和弹性蛋白。韧带连接骨与骨，是关节重要的稳定装置。韧带的血液供应极少，大多数由关节腔周围的动脉丛供应，这也是韧带损伤后愈合时间长的生理学基础。韧带与正常的骨骼力线、肌肉肌腱的稳定性，共同起到稳定关节的作用。韧带还可以通过神经感受器增强本体感觉[19]。

（四）关节及关节软骨

1. 关节软骨的结构 关节软骨主要由大量的细胞外基质和散在分布的高度特异细胞（软骨细胞）组成，基质的主要成分是水、蛋白多糖和胶原，并有少量的糖蛋白和其他蛋白。这些成分构成了关节软骨独特而复杂的力学特性。关节软骨分为以下 4 层。

（1）浅表层：位于软骨的最表层，并组成滑动表面；纤细的胶原纤维与关节表面平行，软骨细胞伸长且长轴与关节表面平行；蛋白多糖的含量低，水分的含量最多。

（2）中间层：又称移形层，胶原纤维略粗，排列不太整齐，软骨细胞近似圆形。

（3）深层：蛋白多糖含量最多，水分含量最少；胶原纤维的直径更大，与关节表面垂直排列；软骨细胞呈球形，常以柱状排列。

（4）钙化软骨层：将透明软骨与软骨下骨分开。苏木素 - 伊红染色法发现一条淡蓝色的波状条纹，称为潮线，介于深层和软骨钙化层之间。随着年龄的增加及组织重建，潮线的数目增加。

关节软骨是组成活动关节面的、有弹性的负重组织，可减小关节面反复滑动中的摩擦，具有润滑和耐磨的特性，并有吸收机械震荡、传导负荷至软骨下骨的作用。在大多数滑膜关节，关节软骨能够在 80 年内提供必要的生物力学功能。

2. 活动关节的结构 通过电镜扫描可以观察到，正常关节软骨的表面是紧密的、带微孔的编织结构，而变性的软骨表面常常出现撕裂和剥脱现象。关节软骨的表面呈不规则状态，这种状态有助于润滑，同时也显著影响关节软骨的摩擦。在确定两个相互滑动的接触面之间的摩擦特性时，首先要考虑的是接触面的几何形状，解剖结构的变化会改变关节承载和力的传递方式，改变关节的润滑度，从而改变关节软骨的生理状态。不同关节面的形状有较大的差异，如髋关节是球窝式关节，与具有滑车结构的膝关节有很大的区别，与拇指腕掌关节的鞍状结构也有很大的不同。关节表面的形状会随年龄的增长或疾病的发展而改变。

3. 软骨的代谢 软骨细胞合成并聚合软骨基质的各种成分，支配其在组织中的分布。合成和聚合过程包括蛋白质和糖胺聚糖链的合成，与相应的核心蛋白结合，分泌完整的分子到基质中。这些活动均在无血液供应和无氧的环境中进行，受到局部压力和理化因素变化的影响。软骨细胞可通过一系列降解酶的作用，调节基质的重塑。正常软骨基质的维持取决于软骨细胞合成基质的速度、基质成分的降解速度，以及从软骨中排出速度之间的平衡。细胞通过对环境中的化学因素和机械因素发生反应而影响上述活动。可溶性介质、基质成分、机械负荷、流体静力压以及电磁场都可以影响软骨细胞的代谢活性。一般情况下，软骨细胞的反应可维持基质的稳定，但某些情况下，细胞反应可导致基质成分与超微结构的变化，引起软骨的退变[20]。

（五）人体常见的力学杠杆

肌肉、骨骼和关节的运动都存在着杠杆原理，任何杠杆均包含 3 个点：力点、支点和阻力点。力点是肌肉在骨上的附着点，支点是运动的关节中心，阻力点是骨杠杆上的阻力，与运动方向相反。根据力点、支点和阻力点的不同位置关系可分为以下 3 类杠杆[21]。

1. 第 1 类杠杆支点位于力点与阻力点之间。其主要作用是传递动力和保持平衡，故称为“平衡杠杆”。如肱三头肌作用于鹰嘴产生伸肘动作，由于肌肉附着点接近肘关节，故手端有很大的运动弧度，然而手部较小的阻力即可阻止肱三头肌的运动。

2. 第 2 类杠杆阻力点位于力点和支点之间。其犹如一根一端支在地上，向上撬动重物的棍棒。这类杠杆力臂始终大于阻力臂，可用较小的力来克服较大的阻力，因其有利于做功，故称为“省力杠杆”。在人体上，这类杠杆在静态时极为少见，只有在动态时可观察到。如站立提踵时，以跖趾关节为支点，小腿三头肌以粗大的跟腱附着在跟骨上的支点为力点，人体重力通过跖骨体形成阻力点，跟骨与跖骨构成的杠杆位于支点和力点之间。

3. 第 3 类杠杆力点位于阻力点和支点之间。此类杠杆因为力臂始终小于阻力臂，力必须大于阻力才能引起运动，虽不省力但可以获得较大的运动速度，故称为“速度杠杆”。如肱二头肌通过肘关节屈起前臂的动作，此时支点在肘关节中心，力点（肱二头肌在桡骨粗隆上的止点）在支点和阻力点（手及所持重物的重心）的中间，屈肘时运动范围大，但作用力较小。

（范　飞）

参考文献

[1] 王忠旭. 工作相关肌肉骨骼疾患及人因工效学评估方法 [M]. 北京：人民卫生出版社，2023.

[2] Liu S，Wang B，Fan S. Global burden of musculoskeletal disorders and attributable factors in 204 countries and territories：a secondary analysis of the Global Burden of Disease 2019 study [J]. BMJ Open，2022，12 (6)：e062183.

[3] Gorce P，Jacquier-Bret J. Global prevalence of musculoskeletal disorders among physiotherapists：a systematic review and meta-analysis [J]. BMC Musculoskeletal Disord，2023，24 (1)：265.

[4] Zhang H，Jia N，Ran R，et al. Epidemiological study of multi-site WMSDs in the footwear industry in China [J]. Int J Occup Saf Ergon，2024，30 (1)：56-63.

[5] 王晓梅，张放，李长松. 某油田修井作业工人工作相关肌肉骨骼疾患及影响因素分析 [J]. 中华劳动卫生职业病杂志，2018，36 (6)：425-428.

[6] Das D，Kumar A，Sharma M. A systematic review of work-related musculoskeletal disorders among handicraft workers [J]. Int J Occup Saf Ergon，2020，26 (1)：55-70.

[7] Yang F，Di N，Guo W W，et al. The prevalence and risk factors of work related musculoskeletal disorders among electronics manufacturing workers：a cross-sectional analytical study in China [J]. BMC Public Health，2023，23 (1)：10.

[8] Hossain M D，Aftab A，Al Imam M H，et al. Prevalence of work related musculoskeletal disorders (WMSDs) and ergonomic risk assessment among readymade garment workers of Bangladesh：a cross sectional study [J]. PLOS One，2018，13 (7)：e0200122.

[9] Das D，Kumar A，Sharma M. A systematic review of work-related musculoskeletal disorders among handicraft workers [J]. Int J Occup Saf Ergon，2020，26 (1)：55-70.

[10] Kee D. Characteristics of work-related musculoskeletal disorders in Korea [J]. Int J Environ Res Public Health，2023，20 (2)：1024.

[11] 李晓，李树强，张雁林，等.2011-2020 年我国工作相关肌肉骨骼疾患研究文献分析 [J]. 中国工业医学杂志，2021，34 (6)：492-496.

[12] 刘飞，凌瑞杰，王忠旭，等. 三级医院临床医生工作相关肌肉骨骼疾患的特征及影响因素研究 [J]. 中国工业医学杂志，2023，36 (4)：291-295.

[13] 毕明丽，孙新，李珏，等. 国内外工作相关肌肉骨骼疾患研究现状及发展态势分析 [J]. 职业与健康，2022，38 (15)：2127-2132.

[14] 胡波，刘志东，李智民. 职业病运动康复理论与实践 [M]. 广州：广东科技出版社，2023.

[15] 苏珊 · J. 霍耳. 生物力学基础 [M]. 乔钧，祁奇，余波，译. 8 版. 郑州：河南科学技术出版社，2021.

[16] 布伦丹 · 伯克特. 实用运动生物力学教程 [M]. 马运超，译. 北京：人民邮电出版社，2021.

[17] 冯晓梅. 生物模型的动力学研究及应用 [M]. 成都：电子科技大学出版社，2021.
[18] 陆阿明，赵焕彬，顾耀东. 运动生物力学 [M]. 4 版. 北京：高等教育出版社，2018.
[19] 钱竞光，宋雅伟. 运动康复生物力学 [M]. 2 版. 北京：人民体育出版社，2018.
[20] 王庭槐. 生理学 [M]. 9 版. 北京：人民卫生出版社，2018.
[21] 岳寿伟. 肌肉骨骼康复学 [M]. 3 版. 北京：人民卫生出版社，2018.

第二章

工作相关肌肉骨骼疾患诊疗与康复技术

第一节　人体工效学

一、概述

人体工效学又称人体工程学，是一门研究“人 - 机 - 环境”系统中人、机和环境三大要素之间的关系，为解决该系统中人的效能与健康问题提供理论与方法的学科。“ergonomics”（工效学）源自希腊文的“ergo”（工作、劳动）和“nomos”（规律、效果），中文意思就是探讨人们劳动和工作效果、效能的规律性。按照国际人类工效学协会（International Ergonomics Association，IEA）的定义，人体工程学是一门“研究人在某种工作环境中的解剖学、生理学和心理学等方面的各种因素；研究人和机器及环境的相互作用；研究人在工作中、家庭生活中和休假时怎样统一考虑工作效率、人的健康、安全和舒适等问题的学科”。职业健康从业者对人体工效学的定义很简单，就是关于如何使工作适合人的研究。更通俗地说，就是如何在工作和非工作环境中设计工具和设备，以减少肌肉骨骼疾患的风险因素。

二、工作相关肌肉骨骼疾患与人体工效学

工作相关肌肉骨骼疾患（WMSDs）概念的提出与工效学的学科发展密切相关。WMSDs 是目前职业工效学和职业健康领域受到广泛关注的问题。工效学这门学科创建于 19 世纪末，在工效学界有该学科“起源于欧洲，形成于美国”的说法。随着科学技术发展和社会进步，工效学发展十分迅速，为改善、优化人类的工作和生活条件发挥着重要作用。

在工效学初创阶段，学者们集中精力于选拔和培训劳动者以及改善工作环境，旨在使劳动者能够更好地适应机械操作，以提升工作效率。从 20 世纪中叶至 20 世纪 60 年代，工效学经历了发展的关键时期。在这一时期，工效学的研究视野从工业和工程设计问题扩展到了更广泛的领域，包括医学、工程学、建筑学和设计学等，并且随着学科间的融合加速，研究框架日益成熟。科研人员将工效学的理论和方法广泛应用于人们的工作和生活中，催生了众多分支学科。在这些研究中，与职业相关的工效学，即职业工效学，占据了重要位置。职业工效学以人为核心，专注于探讨工作场所中人、机械设备和环境之间的互动，旨在促进人在工作中的健康、安全和舒适，并在此过程中提高工作效率[1]。

近十几年来，职业工效学及 WMSDs 在我国受到越来越多的关注。《健康中国行动（2019—2030 年）》指出：“对从事长时间、高强度重复用力、快速移动等作业方式以及视屏作业的人员，采取推广先进工艺技术、调整作息时间等措施，预防和控制过度疲劳和工作相关肌肉骨骼系统疾病的发生。”特别针对长时间伏案低头工作或长期前

倾坐姿的职业人群以及教师、交通警察、医生、护士和驾驶员等，提出："应注意通过伸展活动等方式缓解肌肉紧张，避免颈椎病、肩周炎和腰背痛的发生"等健康保护措施。《国家职业病防治规划（2021—2025年）》也专门提到了工作相关疾病防控、工作压力及肌肉骨骼疾患的问题，将这一重要的职业健康问题提升到国家战略层面。我国是世界上劳动力人口最多的国家，多数劳动者职业生涯超过其生命周期的一半[2]。因此，保证职业人群工作中的舒适、安全、健康并提高工作效率，既具有工效学意义，也是职业健康与安全的工作目标。

三、工作相关肌肉骨骼疾患的工效学负荷及影响因素

研究证明，工作中的姿势负荷和力量负荷等工效学负荷是反映WMSDs发生危险水平的重要因素。工效学负荷评估涉及生物力学、生理学以及心理学等诸多领域，其核心在于生物力学水平上的评估，但其他方面因素在负荷评估中也同样不容忽视。作业人员承受的负荷水平及其影响并不只取决于工作性质，也与其执行相关工作的具体方法高度相关。

工效学负荷可分为外部负荷和内部负荷，可由3个维度表示，即水平、持续时间和频率。在已有的负荷评估实践中也包含了姿势变化、移动速率、振动及社会心理因素等其他维度。Westgaard等提出了解释工作环境等复杂负荷因素对人体健康影响的工效学负荷模型（图2-1-1）[3]。在该模型中，工作环境、作业姿势、负荷强度、工作组织等在工作过程中干扰人体的生理或心理状态的外部条件总和被称为外部负荷。

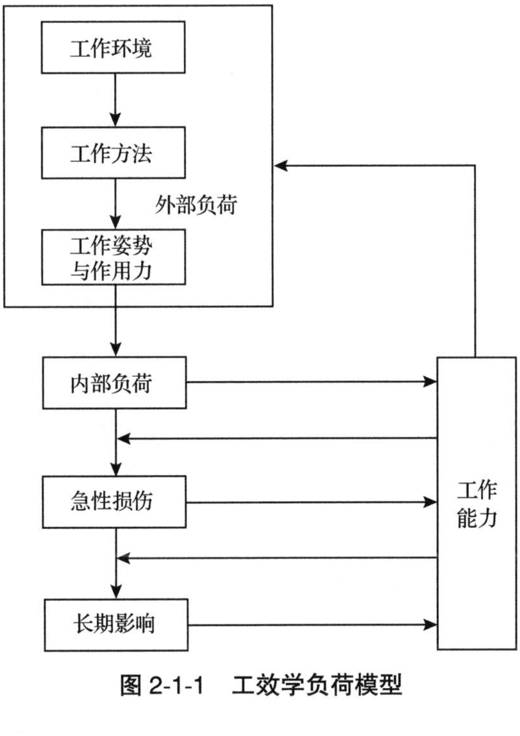

图2-1-1　工效学负荷模型

而内部负荷是外部负荷作用于人体内部所产生的系统、组织、细胞和分子水平的急性效应，如肌肉活动导致血液循环增加、局部肌肉疲劳，以及包括电化学和新陈代谢变化在内的各种生理及生化反应。短期的内部负荷代表工作期间和之后几个小时的工作量所带来的影响，在恢复不充分的情况下，短期影响可能扩大到长期，进而产生WMSDs、运动能力退行性疾病或慢性疲劳等不良症状。

WMSDs的发生与多种工效学因素有关，包括工作场所存在的多重风险因素、职业和非职业风险因素、物理和心理风险因素的组合，以及多层风险因素。WMSDs的发生除了与个体因素有关外，还跟不良姿势、体力操作、静动态负荷、反复操作、长时间保持同一姿势等生物力学因素，和职业倦怠、紧张、抑郁、焦虑、工作满意度、工作能力、社会支持等社会心理因素密切相关。社会心理因素和体力工作要求对职业人群的工作以及生活都有显著影响。持续和过度使用力量、长时间保持同一姿势作业、重复操作等生物力学因素使机体肌肉紧张、出现疲劳并导致肌肉组织损伤。社会心理因素已被认为是WMSDs的重要危险因素，并且WMSDs与社会心理因素之间存在着双向联系，即心理压力、快节奏工作的超负荷心理条件等消极情绪会增加疼痛等主观敏感性，进而导致WMSDs发病危险增加，而WMSDs又会加剧消极情绪，导致职业人群压力、抑郁和焦虑的发生率增加。职业倦怠、紧张会影响职业人群的身心健康，降低工作效率，使其产生离职倾向、缺勤等情况，甚至会出现抑郁、焦虑、烦躁等一些负面情绪，引发不良的作业姿势，损害工作技巧，降低其协调性，继而增加WMSDs的风险。除此之外，联合生物力学和社会心理的职业接触对职业人群身体健康具有累加作用。在暴露较高生物力学负荷的职业人群中，工作量过高、心理需求高而无法在规定的时间内完成，则会通过减少身体任务之间的恢复时间来增加重复性劳损的风险。虽然在工作场所中暴露于生物力学因素和毒理学危害的情况越来越受到控制，但心理社会工作环境值得更多的研究关注。因此，在不良工作环境下作业的职业人群的身心健康及肌肉骨骼疾患的患病情况应得到重视。人体工效学的扩展模型[4]：多水平WMSDs危险因素和内部致病过程，详见图2-1-2。

1. 人的因素

（1）个体因素：如年龄、性别、形体、生物节律及健康状况。

（2）生物力学因素：如用力或受力负荷、静力负荷、作业体位、重复操作，以及不良姿势、重复且用力搬举重物、重体力劳动和振动等情况。

2. 机器及工具的因素

（1）机器设备：如显示器、控制器、工作台、工作座椅、人机界面尺寸等。

（2）工具：如锤、钳、电钻、鼠标等。

3. 环境因素　包括气温、气压、噪声、振动、照明、色彩，以及工作空间、限制性空间等。

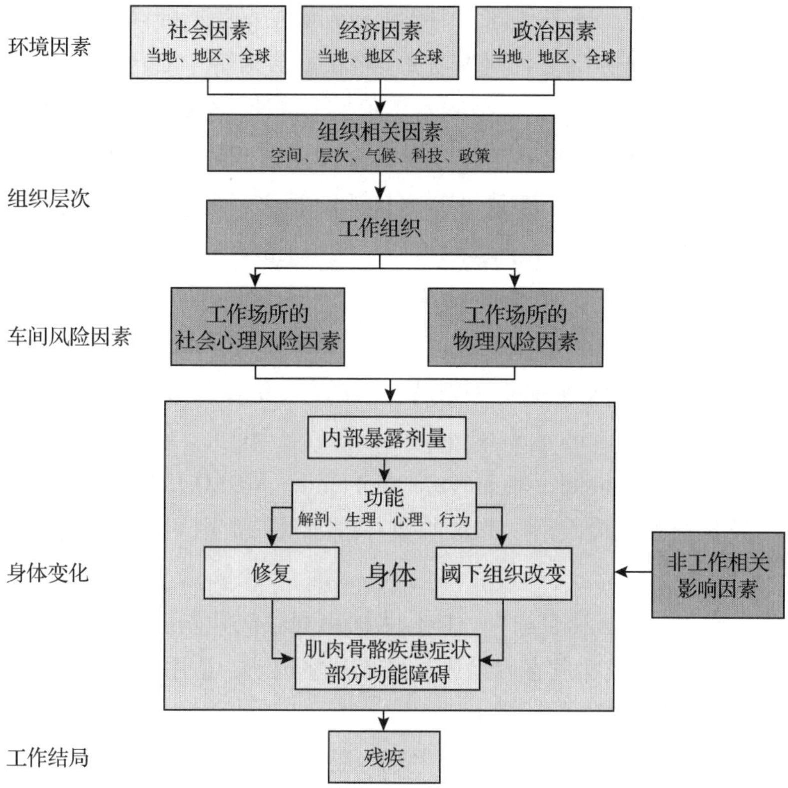

图 2-1-2 人体工效学的扩展模型：多水平 WMSDs 危险因素和内部致病过程

4. 社会因素

（1）一般社会因素：如分配制度、劳动报酬、社会保障、上下级关系、同事关系等。

（2）工作组织因素：如作息时间分配、作业方式、作业时间、重复动作频率、生产速率、定额、工时、轮班、工间休息等。

（3）社会心理因素：如精神紧张、焦虑、抑郁、工作节奏快、单调工作、生活压力、工作应激、人机交互、情景意识等。

四、工作相关肌肉骨骼疾患的工效学负荷评估

（一）工效学负荷评估方法的分类

工效学负荷评估方法大体可分为主观判断法、系统观察法和直接测量法三类。主观判断法采用访谈及问卷调查方式，可由被调查者本人进行自评，也可以通过专家进行评估；系统观察法可分为在作业场所直接测量的简单观察法和通过录像回放甚至图像识别等技术进行深入分析的先进观察法；直接测量法可以在工作场所使用仪器直接测量，也可以在实验室进行工作模拟分析[4]。

1. 主观判断法 在上述三类方法中，主观判断法最为简便高效，是分析 WMSDs 的常用方法。主观判断法主要针对 WMSDs 症状或疲劳等主观因素相关问题收集数据，多数采用多分类量表方式，部分问卷还添加了测评部位的图解以提高准确性，评价方法较为灵活。目前，国际上已经开发出多种评估 WMSDs 及其危险因素的方法。根据其资料获取方式的不同，大致可分为自评问卷法、观察法和直接测量法。常见的评估方法有美国人因风险因子基准检查表（baseline risk identification of ergonomic factors，BRIEF）、瑞典工效学因素识别方法（Swedish ergonomic hazard identification method，PLIBEL）、快速上肢评估（rapid upper limb assessment，RULA）、职业重复性活动（occupational repetitive action，OCRA）检查表、Borg 疲劳量表等。荷兰肌肉骨骼损伤调查问卷（Dutch musculoskeletal questionnaire，DMQ）、马斯特里赫特上肢肌肉骨骼损伤问卷（Maastricht upper extremity questionnaire，MUEQ）等方法常用于综合评估 WMSDs 症状及其相关危险因素。针对职业心理因素的常用问卷包括付出 - 回报失衡模式问卷、工作内容问卷。

2. 系统观察法 系统观察法可大体分为简单观察法和先进观察法两种评估方式。简单观察法即人工对工效学危害因素进行系统观察记录，适用于重复性、标准化作业的评价，应用范围较为广泛，种类也较多，该方法可以针对作业个人乃至全体岗位人员进行工效学负荷评估。简单观察法与主观判断法均可在涉及水平和频率的负荷评估时实现较为简单便捷的评估。然而，简单观察法在负荷评估中的作用时间评估方面误差较大，部分方法仅能研究机体个别部位，故其更适用于重复性作业评价，而对于较为复杂、形式不固定的作业难以取得准确、一致的评价结果。具有代表性的简单观察法是工作姿势分析，其在恒定或不定间隔内采集作业信息，并用等级编码为作业时颈部、腰部等部位姿势与负重情况及可能造成的 WMSDs 危险程度划分等级。而先进观察法主要采用图像识别等信息技术对动态作业信息进行捕捉评价。随着机器学习技术的成熟，基于深度卷积神经网络及深度相机等图像识别技术的先进观察法不断推出。

3. 直接测量法 直接测量法是通过三维运动和声、光、电磁、肌电信号等先进传感器直接测量出作业人员的姿势、运动及多部位负荷情况，并结合计算机系统进行实时分析的方法。该方法可以快速、直接、准确地定量分析工效学负荷水平，在实际研究尤其是内部负荷测量方面具有很大的优势。直接测量法的缺点在于作业人员佩戴的传感器可能引起其作业动作等姿态的改变，设备投入和人员操作技术水平等客观条件的限制也会影响直接测量法在工效学现场干预的发挥。当作业现场不满足直接测量法的评估条件时，一般采用两阶段法，即第一阶段通过主观判断法或系统观察法得到初步信息后，于负荷评估第二阶段构造相对完善的三维生物力学模型，进行实验室模拟测量。国际上较为经典的直接测量法应用举例见表 2-1-1。

表 2-1-1 直接测量法的应用举例

技术方法	主要特征	用途
光扫描系统	利用扫描单元监测特定解剖位置	监测标志物的移动
声系统	利用转化器分析接收器声信号	测量位移、速度和加速度
腰部运动监测系统	记录三维位置、速度和加速度	监测躯干运动状态
电磁系统	利用接收器进行脉冲电磁场信号追踪	测量躯体位置、角度及运动方向
加速度测量系统	运动状态、姿势的连续测量	区分动、静态运动状态
肌电描记技术	分析肌电信号的频谱特征	评估肌肉负荷情况及疲劳程度

（二）内部负荷的测量与评估

内部负荷是外部负荷作用于作业人员身体内部所产生的一系列生理及生化反应，其测量一般以直接测量法为主，主观判断法和系统观察法为辅，主要包括人体肌骨动力学模型模拟、生物标志物检测等。

1. 人体肌骨动力学模型模拟 通过人体肌骨动力学模型分析内部负荷主要采用先进观察法，辅以直接测量法。人体肌肉骨骼系统包括骨骼、骨骼肌以及关节连接。研究人员一般将人体简化为依靠关节连接的多柔体力学系统，通过深入探讨外部负荷、时变肌肉内力、腹内压、关节力矩及其动力学影响，解释人体运动系统神经 - 肌肉控制以及肌肉驱动、承载与做功机制，使此类方法在工效学内部负荷的评估中发挥巨大作用。

2. 生物标志物 生物标志物是一类能客观测量与评价生物过程、病理过程或对药物干预做出反应的指示物，可用于对机体的诊断、监测或危险评估。

（1）侵入式生物标志的生化指标测量：生物标志可对内部负荷进行检测和危险预警，为干预措施实施提供时间，减少 WMSDs 的发生。侵入式生物标志大多来自人体血液、尿液及体液等，可分为能量代谢标志、氧化应激标志及炎症生物标志，研究人员一般通过相关生化指标对内部负荷水平进行评估。

1）能量代谢标志：人体组织在作业的疲劳和损伤状态下产生的代谢产物可作为内部负荷的重要生物标志，如乳酸（lactic acid，LA）、乳酸脱氢酶（lactate dehydrogenase，LDH）、血氨、肌酸激酶等。LA 是无氧呼吸的产物之一，其水平通常随着运动强度增加而增加，与内部负荷和肌肉疲劳程度成正比，当作业强度超过一定量后，LA 含量呈指数增长。需要注意的是，一些生物代谢物如 LDH 的增高对于单一组织或器官并无特异性，故在负荷评估实践中一般将 LDH 与 LA、Ca^{2+} 指标联合应用以评价内部负荷的水平[5]。

2）氧化应激标志：活性氧（reactive oxygen species，ROS）是运动诱导产生的一类氧的单电子还原产物，动态负荷、静态负荷及其损伤均可引起 ROS 的增加，从而引起 WMSDs。氧化应激一般在运动刚结束后较为剧烈，随着 ROS 的增加，脂质过氧化、蛋白质氧化和核酸氧化过程也会加剧发生，相关标志的生化指标如硫代巴比妥酸反应物、蛋白质羟基化合物、谷胱甘肽、过氧化氢酶等迅速增加。

3）炎症生物标志：除能量代谢与ROS氧化应激外，炎症反应也是引起WMSDs的重要因素，在肌肉骨骼疾患损伤的过程中，由损伤肌肉释放细胞因子，诱导全身炎性细胞向其移动，从而使全身处于抗炎症状态。炎症生物标志主要是分解代谢的生物标志及细胞免疫应答的炎症细胞因子，包括C反应蛋白、白细胞、白细胞介素-6、前列腺素E_2、可溶性E-选择素、肿瘤坏死因子α等。

（2）非侵入式生物标志的生理指标测量：相较于简单观察法及系统观察法的测定，直接测量法获得的生理数据更易量化内部负荷，说服力较高，常用的非侵入式生物标志主要包括肌电图（electromyography，EMG）信号、脑电图（electroencephalogram，EEG）指标、心电图（electrocardiogram，ECG）指标、眼动等生理指标。以EMG、EEG、ECG为代表的电生理生物标志具有实时性、无损伤性、客观性的优点，可以较为准确地测量内部负荷水平、持续时间及频率3个维度的数据。基于眼动技术、ECG的心率变异性、最大摄氧量也逐步引起研究人员的重视，可在一定程度上反映内部负荷的变化情况。

综上，不同工效学负荷评估方法各有特点，所以制定评估方案时应考虑具体个案评估的性质与目的，对研究对象的负荷水平、持续时间和频率等主要评估维度，以及技术设备的准确性、可靠性与费用等诸多因素进行综合参详。工效学负荷评估方法革新的要点在于对其他领域新技术的不断借鉴与结合。在职业工效学与健康愈发受到重视的当下，将工作系统整体设计的思想同深度学习、图像识别、生物信息学等技术深入结合的工效学负荷自动识别与危险评估系统已成为跨学科研究的主流。后续的研究聚焦于将主观、客观评估方法相结合，进一步推进工效学负荷评估方法向自动化、智能化及复合化趋势演变，解决现有负荷评估整体设计在复杂作业环境下对症评估的精度问题，实现满足基本评估需求的可靠性及对特定问题进行深入调查的可行性的兼顾。

五、工作相关肌肉骨骼疾患的工效学预防措施

近年来，由于WMSDs引发的问题越来越严重，引起世界的广泛重视。目前针对WMSDs尚无特效治疗方法，故只能结合“社会-心理-生物医学”模式，提出预防性指导方针。危害识别和风险评估是预防伤害的首要任务，从源头上消除危害是职业健康和安全的基本原则。社会对人体工效学意识的提高会促进工作与生活质量的积极变化，可以采用参与式人体工效学干预措施保护作业人员免受WMSDs的影响。

工效学预防是通过改善人机界面和不良工作条件，改善作业环境质量，改变工作组织和管理，开展专业技能培训和提高职业认知水平等方面来减轻作业人员的WMSDs。国外多项研究表明，工效学干预对于预防和控制WMSDs的发生有明显效果，特别是多方面综合措施的干预研究，以避免作业人员负荷过重和重复动作。针对我国各行业多发的WMSDs情况，应该紧密结合生产实际，根据三级预防的原则，通

过辨识及分析工作场所的不良工效学因素，制定具体的干预及防控方案，从工程设计、认知培训、组织管理及个体行为等多方面多环节进行干预及防控，从源头上避免或减少工作中的不良工效学因素。

主要预防措施包括合理的工作设计、工作场所设计、工具与设备设计、工作实践4个方面。①工作设计：通过工作机械化、轮班调休、工作扩大化与丰富化或团队协作工作等设计，以避免重复工作。②工作场所设计：合理的工作场所设计可使作业人员不用费力去维持相同的工作姿势，可让作业人员采用站姿、坐姿或坐站结合姿势操作，同时也应适合作业人员的体形。③工具与设备设计：其目的是尽可能地减少作业人员完成工作任务所需要的外力，减少过度用力。④工作实践：应该为从事重复任务的作业人员提供培训，使其知道如何减少重复操作，避免不良工作姿势和体力负荷过重等，使工作任务适应个人需求。

六、工作相关肌肉骨骼疾患的工效学干预措施

WMSDs的干预措施主要包括限制活动、适当的理疗与康复功能训练、必要时可采用药物和（或）手术治疗。但面对面的干预措施受到时间、空间和距离的限制。近年来，随着互联网和移动通信技术的发展，远程干预逐渐受到国内外学者的关注，将健康教育、认知行为疗法和体育锻炼等措施，借助互联网等技术进行远程实施和推广是一种日益普遍的干预方案，以解决面对面干预的诸多限制，主要有以下几种形式[6]。

1. 电话或短信等形式干预 这是指医护人员利用电话等向发生WMSDs的患者讲述疼痛发生的原因、缓解方法和预防措施等相关知识，或以短信等形式将相关知识发送给患者，并向患者提供咨询和交流的机会。

2. 互联网视频会议干预 互联网视频会议是指基于互联网，医护人员借助远程线上视频会议软件，与WMSDs患者进行线上面对面交流，向其讲解WMSDs相关知识，并在线解答患者所遇到的问题。患者之间也可以相互分享、沟通和交流经验，达到增加WMSDs防护知识和缓解疼痛的目的。

3. 基于互联网的自助式网站干预 该方法是通过建立一个网站或在线论坛为WMSDs患者提供疾病信息、运动方法及补充与替代疗法等支持服务，也可以根据患者的不同需求及不同患病特点推荐个性化的运动和治疗计划等。

4. 电子邮件讨论小组干预 通过建立电子邮件讨论小组向WMSDs患者传递相关防护知识，鼓励患者提出问题并进行讨论，由专业人员将讨论的内容以及对患者提出问题的解答，通过电子邮件的方式发回给每位患者，以达到增加患者的知识、促进行为转变的目的。

远程干预可增加患者的WMSDs防护知识和技能，改变其对WMSDs的态度及工作行为，并增加患者的自我效能感，同时还可降低WMSDs患者的疼痛与功能障碍的发生率，改善负性情绪[6]。在未来制定远程干预方案时，除了测评干预方案的效果，

还应考虑方案的可行性和经济成本等，以期有效减少WMSDs的发生，达到缓解相关疼痛、节约医疗成本和社会资源的目标。

（倪国新　叶海程）

第二节　超声检查技术

一、超声成像

（一）成像原理

超声波是指频率高于20 000 Hz的声波，其本质是一种机械振动波，须在介质中传播，在真空中不能传播。超声波在传播时像光线一样，在均匀介质中沿直线传播。

超声成像的主要原理为探头晶片的压电效应，可使电信号和声能量之间相互转换。超声仪器将电信号发送至探头，探头将电信号转化为声波。通过探头和皮肤之间的耦合剂，将声波传至软组织内。声波进入软组织遇到各组织之间的界面后，一些声波返回至皮肤表面和探头内，继而转化为电信号用于超声成像。当界面两侧的软组织声阻抗差别较大时，声波反射即产生较亮的回声。如声波垂直于所检查物体的表面，其反射的声波要多于不垂直时。除了反射，声波在软组织界面还可以被吸收和发生折射。探头频率较高或组织黏度较大时，被吸收的声波会增多。

（二）不同软组织超声成像特点

动脉：无回声，有波动。

静脉：无回声，可压缩。

肌肉：筋膜高回声，肌肉低回声。

肌腱：管状或纤维状高回声线条。

神经：横向为高回声晕包绕的多个圆或椭圆形低回声，纵向为管状非连续低回声线条，高回声线条分隔。

骨骼：骨膜为明亮高回声，后方有黑色阴影。

二、超声检查

（一）肌肉

超声检查是诊断肌肉内部和肌肉边缘损害的有效办法。其通过实时、连续的检查，为损伤愈合和有关预后提供了有益的信息。这些因素以及较低的检查费用使得超声检查成为肌肉病变的首选检查方法。

1. 适应证 各种肌病、软组织损伤、神经损伤后肌肉组织病变等。

2. 注意事项

（1）如为单侧肢体病变，先检查健侧肢体同名肌，以便患侧与其比较。

（2）肌肉超声与胸部和腹部超声检查不同，由于肌肉损伤引起的疼痛常定位明确，所以检查首先应寻找疼痛最明显的部位，这个技术称作超声触诊。患者可以直接指出有症状的部位或告知医生在皮肤上标记出的区域，然后医生用探头以适当的压力对标记区进行系统检查。

（3）对肌肉辨别的依据是位置起点、附着点和功能，这些在超声观察中很容易确定。多羽肌与单羽肌不同，动态检查能避免将多羽肌肌束之间的间隔误认为是间隔肌。

（二）关节

随着超声技术的提高和扫查方法的改进，近几年超声检查在关节病变的诊断中得到很好的反馈，可作为其他骨关节相关疾病的补充检查。

1. 肩关节超声检查

（1）适应证：肩关节骨折、肩关节软组织损伤、肩关节脱位等。

（2）注意事项

1）肩关节软组织部分主要检查肱二头肌长头肌腱、冈上肌肌腱、冈下肌肌腱、肩胛下肌肌腱、盂肱关节、肩锁关节、滑囊横断面和纵断面。

2）对于任一解剖结构至少进行纵切面和横切面两个方面的扫查，有时还需进行双侧比较扫查。

3）彩色多普勒血流显像，特别是能量多普勒血流显像能够敏感地显示低速血流信号，可以帮助鉴别囊性与实性病变，以及通过血流信息评价炎性病变病程[7]。

（3）肩关节病变超声影像

1）冻结肩的超声评估：冻结肩的特征为肩部疼痛和活动受限。超声检查肩胛下肌腱时，如发现患者肩关节外旋受限，则可提示冻结肩的可能。另外，肩关节主动外展时，如冈上肌肌腱在肩峰下持续滑动受损，亦提示冻结肩。冻结肩的其他征象包括肩袖间隙呈异常低回声、血流信号增强及喙肱韧带增厚。冈上肌长轴切面中立位及外展位见图 2-2-1 与图 2-2-2。

2）关节腔内积液与肱二头肌长头腱鞘炎的超声评估：肱二头肌长头腱的腱鞘在正常情况下与盂肱关节腔相通。因此，关节腔积液时，常于肱骨结节间沟处的肱二头肌腱的腱鞘内发现积液。若积液量增多，则为异常；若腱鞘扩张为局限性，探头挤压时局部疼痛不适及血流信号增加，则提示为腱鞘炎；若在肱骨结节间沟处显示腱鞘内积液为局限性或内见分隔，亦提示为腱鞘炎。若肱二头肌长头肌腱腱鞘的积液范围较广泛且局部无症状、伴有肩关节其他关节隐窝的扩张，如盂肱关节后隐窝或肩胛下隐窝的扩张，则提示为关节腔积液（图 2-2-3）。

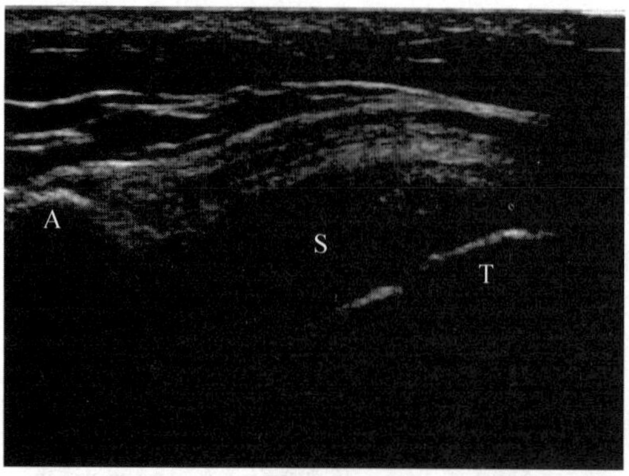

图 2-2-1　冈上肌长轴切面中立位

冈上肌肌腱（S）未能滑入肩峰（A）深方。

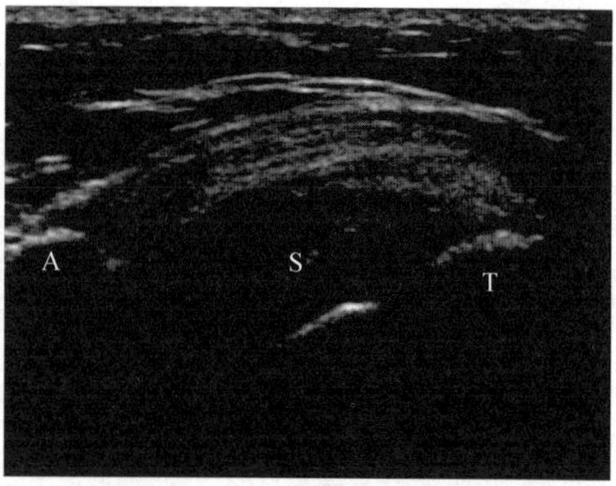

图 2-2-2　冈上肌长轴切面外展位

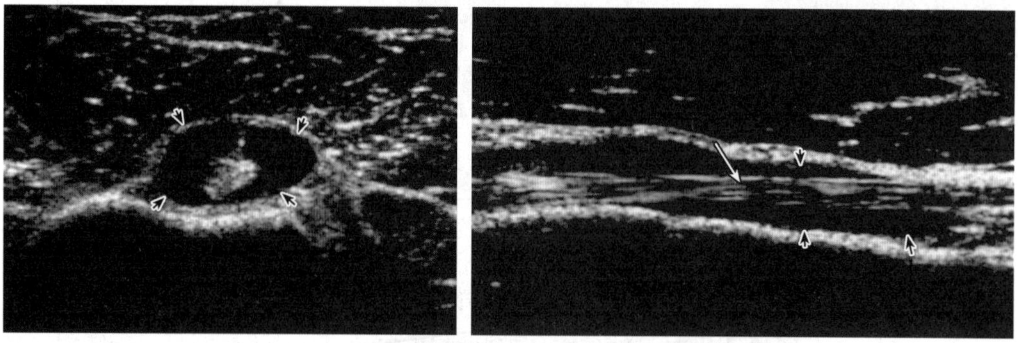

图 2-2-3　关节腔积液：与肱二头肌长头腱的腱鞘相通

3）肩袖损伤的超声评估：多数肩袖撕裂累及冈上肌，冈上肌远端的前部为撕裂的好发部位，常邻近肩袖间隙。肱骨大结节骨皮质不规则改变是诊断冈上肌撕裂的重要征象。多数撕裂在超声检查中显示为无回声或低回声。肌腱撕裂范围较大时，可见肌腱回缩、体积缩小、失去正常外凸形态等征象。在肩袖撕裂的诊断、撕裂范围的测量上，超声的准确性与 MRI 相当（图 2-2-4）。

4）肩峰下 - 三角肌下滑囊的超声评估：正常的肩峰下 - 三角肌下滑囊为一滑膜间隙，与盂肱关节腔并不相通，位于深侧的肩袖和浅侧的肩峰和三角肌之间，在超声上显示为厚薄均匀的、厚 1 ~ 2 mm 的低回声滑液层，并被高回声的滑囊壁和滑囊周围脂肪所包绕。

肩峰下 - 三角肌下滑囊异常扩张时，如其内为单纯性积液，可显示为无回声或低回声；如为混杂性积液或滑膜增生，则显示低至高回声。肩峰下 - 三角肌下滑囊的局限性增厚可提示为慢性撞击，让患者主动抬高上臂行动态检查，可检查增厚的滑囊于肩峰下有无撞击（图 2-2-5）。

2. 膝关节超声检查

（1）适应证：肌腱病变，副韧带损伤，关节炎，软组织包块、肿胀，关节积液，

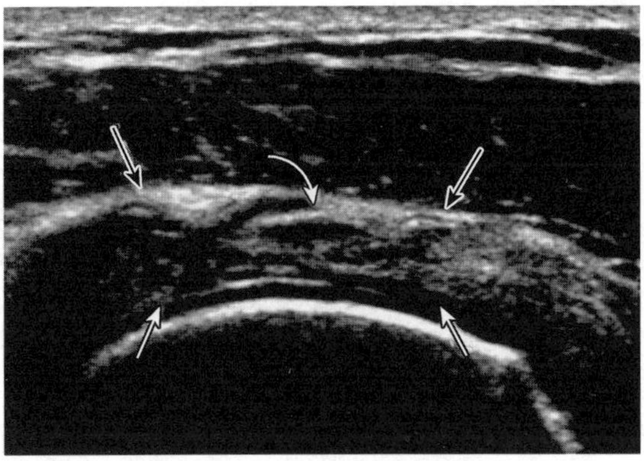

图 2-2-4 冈上肌全层撕裂

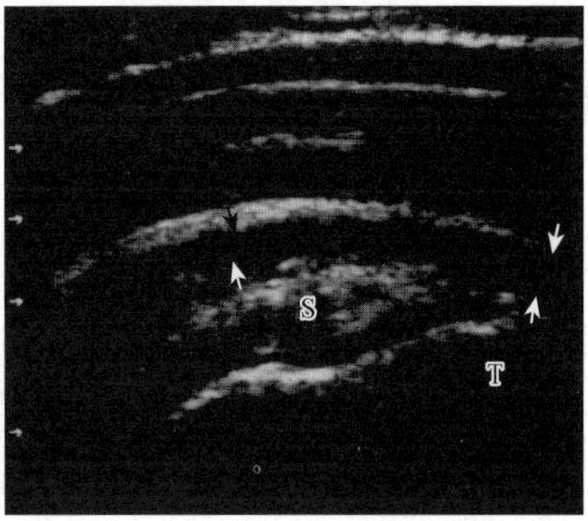

图 2-2-5 肩峰下 - 三角肌下滑囊扩张

骨骼损伤等。具体包括：

1）积液：髌上囊积液。

2）囊肿：腘窝囊肿、腱鞘囊肿、半月板囊肿。

3）滑膜炎：膝关节滑膜炎。

4）损伤：半月板损伤、副韧带损伤。

5）肿瘤：神经鞘瘤、血管瘤、骨及软组织肿瘤。

（2）注意事项

1）膝关节为人体最大、结构最复杂且损伤机会较多的关节。根据所要观察的目标深度，可采用相应频率的探头。

2）探头切忌压力过大，以接触皮肤为基础。

3）与健侧对比扫查。

4）液性暗带较少时可以让膝关节处于外旋位，然后液体向低位聚集。

5）目前，大部分超声检查不作为膝关节的可靠性诊断，病变最终诊断应该由 MRI 确诊。

（3）膝关节病变超声影像

1）关节腔积液的超声评估：膝关节腔内积液增多时，可见髌上囊扩张，内呈无回声或低回声。膝关节轻度屈曲时，可将位于髌骨与股骨之间的积液挤向上方，而使股四头肌肌腱深方的髌上囊扩张（图 2-2-6）。

2）膝骨关节炎的超声评估：骨性关节炎时，在膝关节屈曲位行矢状切面扫查以观察股骨关节软骨的厚度，此检查结果与 MRI 检查结果有良好的相关性。超声于股骨髁前侧显示软骨下骨不规则改变、透明软骨增厚（图 2-2-7）。

3）Baker 囊肿的超声评估：腓肠肌内侧头、半膜肌腱滑囊的病变，其扩张时称为 Baker 囊肿。该囊肿的颈部通过腓肠肌下滑囊将 Baker 囊肿与膝关节腔相连接，因此形成一个 C 形的积液形态，外侧缘呈凹形而包绕腓肠肌内侧头肌腱及其肌肉[8]。Baker 囊肿扩张时，其内部为无回声或低回声积液（图 2-2-8）。

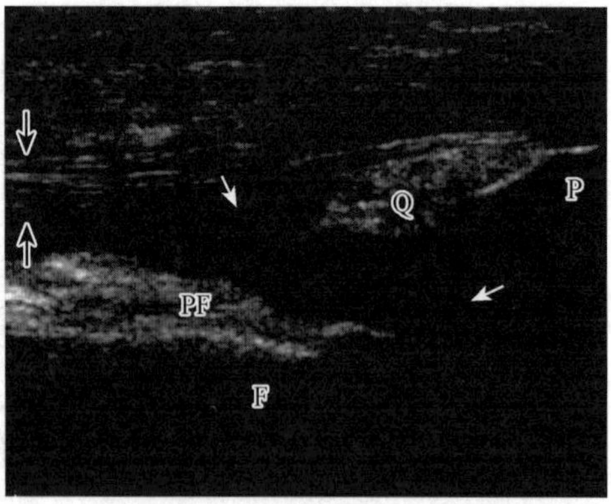

图 2-2-6　关节腔积液超声影像

膝关节轻度屈曲位，股四头肌肌腱深方的关节隐窝扩张，将股四头肌后方脂肪垫（Q）与股骨（F）前方脂肪垫（PF）分开。

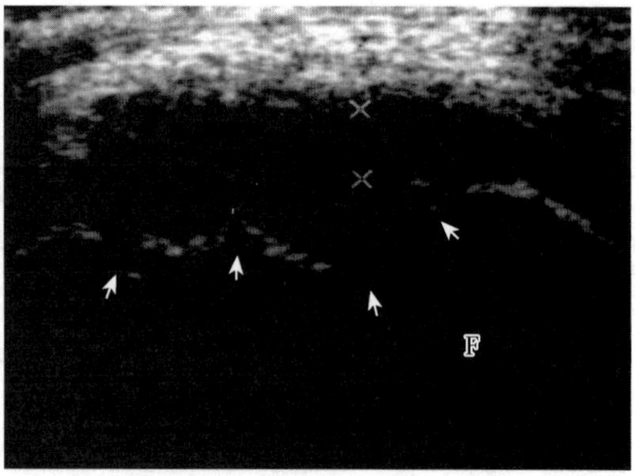

图 2-2-7　膝骨关节炎超声影像

软骨下骨不规则改变（箭头）、透明软骨增厚（标尺之间）。

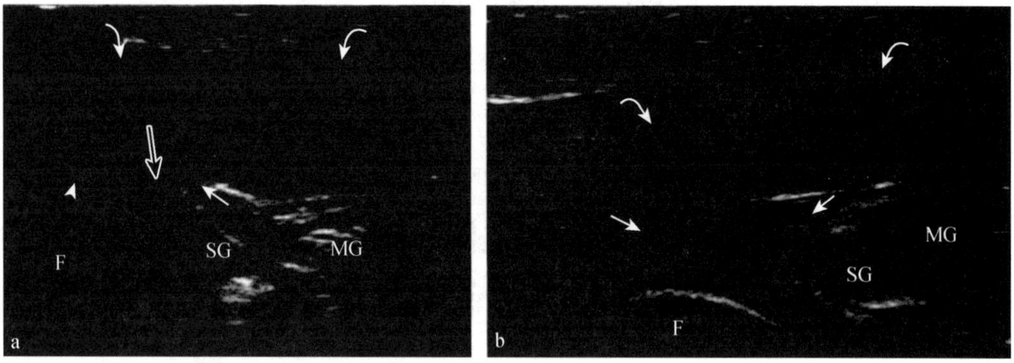

图 2-2-8　超声扫查膝后部内侧横切面（a）和矢状面（b）

显示半膜肌腱 - 腓肠肌内侧头滑囊呈无回声扩张（弯箭头）。该囊肿在半膜肌腱（箭头）与腓肠肌内侧头肌腱（箭）、肌肉（MG）之间（空心箭头）经腓肠肌下滑囊（SG）与膝关节腔相通。F 为股骨内侧髁。

（三）神经

1. 适应证　周围神经闭合性损伤、外周神经损伤术后、神经阻滞定位、外周神经功能异常检查等。

2. 注意事项

（1）神经主干走行多与血管相伴行，穿行于肌肉和软组织内。

（2）神经横向为高回声晕包绕的多个圆或椭圆低回声，纵向为管状非连续低回声线条，高回声线条分隔。

（3）神经与筋膜、肌腱的图像有时容易混淆。筋膜纵切面缺乏线性强回声，回声不均匀，横断面呈扁平状，缺乏点状回声。肌腱横断面与外周神经相似，但回声稍强；动态观察可见肌腱运动，而外周神经相对恒定，不随肌肉、肌腱运动；外周神经回声较肌腱低，内部线性回声清晰。

3. 神经病变超声影像　腕管综合征的超声评估：腕管综合征为上肢最常见的周围神经卡压病变，为正中神经在腕部卡压所致。超声影像显示，腕管综合征表现为正中神经于进入腕管处增粗肿胀，但有时也表现为远段神经肿胀。多数研究以正中神经横截面积为 9～12 mm² 来诊断腕管综合征[7]。腕管综合征的其他征象为横切面上屈肌支持带向浅侧隆起、纵切面上正中神经局部变细，受压变细与其近端骤然增粗部位之间可见切迹，称为切迹征（图 2-2-9）。

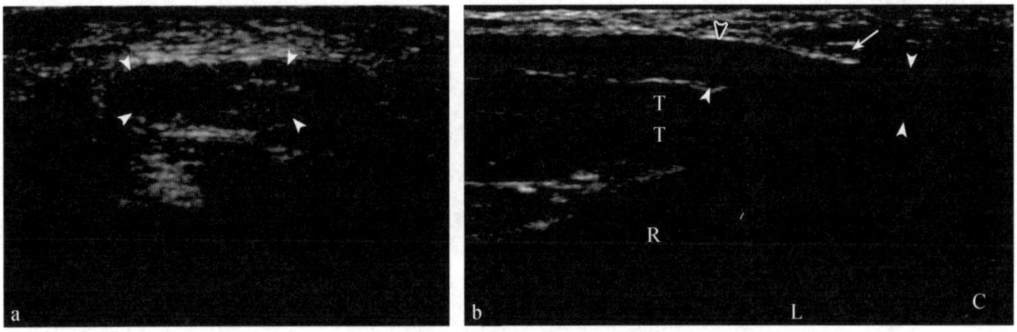

图 2-2-9　腕管综合征超声影像

短轴（a）与长轴（b）显示正中神经肿胀呈低回声（箭头），
桡骨（R）、月骨（L）、头状骨（C）、指屈肌腱（T）。

三、临床应用

（一）超声引导下神经阻滞治疗

1. 知识要点

（1）定义：神经阻滞是指采用化学（包括局部麻醉药、神经破坏药）或物理（加热、加压、冷却）的方法作用于神经节、神经根、神经丛、神经干和神经末梢的周围，使神经传导功能暂时或永久性阻断的一种技术。

（2）作用原理：神经阻滞通过阻断疼痛的传导通路，打断疼痛的恶性循环，改善神经周围的血液循环，减轻炎症反应等机制来发挥其治疗作用。其具有显效快捷、效果确切、不良反应小、可控性强、无须特殊器材和设备等优点。

（3）超声定位的优势：传统的神经阻滞多采用盲探操作方法，仅靠局部体表标志、患者异感或医生经验来判断，具有不确定性。而增加药物容量以扩大阻滞范围可增加发生并发症的风险。由于神经多与血管伴行，临床上大多数阻滞后出现的意外与注射时药物进入血管有关，超声引导技术可以避免不必要的组织损伤以及并发症的发生。

2. 适应证　适用于带状疱疹后神经痛、复杂性区域疼痛综合征、残肢痛、幻肢痛、颈椎病、慢性腰腿痛、椎间盘突出症、椎管狭窄、神经损毁术等多种全身慢性疾病。

3. 禁忌证　阻滞部位局部皮肤或软组织有感染。

4. 注意事项

（1）穿刺中针尖的位置可能出现伪像，所以初始可以少量注射，发现部位不对及时修正。

（2）注射时要避免药物注入血管，以及针尖误入胸腔、刺伤神经或其他重要器官。

（二）超声引导下肉毒毒素注射治疗

1. 知识要点

（1）肉毒毒素缓解肌肉痉挛的作用机制是阻滞神经肌肉接头处的神经传递。一般来说肉毒毒素只要注入肌肉就能起作用，严格来讲肉毒毒素注射部位应该尽量接近运动终板。梭形肌与羽肌的运动终板分布不同，应采用不同的注射策略。

（2）肉毒毒素注射入组织后逐渐扩散，扩散的范围为 4 cm 左右，所以多点注射的距离可控制在 4 cm 左右，不同品牌的肉毒毒素的扩散范围可能不一样。肌肉内肉毒毒素的扩散是顺浓度梯度的。

（3）表浅且粗大的肌肉可能不需要使用超声引导，体积较小的肌肉可能反而需要超声引导下少量多点注射，避免扩散至拮抗肌。

2. 适应证

（1）上运动神经元损伤造成的肌肉过度活动。

（2）适合超声探头检查的部位。

3. 禁忌证

（1）对肉毒毒素制品过敏者，重症肌无力或兰伯特 - 伊顿综合征患者。

（2）有些具有干扰神经 - 肌肉传导作用的药物，也可能引起不良反应。例如：氨基糖苷类抗生素、胆碱酯酶拮抗剂（新斯的明）、氯化琥珀胆碱（司可林）、箭毒样除极拮抗剂、硫酸镁、奎尼丁、钙离子通道拮抗剂、林可霉素、多黏菌素等。

（3）注射部位表面感染。

4. 注意事项

（1）穿刺中针尖的伪像是存在的，所以注射初始速度不宜过快，发现部位不对及时纠正。重复注射频率应遵循 3 个月以上的间隔期。

（2）有风险的部位如肩胛下肌，进针要缓慢，明确针尖位置。

（3）留意观察是否有过敏等不适表现。

（三）超声引导下软组织及骨关节疾病治疗

1. 适应证

（1）血肿抽吸：超声引导下的穿刺可避免因穿刺不当造成进一步损伤，以及某些部位的遗漏。一般软组织血肿可由创伤、肿瘤内出血或自发性出血引起，超声能实时监测抽吸的全过程。血肿抽吸的适应证包括：均匀低回声血肿合并骨 - 筋膜室综合征，血肿造成严重疼痛或压迫重要血管与神经。

（2）钙化性腱鞘炎：常常由于钙结晶沉积于肩袖引起肩部活动受限或疼痛。超声引导下穿刺捣碎钙化灶的治疗方法已经取得确切疗效。其治疗原理是通过人为造成的病灶破坏和组织损伤，激发机体自身抗炎过程。通过局部血管扩张、充血，将细小的钙化沉积物吸收，使炎症反应消退，促进再生修复。该方法的成功率达 60% ~ 74%[8-9]。

钙化性肌腱炎在声像图上可表现为弧状、碎片状或小点状、结节状强回声钙化灶，也可表现为囊状病灶。囊状病灶内常常为石膏样液体，可以在超声引导下用 21 G 细针抽吸。抽吸后，大部分患者症状好转。弧状或结节状钙化灶者，常为低血供，如果没有急性炎性病灶，则可尝试用细针捣碎钙化区。也有使用“双针技术”，即将两根针插入钙化区，一根针用作注入麻醉药或无菌生理盐水，另一根针用于冲洗钙沉积物。

（3）腱鞘炎或腱鞘囊肿抽吸及局部注药：腱鞘炎超声可显示腱鞘扩张，肌腱与对侧比较明显增粗，彩色多普勒超声可显示腱鞘内和（或）肌腱内血流丰富。腱鞘囊肿好发于四肢关节周围，如腕部、肘部及踝关节等处。多因关节周围结缔组织的黏液样变性引起。在超声引导下直接穿刺抽吸，可以避开神经与血管，再实时准确地将药物注入腱鞘内，而不注入肌腱内。若误注入肌腱可能引起肌腱的退行性改变，甚至断裂。

（4）关节腔、空腔组织内液体抽吸。

2. 注意事项

（1）肿瘤内出血禁忌抽吸，避免发生种植性转移。

（2）因腱鞘囊肿内为黏度极高的胶状液体，故需较粗的针才易抽出。

（四）超声引导下神经水分离治疗

1. 知识要点

（1）定义：神经水分离是治疗周围神经压迫的一种技术，通过向神经受压部位周围注射 5% 的葡萄糖或生理盐水等溶液，将神经与周围组织、筋膜或邻近结构分离。

（2）作用机制：神经水分离的治疗效果是基于将受压神经与附近软组织分离可以降低粘连和慢性收缩损伤的风险的理论，注射可以产生空间，增强受累神经的滑动，减少重复压迫，促进血液流动，增强神经传导。此外，视所用溶液的不同，依据液体性质可产生特定的作用效果。

2. 适应证 各种原因导致的周围神经的卡压，如腕管综合征、肘管综合征、旋前圆肌综合征、股外侧皮神经炎等。

3. 注意事项

（1）穿刺过程中针尖的伪像是存在的，所以注射过程中速度不宜过快，注意确定针尖的位置，防止针尖刺伤神经。

（2）穿刺分离多在神经的短轴切面上进行，分离成功后多表现为“甜甜圈”样影像，即神经被液体环绕。穿刺后切换至神经长轴切面，整体观察，确保分离完全。

（李铁山　杨　慧）

第三节　肌电图

一、神经传导

（一）作用机制和原理

1. 电生理特性　从神经电生理的角度来看，人体内各种信息传递都是通过动作电位传导实现的。动作电位可以起源于细胞，也可以起源于轴索。对于运动神经，动作电位的产生是由于刺激了运动神经纤维，冲动又通过神经肌肉接头到达肌肉，产生肌肉动作电位。对于感觉神经来说，动作电位是通过刺激感觉神经产生并沿神经干传导[10]。

（1）跨膜电位：神经轴索的电生理与其他可兴奋细胞相似，其膜内外电压差为 –100 ~ –20 mV。近细胞体处测得的电位差可能是持续的突触部分去极化的结果，所以其膜极化的程度（–70 mV）不如轴索（–90 mV）。引起神经干上的动作电位有两步：一是由外在刺激引起的不断升级的阈下兴奋；二是由于钠离子电导性增加引起的超阈值兴奋。跨膜电位中的一个局部的阈下兴奋，在神经干的扩散过程中会因距离增加很快消退；而阈值水平到达去极化就会引起一个按全或无的现象进行扩散的动作电位，这取决于细胞膜本身所固有的特性，与刺激的种类无关。

（2）动作电位的起源和传播：当用一弱电流刺激神经干时，阴极下的负电荷聚集于膜外，使得膜内相对为正性（即阴极去极化）；在阳极下，负电荷离开膜表面，使膜内相对为负性（即阳极超极化），而胞浆电阻、膜的电导和电容将去极化或超极化的阈下局部兴奋限于起始点几个毫米之内。当局部去极化到达 –30 ~ –10 mV 时，就可到达动作电位发放的临界点，于是产生一个不受刺激的种类和强度影响的动作电位。这种能量依赖的过程与膜的复杂分子变化有关。神经上的电兴奋有三期：不应期（为起始部分，持续几毫秒）、超常期（持续 30 ms 左右）、低常期（可持续 100 ~ 200 ms）。超常期可能是由于神经膜在负后电位期间，部分去极化的结果。在轴索的一处产生动作电位后，沿着神经向两端扩布。有髓纤维的动作电位是由节至节呈跳跃式传播的，节间隔越长，传导速度就越快，无髓纤维的传导则是在相邻部位缓慢扩布（图 2-3-1）[10]。

（3）影响传导速度的因素：许多因素可影响产生动作电位所必需的时间，这又决定着轴索的传导速度。加快传导的因素有 4 个方面：①动作电位产生的频率快；②轴索中的电流增加；③细胞膜的去极化阈值降低；④提高神经的温度，可以增加钠离子的电导率，使去极化进程易化。此外，不同部位的神经、不同的年龄、不同的节段、上下肢和远近端不同等，传导速度也有所差异。一般而言，神经传导速度（nerve

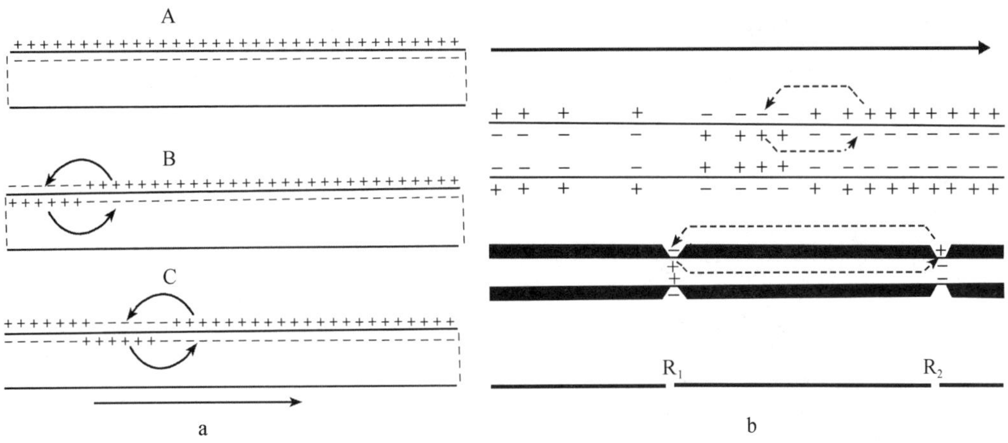

图 2-3-1　神经纤维传导机制模式图

a. 无髓纤维；b. 有髓纤维。

conduction velocity，NCV）随年龄增大而降低，远端低于近端，上肢高于下肢。

2. 神经传导检测

（1）运动神经传导：分别超强电刺激周围神经远端、近端，在其支配的肌肉记录复合肌肉动作电位（compound muscle action potential，CMAP）（记录电极 R1，参考电极 R2），测定远端（S1）、近端（S2）刺激点时动作电位潜伏期（L1、L2）和差值（即传导时间 T=L2-L1），通过刺激点间距离关系，计算出运动神经传导速度（motor nerve conduction velocity，MNCV）（MNCV=T/S）（图 2-3-2）。所谓超强刺激是指刺激电流量由

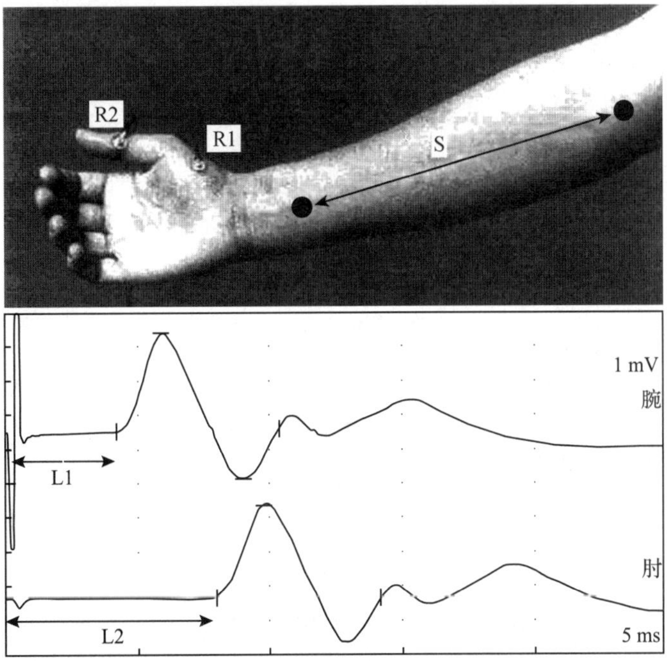

图 2-3-2　正中神经运动传导速度测定示意图

横轴（水平轴）：代表时间（ms）；纵轴（垂直轴），代表电信号的强度（mV）。

小到大引出最高的 CMAP 波幅不再增大，在此基础上进一步增加 20% ~ 25% 的电流量[11]。

在神经嵌压病的检测中，还可进行短节段检测，以精准确定病变部位（图 2-3-3）。

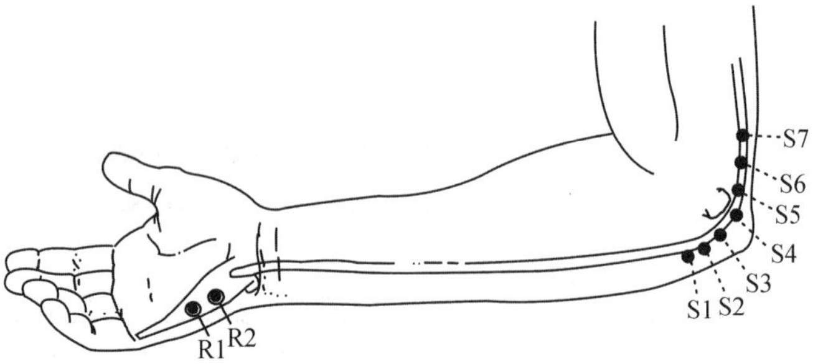

图 2-3-3　尺神经节段性检测

S3、S2、S1 分别代表内上髁远侧 2 cm、4 cm、6 cm 处；
S4、S5、S6、S7 为内上髁近侧 0 cm、2 cm、4 cm、6 cm 处。

（2）感觉神经传导：刺激感觉神经末梢，在该神经通过的体表不同位置记录感觉神经动作电位（顺向法），或刺激神经干不同位置，在其末梢分别记录动作电位（逆向法），测定其动作电位潜伏期，感觉神经传导速度（sensory nerve conduction velocity，SCV）测定原理同 MNCV，因末梢段不存在神经 - 肌肉接头，潜伏期即是传导时间，SNCV 可直接采用刺激电极和记录电极的距离与潜伏期的商计算（图 2-3-4）[11]。

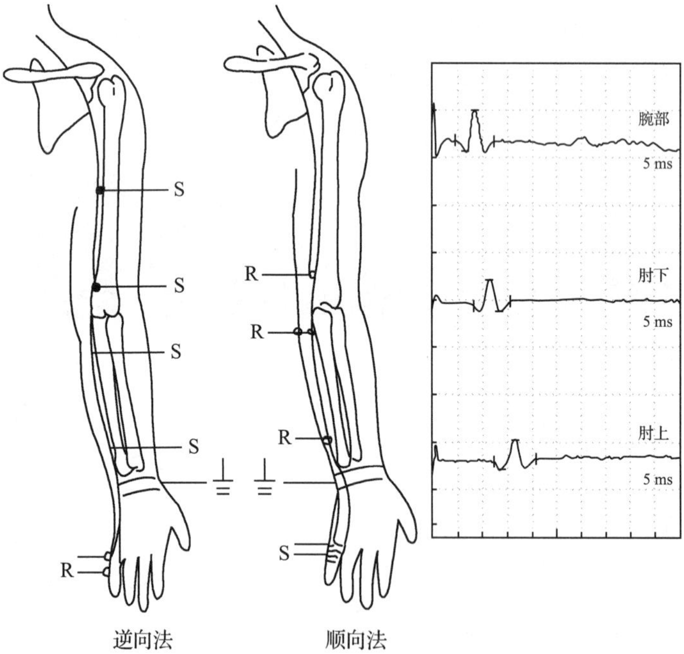

图 2-3-4　逆向法和顺向法感觉神经传导检测

（二）临床应用

MNCV 和 SNCV 异常表现为传导速度减慢和波幅降低，前者主要反映髓鞘损害，后者为轴索损害。MNCV 的测定用于各种原因的周围神经病的诊断和鉴别诊断，能够发现周围神经病的亚临床病灶，能区分是轴索损害还是髓鞘脱失，结合肌电图可以鉴别前角细胞、神经根、周围神经及肌源性损害等。

二、针式肌电图

狭义的肌电图（EMG）即指针式肌电图，是用同心圆针电极插入肌肉记录的肌肉动作电位，是通过容积导体在细胞外所记录到的一系列电位变化。

（一）作用机制和原理

1. 肌电图的形成原理　同心圆针电极是一条或数条金属丝通过绝缘材料包裹在一根金属针管内做成的电生理探头，其中金属丝为记录电极（G1），金属管为参考电极（G2），当肌纤维去极化和复极化时，冲动在接近、到达以及离开 G1 时形成的电位极性随时间变化，所记录到的电位就是运动单位电位（motor unit potential，MUP）（图 2-3-5）[10]。

临床上 EMG 检测是分别记录和分析肌肉在松弛、轻度收缩和大力收缩不同状态下，肌肉动作电位参数及募集相的改变，从而根据神经肌肉电生理原理推断其病理变化。

2. 正常肌电图

（1）插入电位：正常情况下，针电极插入松弛的肌肉时出现 200 ~ 600 ms 的短促放电，称为插入电位，随后转变为电静息（图 2-3-6）。

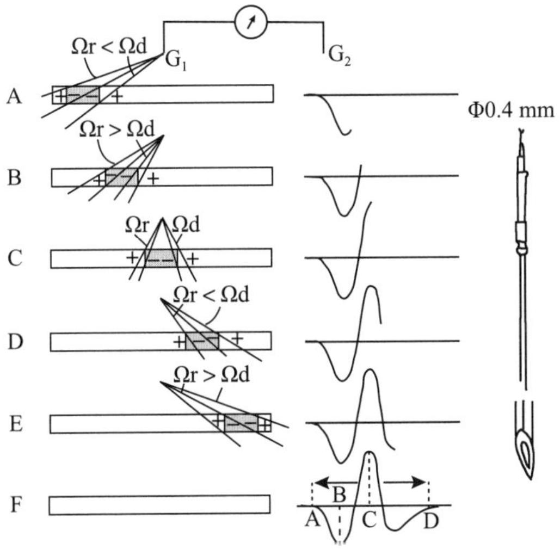

图 2-3-5　同心针电极与运动单位电位的形成

描述三相电位的指标包括波幅、时限（A ~ D 间期）、上升时间（B ~ C 间期）。极性相反的一对波峰和波谷，表示去极化和复极化。动作电位在容积导体内从左向右移行。

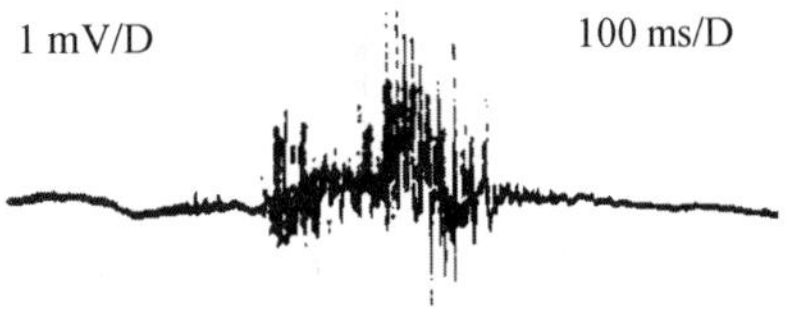

图 2-3-6　正常插入电位

（2）终板电活动：如在终板区针尖刺激到肌肉内的神经末梢，将会出现低波幅的终板噪声及终板棘波这两种终板活动（图 2-3-7），其肌电声音像瀑布或海啸，两者常常同时出现，有时也单独出现。这时受试者会感觉到疼痛，这种疼痛只需轻轻退针就会消失。这是乙酰胆碱（ACh）量子在安静时自发释放的不传播的去极化电位，这种终板电活动是自然生理表现，但在失神经支配的肌肉中明显增强。

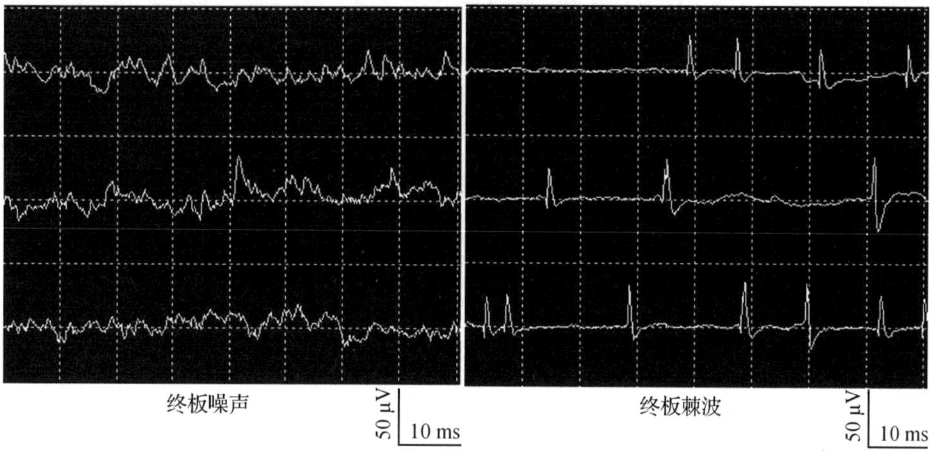

图 2-3-7　终板噪声和终板棘波

（3）运动单位电位（MUP）：肌肉轻度收缩时，记录到的一系列电活动，临床上必须统计 20 个以上的 MUP，并将患者的结果与年龄、不同部位肌肉匹配的正常值相比较，获得异常的机会就大，这样有利于提高肌电图测定的灵敏度（图 2-3-8）。对 MUP 的分析包括下列几个方面。

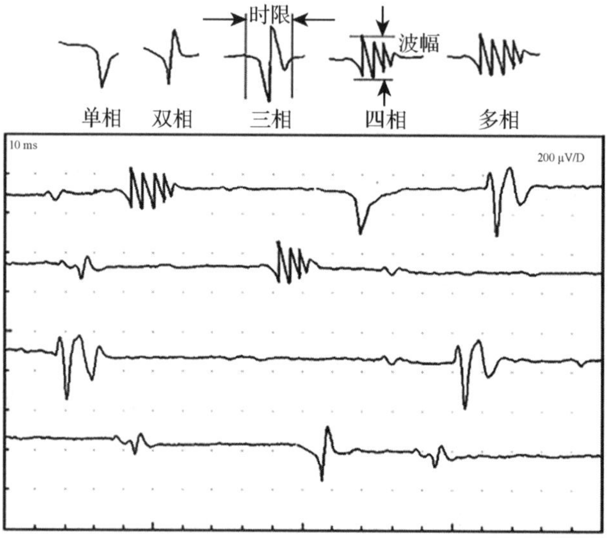

图 2-3-8　肌电图动态扫描和运动单位电位示意图

1）MUP 时限：是一个非常重要的参数，是指从电位偏离基线到恢复至基线的一个时间过程。它代表许多长度、传导速度以及膜兴奋性不同的肌纤维同步化兴奋的程度。当记录针极稍微移动时，对 MUP 波幅的影响较对时限的影响要大得多。因此，时限是比较稳定的测量参数。时限一般在 5 ~ 15 ms 之间，因年龄而不同，年龄越大时限越宽；同时，不同的肌肉也有明显的不同。

2）MUP 相位：一般是指通过测定电位从离开基线再回到基线的次数再加上 1 而得。正常 MUP 多在四相以内，如多于四相则称为多相电位，这是同步化不好或有肌纤维脱失的表现。正常的肌肉中多相电位在 5% ~ 15% 之间。但不同的肌肉相差较大，在考虑多相波的百分数时还应注意不同肌肉的差异，如胫骨前肌、三角肌多相波较其他肌肉多（表 2-3-1）。

表 2-3-1 各肌肉中运动单位电位多相波的百分比

肌肉名称	多相波平均 %	SD	2SD
三角肌	10.8	7.92	26.4
肱二头肌	7.6	6.70	20.9
股四头肌	3.8	5.10	13.9
胫骨前肌	13.9	10.85	35.4
拇短展肌	5.0	5.92	16.7
小指展肌	6.83	6.96	20.6
第一骨间肌	2.65	4.26	11.1

3）MUP 幅度：虽然一个 MUP 是所有各个单独的肌纤维几乎呈同步放电的结果，但仅仅是位于针尖附近的少数肌纤维决定着 MUP 的波幅大小。因此，同一个运动单位，在不同的记录部位可有不同波幅的 MUP。正常情况下，使用同心圆针极引出的 MUP 波幅一般以峰 - 峰计算，波幅波动于数百微伏之间，平均一般不低于 100 μV，不高于 2000 μV（表 2-3-2）。

表 2-3-2 正常中国人各肌肉运动单位电位波幅与年龄的关系

年龄	小指展肌（μV）	拇短展肌（μV）	第一骨间肌（μV）	三角肌（μV）	肱二头肌（μV）	胫骨前肌（μV）	肌四头肌（μV）
0	—	—	—	—	—	—	—
3	—	—	—	—	—	—	—
5	—	—	—	269.3	272.0	281.2	315.7
8	272.2	228.0	261.4	275.1	276.4	289.5	323.5
10	277.0	231.3	266.4	279.0	279.3	294.9	328.8
13	284.3	236.3	273.9	284.8	283.6	303.2	336.7
15	289.2	239.6	278.9	288.7	286.5	306.7	341.9

续表

年龄	小指展肌（μV）	拇短展肌（μV）	第一骨间肌（μV）	三角肌（μV）	肱二头肌（μV）	胫骨前肌（μV）	肌四头肌（μV）
18	293.5	244.6	286.4	294.5	290.9	316.9	349.8
20	301.3	248.0	291.4	299.4	293.8	322.4	355.0
25	313.5	258.3	303.9	308.1	301.0	336.1	368.2
30	325.6	264.6	316.4	317.9	308.3	349.9	381.3
35	337.7	273.0	328.9	327.6	319.5	363.6	394.4
40	349.9	281.3	341.4	337.3	322.8	377.3	407.5
45	362.0	289.6	353.9	347.0	330.1	391.0	420.7
50	374.2	298.0	366.4	356.7	337.3	404.0	433.8
55	386.3	306.3	378.9	366.4	344.6	418.5	446.9
60	398.5	314.6	391.4	376.2	351.8	432.2	460.0
65	410.6	322.9	403.9	385.9	359.1	445.9	473.2
70	422.7	331.3	416.4	395.6	366.3	459.7	473.2
75	434.9	340.0	428.9	403.3	373.6	473.4	499.4
80	447.0	347.9	441.4	413.0	380.8	487.1	512.5

注：超过 70% 为异常。

4）上升时间：是起始正相波与紧接的大的负相峰之间的时间间隔，一般上升时间应小于 500 μs，以 100～200 μs 为最佳，也就是 MUP 越陡越好，说明针电极距离运动单位较近，此时肌电音尖锐而清脆。如上升时间延长则说明针电极远离了运动单位，此时肌电音较沉闷，需要调整针电极。待上升时间理想后，所记录的 MUP 变异较小，测量数据较精确。

（4）运动单位的募集类型：运动单位的兴奋依据生理学准则中的大小原则，轻度随意收缩引起一个或几个运动单位以 5～7 次 / 秒的频率发放冲动。这种发放的过程开始慢，进而逐渐加快，再减慢下来。加强肌力会引起两种不同的改变：原来不活动的运动单位兴奋募集起来；原来已发放的运动单位加快发放频率。这两种改变都同时起作用。正常人在大力收缩（等长强直收缩）时有足够的运动单位募集在一起形成干扰相（interference pattern，IP），即不能分辨出基线的各 MUP 相互重叠的形象。如果没有足够的运动单位发放，就只能呈现密度低下的 MUP 群或单个 MUP，称为混合相或单纯相。目前，可通过计算机分析肌电转折数（高于基线 100 μV 的每秒转折点，转 / 秒）和平均幅度，进行肌电“云图”募集相定量分析（图 2-3-9）。

（二）临床应用

EMG 主要用于神经源性损害和肌源性损害的诊断及鉴别诊断，结合神经传导速

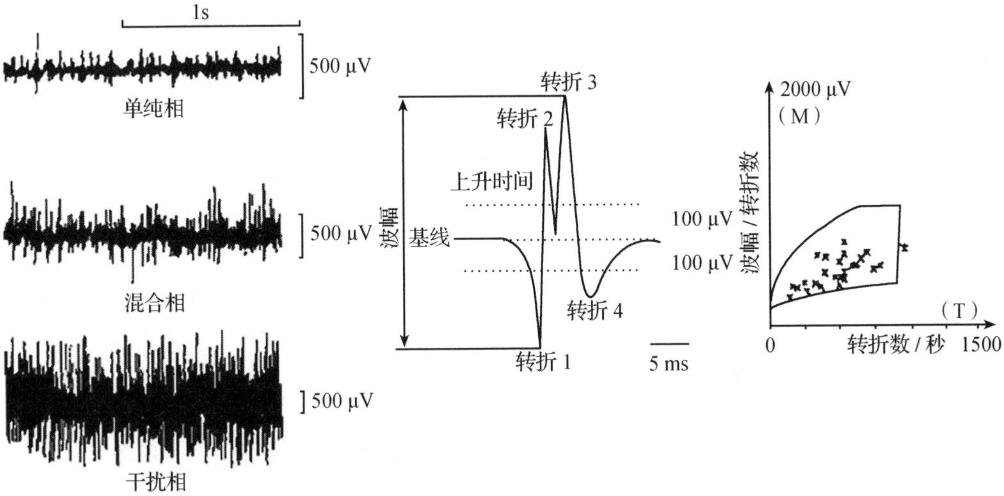

图 2-3-9　肌电募集类型肌电云图

度的结果，有助于对脊髓前角细胞、神经根和神经丛病变进行定位。四肢、胸锁乳突肌和脊旁肌 EMG 对运动神经元病的诊断有重要价值。

三、特殊检查

（一）F 波

由于传统的神经传导测定不包括神经的远端段，因此可以通过测定躯体感觉诱发电位来弥补远端 SCV 测定的不足，也可以用 F 波来弥补远端 MCV 测定的不足。F 波是经过运动纤维近端的传导又由前角细胞兴奋后返回的电位。自从 F 波测定在进行性神经性腓骨肌萎缩症（Charcot-Marie-Tooth 病）中开始应用以来，已成为各种周围神经病中广泛应用而且被认为是有价值的测定方法[12]。

1. 作用机制和原理

（1）F 波检测方法和原理：临床上是以重复超强度电刺激肘部或腕部正中神经或尺神经、腘部胫神经或腓总神经，在所支配的远端肌记录动作电位，在每一次刺激中，早成分 CMAP（M 波）后可能出现一个晚成分 F 波（图 2-3-10）。F 波是脊髓前角神经元多突触反射[11]。

（2）F 波正常参考值：中枢潜伏时是 F 波至 M 波潜伏期之差，代表了由刺激点到脊髓以及返回到刺激点的时间，而 1 ms 是在神经细胞中传递的时间，再除以 2 就是近脊髓端段走行的中枢传导时间，即（F 潜伏期 –M 潜伏期 –1）/2，如知道刺激点到该神经所在脊髓的距离 D，即可计算 F 波传导速度（F-wave conduction velocity，FWCV）（表 2-3-3）。

表 2-3-3　正常人 F 波参考值

神经	记录点	F 波潜伏期（ms）	左右之间差异（ms）	往返脊髓的中枢潜伏时	左右之间差异（ms）	往返脊髓的传导速度（m/s）
61 人的 122 条正中神经	腕	26.6 ± 2.2（31）**	0.95 ± 0.67（2.3）**	23.0 ± 2.1（27）	0.93 ± 0.62（2.2）**	65.3 ± 4.756）++
	肘	22.8 ± 1.9（27）	0.76 ± 0.56（1.9）	15.4 ± 1.4（18）	0.71 ± 0.52（1.8）	67.8 ± 5.8（56）
	腋△	20.4 ± 1.9（24）	0.85 ± 0.61（2.1）	10.6 ± 1.5（14）	0.85 ± 0.58（2.0）	
65 人的 130 条尺神经	腕	27.6 ± 2.2（32）	1.00 ± 0.83（2.7）	25.0 ± 2.1（29）	0.84 ± 0.59（2.0）	65.3 ± 4.8（55）
	肘上	23.1 ± 1.7（27）	0.68 ± 0.48（1.6）	16.0 ± 1.2（18）	0.73 ± 0.52（1.8）	65.7 ± 5.3（55）
	腋△	20.3 ± 1.6（24）	0.73 ± 0.54（1.8）	10.4 ± 1.1（13）	0.76 ± 0.52（1.8）	
60 人的 120 条腓神经	踝	48.4 ± 4.0（56）	1.42 ± 1.03（3.5）	44.7 ± 3.8（52）	1.28 ± 0.90（3.1）	49.8 ± 3.6（43）
	膝	39.6 ± 4.4（48）	1.25 ± 0.92（3.1）	27.6 ± 3.2（34）	1.23 ± 0.88（3.0）	53.7 ± 4.8（44）
59 人的 118 条胫神经	踝	47.7 ± 5.0（58）	1.40 ± 1.04（3.5）	43.8 ± 4.5（53）	1.52 ± 1.02（3.6）	52.6 ± 4.3（44）
	膝上	39.9 ± 3.2（46）	1.28 ± 0.91（3.1）	27.3 ± 2.4（32）	1.18 ± 0.89（3.0）	55.1 ± 4.6（46）

中枢潜伏时 =F–M，其中 F 与 M 为分别检测的 F 波与 M 反应的潜伏期。

传导速度 =2D/（F–M–1），其中 D 为从刺激点至 C7 或 T12 的距离。

△F（A）=F（E）+M（E）–M（A），F（A）和 F（E）为分别在腋、肘刺激的 F 波潜伏期。

M（A）和 M（E）为相应的 M 反应的潜伏期。

** 正常上限按均值 +2SD 计算，++ 正常下限按均值 –2SD 计算。

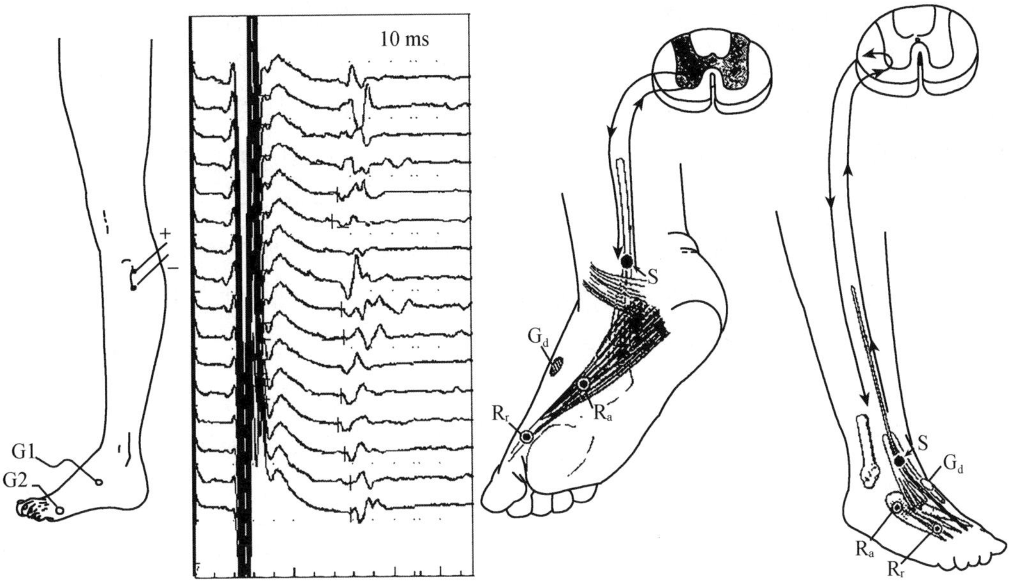

图 2-3-10　F 波及其反射通路

于内踝部刺激胫神经，跨展肌记录；于踝正中刺激腓神经，趾短伸肌记录（G1，活动记录电极；G2，参考记录电极；S，刺激；R_a，活动记录电极；R_r，参考记录电极；G_d，接地电极）。

FWCV=2D/（F 潜伏期 –M 潜伏期 –1）。

上肢的 D 规定为：刺激点—锁骨中点—第 7 颈椎棘突。

下肢的 D 规定为：刺激点—股骨大转子—第 12 胸椎棘突。

正常人 FWCV 应高于刺激点远端神经的 MCV，F 波的出现率应≥ 79%。F 波平均幅度是 M 波幅度的 4% ~ 5%。

F 比值（F Ratio）是指 F 波中枢传导时间与 M 波潜伏期之比，即（F 潜伏期 –M 潜伏期 –1）/2M 潜伏期。

2. 临床应用　F 波有助于周围神经病的早期诊断和病变部位的确定。F 波可以反映运动神经近端的功能，对神经根病变的诊断有重要的价值，可弥补 MCV 的不足，临床中可用于吉兰 - 巴雷综合征、遗传性运动感觉神经病、神经根型颈椎病等的诊断。

（二）H 反射

临床上通过肌肉的牵张反射可以估计运动神经元在肌张力不同条件下的兴奋性，但是不能定量地做出客观的记录。用电生理方法刺激胫神经，引起脊髓单突触反射，从而导致它所支配的腓肠肌或比目鱼肌收缩，这即是 H 反射，由 Hoffmann 而得名。

1. 作用机制和原理　中等强度电刺激周围神经干，在所支配的肌肉记录动作电位，CMAP 早成分 M 波后可出现幅度较高的晚成分 H 波。H 波是电流兴奋周围神经，通过脊髓反射弧表现出的单突触反射活动。H 反射在新生儿到一岁儿童期可以在很多周围神经中引出，但是到了成人期，则只在小腿三头肌引出。如果在受试者轻收缩的状态下，通过加强神经元兴奋性，则可以在上、下肢很多肌肉中引出。

为了鉴别H反射和F波，刺激强度要逐渐增加，开始H反射波幅增加，但在M波出现和继续加大过程中H反射逐渐减小，当强度超过M波的最大波幅而继续加大时H反射消失，F波取而代之（图2-3-11）。H反射的最佳刺激强度是，既最大限度地兴奋了ⅠA型输入纤维，又不同时兴奋运动纤维。如果出现了M波，就说明有一定的运动纤维兴奋。这时晚成分中可不排除有F波的成分。增加刺激强度以抑制H反射的机理可能是：①逆行性γ运动神经元的兴奋；②在逆行性冲动作用下，轴索处于不应期之中；③闰绍细胞的抑制作用，这是通过运动神经元的轴突侧支经联络细胞，至相同和邻近α运动神经元而实现的。

胫神经H波较稳定，正常H波潜伏期为29.4±2.5 ms，或两侧相差在1.4 ms以内。最大的H波波幅与最大的M波波幅之比为0.6～0.8。

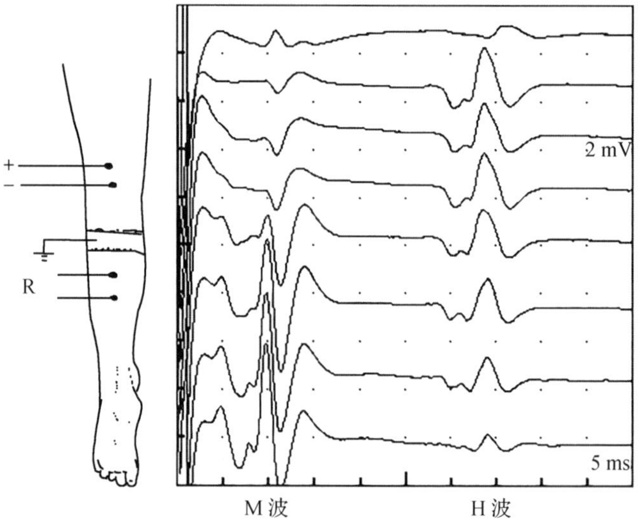

图2-3-11　H反射检查

逐渐增加刺激强度，从阈下水平至超强刺激（由上向下），于膝部刺激胫神经，在比目鱼肌（R）记录到的H反射。注意反射电位的波幅，最初逐渐增加，随之逐渐减小。正常情况下，超强刺激可引出M波和F波，而H反射消失。

2. 临床应用　H反射相对稳定地出现于正常成人S_1根所支配的肌肉，其他部位则较少见。若H反射消失则表示该神经根或其相关的反射弧病损。在临床中H反射可用于吉兰-巴雷综合征、腰椎病、腰骶神经根病变的诊断。

（三）瞬目反射

1. 作用机制和原理

（1）瞬目反射的检测与生理基础：临床所用的瞬目反射（blink reflex，BR）是单次电刺激一侧眶上神经，同时在双侧眼轮匝肌记录诱发肌电反应，刺激侧眼轮匝肌出现一对早、晚反应波R_1、R_2，对侧眼轮匝肌一般只出现晚反应波R_2'（图2-3-12）。瞬

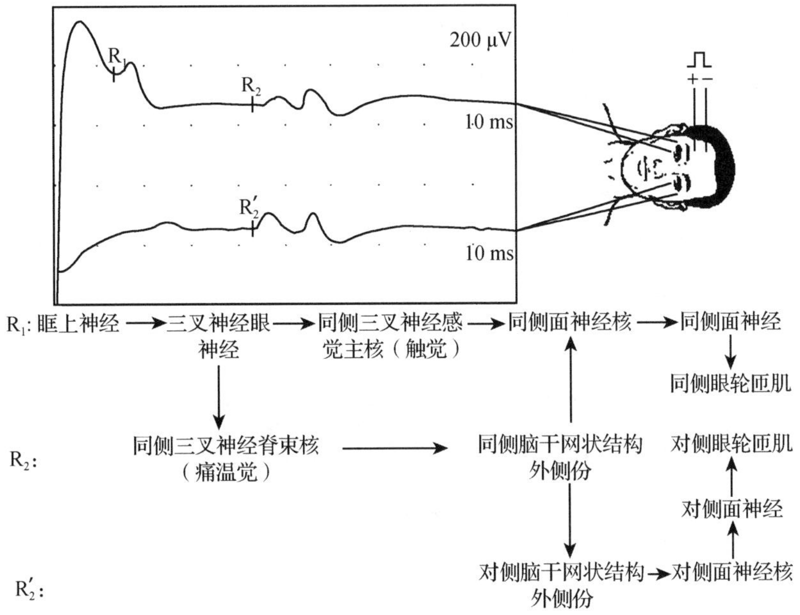

图 2-3-12 瞬目反射神经通路

目反射是一个有输入和输出纤维的反射弧，既可以了解面神经的全部运动功能，还可以反映脑干的中间神经元以及突触的延迟等复杂的因素。临床常用角膜反射了解三叉神经和面神经功能，但无法精确分析其神经通路，此反射属于脑干反射。R_1 波属于单突触反射，R_2 波和 R_2' 波属于多突触反射。此外，电刺激颏神经也能引出较为完整的瞬目反射[13]。

（2）瞬目反射神经通路与瞬目反射异常类型：与角膜反射相似，其中 R_1 波与三叉神经触觉有关，R_2 波和 R_2' 波与痛温觉有关（图 2-3-12）。一般而言，面神经损害，刺激患侧 R_1 波、R_2 波常延迟或波形消失，刺激健侧时患侧 R_2' 波延迟或消失；三叉神经损害时，刺激患侧无论同侧还是对侧，R_1 波、R_2 波和 R_2' 波均延迟或消失。一侧三叉神经感觉主核、脑桥中间神经元损害时，刺激侧 R_1 波缺失，R_2 波和 R_2' 波受累或正常；三叉神经脊束核、延髓中间神经元损害时，多累及 R_2 波、R_2' 波（图 2-3-13）。

（3）瞬目反射正常参考值：详见表 2-3-4。

表 2-3-4 中国人瞬目反射正常值（$\bar{x} \pm s$）

反应波	潜伏期（ms）	正常高限（ms）	侧间差高限（ms）	波幅（μV）
R_1	10.0 ± 0.5	11.8	2	249 ± 16
R_2	29.3 ± 1.7	34.4	3.6	327 ± 114
R_2'	29.2 ± 1.8	34.6	4	263 ± 96

2. 临床应用 BR 的临床应用基于其神经传导通路，简言之，所有可能累及 BR 神经传导通路的疾病均应进行 BR 检测。BR 异常提示该通路病理改变，BR 正常则提示该通

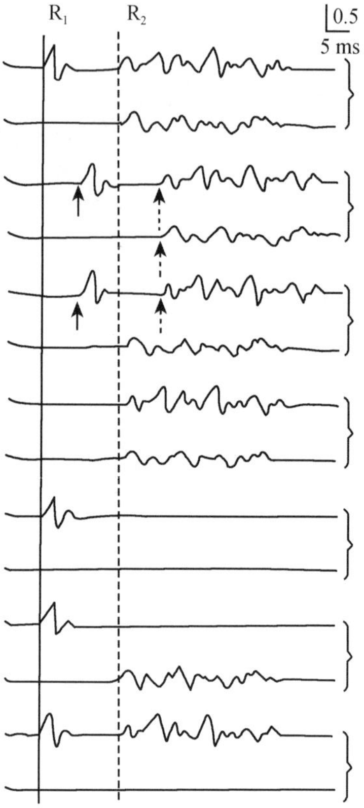

图 2-3-13　瞬目反射异常类型及反射通路

路功能受损不明显。临床检测时，BR 常作为脑干、延髓功能评价的项目结合应用。

（四）三叉神经 - 颈反射

1. 作用机制和原理

（1）三叉神经 - 颈反射的检测与生理基础：三叉神经 - 颈反射（trigemino-cervical reflex，TCR）检测时，受试者取仰卧位，去枕，头部轻度抬高，使胸锁乳突肌轻度收缩（动态监测肌电波幅应>200 μV），这时刺激一侧眶下神经，同时在双侧胸锁乳突肌记录肌肉动作电位（胸锁乳突肌肌腹为记录电极，胸锁关节为参考电极），肌电信号经多次叠加获得，以第一正相波 P_{19} 定为 TCR 的起始波，其后有一个负相波 N_{31}（图 2-3-14）。

（2）三叉神经 - 颈反射产生的神经通路：刺激三叉神经眶下支后，可在双侧胸锁乳突肌记录到三叉神经 - 颈反射，包括一个正波或负波，它与一个短时程的运动单位抑制相对应。这一反射减少了胸锁乳突肌的兴奋性，导致头面从刺激点撤离，颊肌受到相同刺激时，引起同侧抑制，对侧兴奋，头从刺激侧转到对侧，所以认为这种反射是头撤离反射的一种形式。TCR 的可能通路：三叉神经眶下分支→同侧三叉神经脊束核背侧、嘴侧核→腹内投射→低位脑干的网状结构→双侧副神经脊髓核→双侧副神经→双侧胸锁乳突肌。

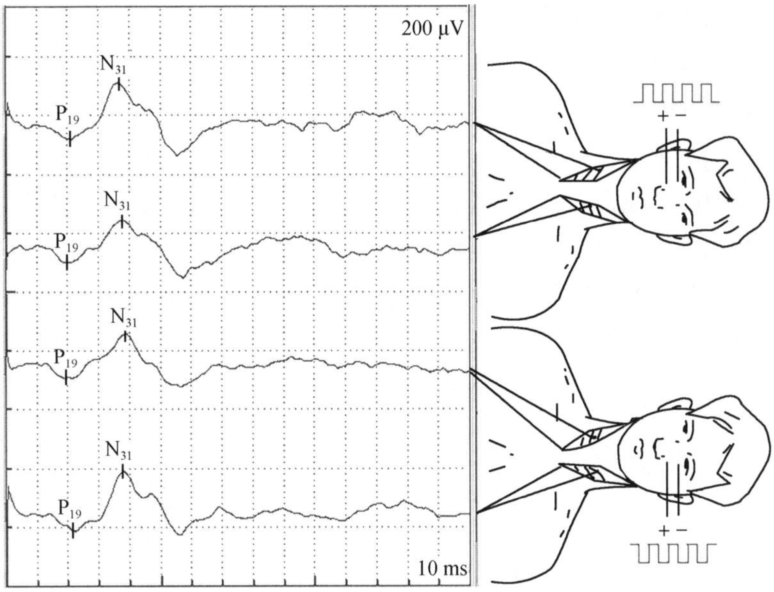

图 2-3-14 三叉神经 - 颈反射示意图

（3）三叉神经 - 颈反射的检测及正常值：见表 2-3-5。

表 2-3-5 TCR 正常值（ms，$\bar{x} \pm s$）

年龄	同侧 P_{19}	同侧 N_{31}	同侧 A	对侧 P_{19}	对侧 N_{31}	对侧 A
＜35	18.13 ± 1.73	28.56 ± 2.94	1.90 ± 1.43	18.32 ± 1.75	28.28 ± 3.45	1.86 ± 0.37
35 ~ 44	18.36 ± 1.45	28.51 ± 1.51	1.92 ± 0.45	18.31 ± 1.42	28.30 ± 2.57	1.86 ± 0.35
45 ~ 54	18.41 ± 2.20	28.53 ± 3.03	1.88 ± 0.23	18.36 ± 3.18	28.33 ± 3.75	1.78 ± 0.42
55 ~ 64	18.80 ± 2.65	28.53 ± 3.21	1.83 ± 0.38	18.36 ± 2.79	28.35 ± 3.18	1.70 ± 0.33
65 ~ 74	18.83 ± 2.72	28.67 ± 4.15	1.82 ± 0.37	18.43 ± 3.61	28.39 ± 3.45	1.70 ± 0.26

2. 临床应用 Roasi 等（1989 年）[14] 发现 TCR 有助于脑干和颈髓 C1 的定位诊断。Lazzaro 等（1992 年）[15] 发现 TCR 有助于脑干损伤定位诊断，延髓损伤患者的 TCR 潜伏期、波幅均有异常，而幕上损伤 TCR 正常。因此，TCR 有助于下位脑干疾病的诊断。

（郑 重）

第四节 表面肌电图

一、概述

表面肌电信号是源于大脑运动皮层控制之下的脊髓运动神经元的生物电活动，形成于众多外周运动单位电位在时间和空间上的总和。表面肌电信号的振幅和频率特征变化取决于不同肌肉活动水平和功能状态下的运动单位活动同步化、肌纤维募集、肌纤维兴奋传导速度下降等生理性因素以及探测电极位置、信号串线、皮肤温度、肌肉长度和肌肉收缩方式等测量性因素的共同作用[16]。

表面肌电信号的活动变化在一定程度上能够定量反映肌肉活动的局部疲劳程度、肌力水平、肌肉激活模式、运动单位兴奋传导速度、多肌群协调性等肌肉活动和中枢控制特征的变化规律。随着临床医学和康复医学的科学化发展，表面肌电图在慢性腰痛、颈椎病、小儿脑瘫、帕金森病和脑卒中等疾病的基本诊断和功能评价中有着广泛的应用，是康复评价、训练方案制定、康复效果监测的有力工具，被广泛运用于临床医学、康复医学、体育科学、人机工程学等领域。

二、体位与标准化

1. 体位　根据疾病种类及表面肌电检查的需求，可采取不同的测试体位。如腰背部肌群测试可采用卧位进行等长收缩测试，腰背部屈曲 - 放松测试则在站立位进行[16]。体位选择的原则性问题为可进行健患侧对比、进行治疗前后在同一体位的对比、测试体位可使靶肌肉产生合理收缩。

2. 标准化　表面肌电信号受多种因素影响，故临床上需将肌电信号幅度进行标准化处理，以使不同受测人群之间的肌电信号具备可比性，常用标准化方法为最大主动收缩强度归一化法。

最大主动收缩强度归一化法是指在每次测试前先让靶肌肉做最大强度等长收缩，从而获得靶肌肉最大等长收缩信号并将其作为标准化计算的分母，而后将靶肌肉在测试动作下获得的肌电信号作为分子，由此获取的比值即为最大主动收缩强度标准化方法[17]。此外，临床上进行表面肌电测试时还需要针对肌电信号检测时间、多次测试获取的肌电信号强度进行标准化。

三、测试步骤

1. 准备工作　仔细采集和了解患者的相关病史、专科检查情况，根据患者情况决定是否需要进行表面肌电图（surface electromyography，sEMG）检查以及检查的目的。然后需要向患者介绍本次表面肌电图检查的目的、方法和注意事项，以取得患者充分的合作。

根据表面肌电图检查的流程准备相关物品，如：木制检查床、软枕、不同质量的哑铃、绑带、小刀片等，一次性表面电极（目前多采用一次性心电电极）和 75% 酒精棉球，检查仪器和准备测试。

根据检查者的要求，患者在测试前 24 h 内应未参加过剧烈体育运动或体力劳动，测试时去除身上的金属及手机等物品，暴露待检查部位。由于皮肤毛发等介质会影响肌电信号的采集，故必要时需要针对皮肤进行剃毛、砂纸刮擦等处理。

2. 方案设计 表面肌电图检查过程的具体方案设计需要根据患者的疾病、功能障碍情况和检查的目的进行设计。根据进行肌电检查的目的主要是观察肌肉耐力、肌肉收缩或是触发时序等情况，设计采集的时间、目标肌肉的选择以及具体动作的执行。

检查方案设计完成后，根据要求在相应肌肉的肌腹最饱满处沿着肌纤维走行的方向粘贴表面电极，然后根据方案执行相应的动作并维持相应的时间。一般对肌肉进行最大等长收缩测试采集肌电时，维持的时间为 5 s 左右，但对肌肉进行耐力测试采集肌电时，维持的时间为至少 30 s，甚至维持至患者不能耐受为止[16]。

3. 数据解读 表面肌电信号原始数据经过配套软件进行分析后可得出不同的指标，而不同的指标反映的肌肉功能情况有所不同，如时域指标与肌肉收缩募集相关，而频域指标主要反映肌肉收缩疲劳程度等。肌肉收缩功能还受到肌肉萎缩、肥大、疲劳、收缩方式、收缩效率等不同情况的影响，故对于表面肌电结果的解读需要根据患者的实际情况进行具体分析。

由于不同的肌肉收缩形式如向心收缩、离心收缩等情况下肌肉工作效率的差别，导致记录到的表面肌电值会产生明显的变化，故表面肌电原始信号的记录以及数据的结果较为容易获得，但是对数据的分析以及对于神经肌肉功能最终的评估和判定结果来讲，仍需要结合力学、动力学、影像学等手段。

4. 适应证与禁忌证

（1）适应证：表面肌电图的应用范围十分广泛，所有涉及肌肉功能方面的领域几乎都可能会有不同程度的应用，包括：①工业医学和人体工程学评定及研究；②运动医学领域的应用（间接测定肌力、肌肉疲劳度，监测运动训练效果，指导训练计划制订、运动训练方案的选择等）；③航空航天医学领域的应用和神经生理学方面的研究；④康复医学领域的应用，表面肌电图可间接评估肌肉肌力、疲劳度、肌张力，步态分析时肌肉的激活时间和程度，为治疗前的评定、治疗方案的选择以及康复目标的量化提供一定的依据，监测康复治疗的效果，判断预后，是帮助确定治疗价值的有效临床工具。

（2）禁忌证：表面肌电图的检查以对患者无伤害为首要原则，如患者待测处皮肤存在伤口未愈合、伤口感染或化脓等情况，则不可进行相应部位的表面肌电图检查。骨折患者在早期制动的情况下不可进行某些需要相关关节活动的测试。患者存在昏迷、痴呆、意识障碍等无法配合进行测试，或患者因某些原因无法完成测试动作，则无法完成表面肌电图检测。严重心肺功能下降的患者或存在明显高血压未有效控制的患者，在执行肌肉收缩时可导致血压升高、心率加快等情况，故存在一定的检查风险。装有心脏起搏器等置入性医疗仪器者需考虑到存在对肌电信号的明显干扰。

四、常用分析指标

1. 时域指标 时域分析是将肌电信号看作时间的函数，用来刻画时间序列信号的振幅特征，主要包括积分肌电值（integrated electromyography，IEMG）、均方根值（root mean square，RMS）、平均肌电值（average electromyography，AEMG）等，这些指标常用来反映运动单位募集数量的变化，其数值变化通常与肌肉收缩力有关。

（1）积分肌电值（IEMG）：是指一定时间内肌肉中参与活动的运动单位放电总量，在时间不变的前提下其值的大小在一定程度上反映了参加工作的运动单位的数量多少和每个运动单位的放电大小。肌肉随意静力收缩时，用表面肌电测定的肌电积分值与肌力和肌张力呈正相关。

（2）均方根值（RMS）：是放电有效值，与运动单位募集和兴奋节律的同步化有关，又取决于肌肉负荷性因素和肌肉本身生理、生化过程之间的内在联系。

（3）平均肌电值（AEMG）：反映肌肉电信号的强度，与参与的运动单位数目及放电频率同步化程度有关，平均肌电值的改变与运动单位的大小及肌纤维的密度有关。

2. 频域指标 频域指标是通过对自相关函数做快速傅里叶转换（fast fourier transformation，FFT），据功率谱密度（power spectral density，PSD）确定肌电值中不同频段信号分布情况。随着肌肉运动后疲劳的发生发展，会出现肌电频谱左移的现象。

（1）中位频率值（median frequency，MF）：是肌电信号频谱分析中的一个重要参数，表示肌电信号功率谱密度函数的 50% 分位点所对应的频率值。MF 值反映了肌电信号中频率分布的中位数，其高低与肌肉活动中高频成分的比例有关。MF 值越高，说明肌肉活动中高频成分越多；MF 值越低，说明肌肉活动中低频成分越多。

（2）平均功率频率（mean power frequency，MPF）：是肌电信号频谱分析中的另一个重要参数，表示功率谱密度函数的平均值所对应的频率值。MPF 值反映了肌电信号功率谱的中心趋势，其大小与运动单位类型、动作电位的传导速度以及其同步化程度相关。随着肌肉疲劳的发展，MPF 值通常会下降，因此 MPF 值与肌肉疲劳状态密切相关。

（3）肌电疲劳阈（electromyographic fatigue threshold，EMGFT）：是应用频域指标在肌肉疲劳时下降的特征来进行肌肉疲劳研究的一个指标。

3. 协调性指标 协同收缩率是反映拮抗肌在主动收缩过程中所占的比例，主要与肌肉活动时的协调性相关。屈曲 - 放松现象是指在躯干完全屈曲时，椎旁肌表面肌电活动完全消失的一种正常现象。屈曲 - 放松比值是在进行屈曲 - 放松检查过程中脊柱背伸时测得的最大肌电值除以最大前屈时相的平均肌电值获得。上述指标均反映了肌肉的协调能力和放松能力[18]。

4. 非线性指标 非线性系统是指系统状态的变化以一种复杂的方式依赖于系统先前状态的有机整体，在这里，复杂的方式是指除成比例、相差常量以及这两者组合之外的任何其他方式。非线性动力学系统的数值方法可以用于识别与刻画动力学系统。在实践过程中人们发现，系统运动的若干数值特征可以用于识别或刻画非线性运动，主要有分数维值、熵、功率谱、复杂度、李雅普诺夫指数等[18]。

五、临床应用示范

表面肌电信号也常被用于人体神经肌肉活动系统分析、动作识别与外部辅助运动系统的驱动与控制。人体活动时驱动肌群与动作之间的协调关系，可用于评估被检肌群参与活动的同步化程度以及收缩水平等，这项技术目前已被广泛地用于神经肌肉功能障碍患者的“肌肉活动协同性”研究，包括肌电步态分析、肌电姿态分析、肌电体态分析等，可提供患者神经肌肉系统整体活动的内在肌肉收缩水平、肌肉疲劳程度和不同肌群活动时间序列关系的生理控制信息，而不只是外在运动学、动力学物理信息，使得疾病的诊断和评估更加完整。

1. 肌肉收缩功能评估　肌肉收缩功能是指肌肉收缩克服和对抗阻力活动的能力，主要表现为肌肉力量、肌肉耐力和肌肉功率三种基本形式。基于表面肌电信号的局部肌肉收缩功能评价具有良好的局部性，采用“连续递增”或“步进递增”的阻力刺激模式，机体绝大部分表面肌群的表面肌电信号时域、频域指标和非线性分析指标均随对抗阻力的增加而单调线性递增，表现出良好的负荷阻力依赖性，伴随局部肌肉疲劳的发生和发展，表面肌电信号的频域分析指标 MF、MPF 和非线性分析指标复杂度等均呈线性递减变化，而反映肌电信号活动有序性的非线性指标确定性线段百分比呈单调递增变化[19]。

在动态收缩过程中，肌肉的力量 - 长度关系发生变化，表面肌电值与肌肉收缩的线性关系不复存在。因离心收缩相对于向心收缩更加有效，所以同样的肌张力时离心收缩所需的运动单位较少，产生的表面肌电值较小。

2. 肌肉疲劳及肌纤维评估　肌肉疲劳时，运动单位的同步性、慢或快肌纤维的募集顺序改变，代谢物堆积，此时的表面肌电频域指标左移。根据表面肌电的这一特点，可判断疲劳变化的程度。

肌肉在抗阻负荷过程中，平均功率频率值的变化特征与Ⅰ型纤维比例呈负相关，而与Ⅱ型纤维比例呈正相关。所以快缩型肌纤维成分高的肌肉平均功率频率值较高，疲劳时下降明显，而慢缩型肌纤维成分高者刚好相反。由此可根据肌电值的大小及变化情况来无损地预测肌纤维的类型及比例大小。

除此以外，利用局部肌肉疲劳过程中表面肌电信号时域和频域特征建立的“时 - 频联合分析方法”，基于不同强度疲劳负荷建立的“肌电疲劳阈值”和基于阵列式表面肌电技术建立的观测方法，也为采用表面肌电技术评价局部肌肉疲劳度提供了有效的手段[19]。

3. 运动控制能力评估　在进行手法检查或患者在执行某一动作时，往往存在代偿性的活动，此时可利用表面肌电监测稳定肌、协同肌以及邻近肌肉的活动，确定动作执行过程中是否存在不必要的过度活动。同时，在执行动作时，不同的肌肉在活动中存在不同的收缩顺序，损伤、疲劳以及错误的训练姿势等情况可导致不同肌肉之间本来合理的收缩顺序紊乱，从而导致运动控制失调，肌肉收缩能力下降。

4. 肌张力评估 肌张力障碍的患者由于肌肉被拉长时存在速度依赖的牵张反射亢进，导致肌肉存在一定的收缩，可利用表面肌电记录到一定的肌电值。而在肌张力正常的人群中，几乎难以记录到被动活动情况下的肌电值。例如肉毒毒素治疗前后，肌张力的表面肌电评估可很好地对肌张力的变化进行量化和监测。

5. 平衡功能评定 平衡功能的评定对于康复训练中坐站能力等日常生活活动能力的评估和康复训练计划的制订较为重要。通过表面肌电图可评估患者静止坐位或站位情况下以及动态情况下相关肌群的肌电活动情况，根据采集的肌电值分析支撑肌群（如髋关节、踝关节等下肢肌群）开始活动的波幅和时长，以反映平衡反应模式，同时也可对患者的平衡功能训练做调整。

6. 步态分析 对步态异常患者的下肢肌肉功能进行实时动态评估是表面肌电图较为重要的一个方面。目前，表面肌电图常配合步态分析仪器、摄像机、足底压力测力台等对步态进行全面的分析，可获得步行过程中的角度变化参数、步行时相变化参数、足底压力分布情况以及步行中肌肉动态激活时序和激活幅度等全面的参数。

7. 生物反馈训练 表面肌电图可实时地记录肌肉静止或活动状态下的肌电信号，并且通过电脑屏幕提供视觉反馈。很多患者在做一些放松训练的时候，并不能完全真正地放松自身的肌肉，而采用表面肌电图的实时反馈，患者可根据肌肉是否放松有效地做出姿势调整，以及提高训练动作的协调性和准确性。

8. 吞咽功能障碍评估 常用的评估吞咽功能障碍的饮水试验较为主观，吞咽造影检查可以进一步观察咽反射等吞咽情况，表面肌电图则从生理学角度观察肌肉收缩功能的变化和激活的情况。吞咽时相关肌群表面肌电信号与吞咽动作具有较强的相关性，吞咽功能障碍患者口轮匝肌、咬肌、颏下肌群和舌骨下肌群的激活多存在一定的障碍，这些表面肌电图记录到的异常激活可用于吞咽功能障碍的早期筛查和诊断[20]。

9. 动作识别与姿势控制 在动作识别方面，基于多靶点肌电活动的人体动作识别，特别是手语手势识别技术，在新一代人机交互技术与控制的研究中起到重要的作用，结合低功耗控制设备，可实现隔空的手势操作。此外，利用健侧肢体肌电活动驱动的"肌电假肢"也是通过肌电信号经由微电脑发出活动指令，通过微型马达等驱动系统带动义肢关节完成活动的。

人体在各种姿势干扰因素的作用下，可以通过中枢神经系统主导的无意识性的前馈控制、反馈控制和意识性的随意运动控制机制，依次激活姿势肌肉活动、发动动作肌肉活动以及协调姿势肌肉与动作肌肉之间的活动，从而快速有效地应对各种突发姿势干扰对身体重心稳定性和肢体空间定位的影响，实现大脑对身体姿势的"多肌群多机制协同控制"[21]。

六、常见疾病检测方案

首先需要了解的是，表面肌电图作为观察肌电变化的工具，其检测方案是根据患者的情况和检查的目的进行设计与执行的，故不同功能障碍的患者以及不同的评估目的，其执行的检测方案也有所不同。

1. 慢性腰痛

（1）肌肉收缩功能检查：Biering-Sorensen 腰背肌等长收缩测试主要评估的是腰部肌肉耐力。电极粘贴位置为第三腰椎与第四腰椎棘突旁开约 3 cm 竖脊肌肌腹最饱满处、第五腰椎与第一骶椎棘突旁开约 2 cm 多裂肌肌腹最饱满处。患者俯卧于一高 1 m 的床上，上半身探出床外，髂前上棘位于床边缘，双下肢并拢且髂嵴上缘以下的身体部分用绑带固定于床上，双手于胸前交叉抓住对侧肩部并紧贴胸前，躯干悬空并与地面平行，患者维持此姿势超过 60 s 或维持至其不能耐受（躯干向下偏离与地面夹角大于 5° ~ 10°）时停止测试。同步采集腰竖脊肌、多裂肌肌电信号。测试重复 3 次，取其平均值作为检测结果。评估指标主要为中位频率（Hz）和持续时间（s）[22]。

（2）肌肉放松能力检查：肌肉舒张功能评价通过屈曲 - 放松现象检查来评估。电极粘贴位置为第三腰椎与第四腰椎棘突旁开约 3 cm 竖脊肌肌腹最饱满处、第五腰椎与第一骶椎棘突旁开约 2 cm 多裂肌肌腹最饱满处。测试前设置节拍器速度为 60 拍 / 分（每秒 1 拍），患者先按节拍器设置的开始声音信号，摆动节奏熟悉测试动作。测试时，患者直立，两眼平视前方，两腿分开与肩同宽，两臂置于身旁，躯干肌放松，听到声音信号开始测试。首先站立位保持躯干直立 3 s，再向前向下弯腰 3 s；达到最大屈曲角度维持 3 s；再回到躯干直立位 3 s，维持直立位 3 s。同步采集腰竖脊肌、多裂肌肌电信号。测试重复 3 次，取其平均值作为检测结果。评估指标为屈曲前站立位平均肌电值、屈曲时最大肌电值、最大随意屈曲时平均肌电值、恢复直立位时最大肌电值，以及各个时相之间的比值[22]。

（3）肌肉控制能力检查：肌肉控制能力的检查通常通过重锤试验进行测试评价。电极粘贴的位置为第三腰椎与第四腰椎棘突旁开约 3 cm 竖脊肌肌腹最饱满处、第五腰椎与第一骶椎棘突旁开约 2 cm 多裂肌肌腹最饱满处。测试时嘱患者双臂弯曲成直角，双手握持圆形托盘，托盘重量小于 200 g，测试者持重 2 kg 的重锤置于托盘上方 15 cm 高处。托盘表面安装有感知重锤击打的压力传感器，其感知信号与肌电信号并行输入表面肌电图机。分别在患者处于睁眼和闭眼两种不同条件下释放重锤。睁眼情况下，要求患者注意观察测试者释放重锤的全部过程。闭眼情况下，患者无法预知测试者释放重锤的时间。同步采集试验过程中托盘压力传感器和腰竖脊肌、多裂肌的肌电信号。以托盘压力传感器产生起始信号作为外部姿势干扰的起始点计算肌肉预激活的时间。睁眼和闭眼重锤试验重复 3 次，取其平均值作为检测结果。评估指标为竖脊肌、多裂肌的激活时间（ms），及激活的积分肌电值（μV）[22]。

2. 颈椎病

（1）颈部肌肉收缩功能测试：主要评价患者颈部屈伸肌群的最大肌电值及肌肉耐力。电极粘贴位置：胸锁乳突肌为乳突到胸骨上切迹 1/3 的位置；颈竖脊肌为 C4 棘突水平位旁开 1 cm 肌腹最饱满处。颈部前屈功能测试时，要求患者仰卧于操作床上，测试者将手平放于患者头下，嘱患者轻轻抬头，双肩不能离开床面，直到患者不能保持抬起姿势、头部再次接触测试者手掌时结束检查。颈部后伸功能测试时，要求患者俯卧于操作床上，将头部伸出床外悬空，双手置于身体两侧，嘱患者伸直颈部，当患者不能保持颈伸姿势时结束检查。评估指标为颈椎前屈或后伸维持时间（s）、平均肌电值（μV）以及中位频率值（Hz）。

（2）颈部肌肉协调性测试：评估目的为测试患者颈部肌肉的协调性。测试时，患者端坐在椅子上，头部处于中立位，电极粘贴位置如上。嘱患者在各自前后左右 4 个方向做颈肌最大化随意等大收缩，固定 3 s 以上，每个动作之间有 2 min 的休息时间来缓解疲劳的影响。患者以缓慢的运动速度做相同的 4 个方向的随意运动，每个运动方向包含 2 个阶段，以中间位置作为标准，从中间到终端位置，保持 3 s，接着从终端到中间位置。终端的运动范围以患者觉得有轻微抵抗为止。评估指标为颈肌运动中间一秒的平均肌电值计算屈伸拮抗比，屈伸拮抗比 = 拮抗肌 AEMG 值 /（主动肌 AEMG 值 + 拮抗肌 AEMG 值）。

（3）颈部屈曲放松试验：评估目的为测试患者颈椎肌肉放松能力。测试时，患者端坐在椅子上，并使头部处于中立位，电极粘贴位置为 C4 水平棘突旁开 2 cm 左右竖脊肌肌腹最饱满处。操作分为 3 个阶段：第 1 个阶段是颈椎在矢状面缓慢前屈至最大位置，第 2 个阶段是在最大屈曲位置静止停留，第 3 个阶段是缓慢背伸回复至中立位，每个阶段均维持 3 s。评估指标为屈曲放松比 = 第三阶段最大的肌电值（AEMG 值）/ 第二阶段平均肌电值（AEMG 值）。

3. 脊柱侧弯 脊柱侧弯患者主要评估侧弯的脊柱两旁竖脊肌的肌肉收缩功能、耐疲劳性以及两侧肌肉功能的不平衡性。测试时，患者俯卧位，双臂放松置于躯干两侧，“C 型”患者在侧弯弧顶椎及终椎平对脊柱中线两侧旁开 2 cm 处各粘贴一对电极，“S 型”患者在最大 Cobb 角相应顶椎以及最小 Cobb 角相应顶椎平对脊柱中线两侧旁开 2 cm 处各粘贴一对电极。测试动作分几种，其中一种同腰椎检查时的 Biering-Sorensen 试验动作；另外一种动作为侧弯测试，即要求患者在站立位或者俯卧位完成脊椎的侧向弯曲动作；其他动作包括穿袜试验、拾物试验、翻身坐起试验、指尖触地试验和上举试验。评估指标主要包括中位频率值（MF）、平均肌电值（AEMG）、凸凹侧肌电比值。

4. 肩关节损伤 评估目的为观察患者肩关节周围肌群的肌力和不同运动情况下的运动模式。电极粘贴位置为肩关节周围肌群肌腹最饱满处。测试动作列举其中两个：上肢提举强度测试和肩带肌肉耐力测试。

（1）上肢提举强度测试：在进行上肢提举强度测试前，首先测定患者提举运动的最大等张肌力测试。最大等张肌力测试采用 1 RM（repetition maximum）测定。测试开始前，患者自然站立，两脚分开，两腿伸直，上肢自然放于身体两侧，在测试过程中，患者被测量一侧手持重物，增加上肢远端的重量。上肢在人体的矢状面内做提举运动，运动范围为 0° ~ 120°，提举频率为 20 Hz。上肢负荷以 1 RM 为参照，负荷强度分别为 10% 1 RM、50% 1 RM 和 90% 1 RM。测试开始后，被测试侧上肢伸直，在矢状面内做反复的肩关节前屈运动，直到无法继续完成动作结束。

（2）肩带肌肉耐力测试：患者端坐位，肘关节完全伸直，肩关节前屈 45°，外展 45°，手握一定重量的物体（一般男性手握 5 kg 重量物体，女性手握 3 kg 重量物体），直至患者疲劳至不能保持该动作为止。

时域分析指标为积分肌电值（IEMG）、均方根值（RMS）等；频域分析指标为平均功率频率（MPF）、中位频率（MF）。

5. 脊髓损伤　脊髓损伤的表面肌电图检测主要有：用于下肢的脑运动控制评定（brain motor control assessment，BMCA）方案，用于下肢、上肢、躯干肌群的改良 BMCA 方案，用于呼吸运动控制评定（respiratory motor control assessment，RMCA）方案，以及用于特定肌群的表面肌电图检查方案[23-24]。

（1）BMCA 是对中枢神经控制下的下肢反射性和随意运动任务活动进行的表面肌电信号采集和评价，是对脊髓损伤后残留运动控制能力临床评估的补充。

（2）下肢肌群表面肌电检测的 BMCA 方案的电极分别粘贴在双下肢股四头肌、内收肌、腘绳肌、胫前肌、小腿三头肌。随意运动任务包括：双侧和单侧的髋、膝关节屈伸，单侧踝背屈和跖屈，每个动作重复 3 次，每次维持 5 s。

（3）上肢肌群表面肌电检测的 BMCA 方案的电极粘贴位置分别为胸大肌、三角肌、肱二头肌、肱三头肌、腕屈肌、腕伸肌肌腹最饱满处。随意运动任务包括：双侧肩关节外展或内收、单侧肩关节外展或内收、肘关节屈或伸、手掌朝上的腕关节屈或伸、手掌朝下的腕关节屈或伸，每个动作重复 3 次，每次维持 5 s。

（4）躯干肌群表面肌电检测的 BMCA 方案的电极粘贴位置为腹外斜肌、腹内斜肌、腹直肌、T5 ~ T12 竖脊肌、斜方肌。运动任务包括：躯干屈曲（手指去碰触膝关节）、躯干左侧旋转与右侧旋转（一侧手指去碰触对侧的膝关节），收腹动作，在进行站立训练（或减重站立训练）时可分别做吸气、呼气、屈颈、双手互扣外拉等动作，每个动作重复 3 次，每次维持 5 s。

（5）呼吸肌群表面肌电检测的 BMCA 方案的电极粘贴位置为双侧胸锁乳突肌、斜角肌、斜方肌上部（锁骨中线）、胸大肌、肋间肌、膈肌、平脐水平的腹直肌、腹外斜肌（腋中线）、背阔肌（椎旁肩胛骨中线水平）及椎旁肌（髂嵴连线水平）肌腹最饱满处。呼吸运动任务包括：最大吸气压力任务即从残气量开始最大力吸气 5 s，最大呼气压力任务即从最大肺容量开始呼气 5 s，重复 3 次，每次间隔至少 1 min。

（6）常用的表面肌电分析指标包括均方根值（RMS）、反应向量（RV）及随意反应指数（VRI）中的波幅相似指数（SI）。SI是表面肌电活动在反应向量中分布的与健康人群相似度。

6. 肌张力测试 对于肌张力障碍者，表面肌电图应用于肌张力检测主要还是采取被动牵伸动作为主。测试时，患者采取解剖中立位，根据对其检查肌张力的方法进行动作设计，在待测肌肉粘贴表面电极，观察患者在被执行动作期间的表面肌电信号的幅度和持续时间。

在进行肱二头肌的肌张力检查时，患者取仰卧位，在肱二头肌粘贴表面电极，屈肘情况下在1～2 s内快速牵伸至屈肘0度位并维持一段时间，观察指标包括最大iEMG值（μV）、原始肌电信号的升高到回复至静息位置所需的时间（s）。

7. 吞咽障碍测试 表面肌电图应用于吞咽肌群检查时，主要观察患者在吞咽不同时期的颏下肌群和舌骨下肌群的肌电触发时间、肌电波幅的强度和肌电维持时间。电极粘贴在下颌中线的右侧，记录颏下肌群的肌电活动，粘贴在甲状软骨的左侧记录舌骨下肌群的肌电活动。测试过程中，患者取坐位，嘱其尽量保持头部位置，主动单次吞咽唾液（“干”吞咽），主动单次吞咽5 ml水（“湿”吞咽）。观察指标为：平均肌电值（AEMG）和平均时间。

8. 步态分析测试 步态分析中使用表面肌电评估方案主要为测试患者不同步行状态下的肌电活动情况，常见推荐方案如下。

（1）10 m自由步行测试：这是步态分析中最为常见的一种分析方法，主要是根据患者在10 m左右距离常速情况下自由步行时记录下肢运动学参数、足底压力参数和下肢肌群动态肌电参数，从而进行进一步的分析。评估指标包括下肢步态肌群原始肌电值，配合红外线摄影技术记录患者不同步态周期，计时器计算步行时间。步态分析中表面肌电主要分析的数据为各个周期的持续时间、关节活动角度和相应情况下的肌肉激活时间和程度，此外还包括下肢肌群的共激活时间等数据，在与正常步态的对比中可发现一些异常的表现。

（2）站立-行走试验：在步行的稳定性和移动能力评估中应用较为广泛。测试时，患者取坐位，双手放在双膝关节上，在接到指令开始后从无扶手的椅子上站起，按照常规步行速度向前步行7 m，然后转身走回并坐椅子上，测试者记录下其步行所需时间。在步行过程中同样采用三维步态分析技术记录下肢相关步态参数，表面肌电图记录下肢肌群的肌电活动，红外线摄像机记录全过程以便进行步态分析参数和表面肌电活动的对应分析。

9. 盆底功能障碍测试 采用阴道或肛门内电极探头评估骨盆肌肉功能，检测盆底肌肉表面肌电信号，包括盆底左右两侧肌肉收缩时的峰值、舒张时的静息值。

常用的Glazer盆底表面肌电图评估方案共分为5个步骤，包括：①基线测试了解安静状态下盆底肌肉的变动情况；②快速收缩测试评估阶段性抽动的速度，分析快速活动肌纤维；③兴奋型肌纤维活动测试帮助判断快肌纤维及慢肌纤维的功能；④肌纤维耐力测试帮助确定参与持久性收缩的肌纤维的类型；⑤后基线测试评估在一系列的收缩后，休息时肌电的幅度和变化性。

具体操作包括：①放松测试 60 s（基线测试）：即 60 s 的基线记录，在安静状态下测量盆底肌肉表面肌电图在平均振幅、标准差、方差（例如信号振幅的标准差）等基线水平。②快速收缩 5 次，放松 10 s（快速收缩测试）：一系列的 5 次快速收缩或抽动，每次收缩前休息 10 s，并做以下测量记录，包括休息期间的 sEMG 的平均振幅和标准差，快速收缩时的最高峰的平均值以及产生收缩所需的时间。③收缩 10 s，放松 10 s（兴奋型肌纤维活动测试）：一系列的 5 次快速收缩，每次收缩前休息 10 s。④连续 60 s 收缩（收缩前后都放松 10 s，肌纤维耐力测试）：一次持续 60 s 的收缩，在收缩前后均休息 10 s。⑤再次 60 s 的基线记录持续收缩 60 s：让患者休息一段时间，在休息期间测量信号（sEMG）的平均振幅、标准差及其均方根值。

（李建华　吴方超）

第五节　等长、等张和等速肌力评定

肌力评定是一种重要的运动功能检查方法。依据有无所用器械，可以将肌力评定分成徒手评定和机械运动评定。此外，还可以依据肌肉收缩方式，将其分成等长、等张、等速肌力评定；依据评定部位，将其分为头面部、四肢、躯干、手足部肌力评定等；依据评分目的，将其分成爆发力、局部肌肉耐力评定等。

一、肌力评定的适应证与禁忌证

1. 适应证

（1）失用性肌萎缩：一般是由于肌肉失用性变化而引发的肌肉功能障碍，主要与运动不足等因素有关。

（2）肌源性肌萎缩：通常和肌肉病变有关。

（3）神经源性肌萎缩：通常与神经病变有关。

（4）关节源性肌无力：此类肌肉功能障碍主要和关节损伤以及患有的病症相关。

（5）其他：在上述因素之外的一些其他因素而引发的肌肉功能障碍。

（6）正常人群：健康人群的体质指标。

2. 禁忌证

（1）关节不稳。

（2）骨折未愈合。

（3）急性渗出性滑膜炎。

（4）严重疼痛。

（5）关节活动范围极度受限。

（6）急性扭伤。

（7）骨关节肿瘤。

二、徒手肌力测试

1916 年，美国哈佛大学矫形外科学教授 K.W. Lovett 创立徒手肌力评定（manual muscle test，MMT），用以评定肌肉力量。检查时，受试者需要在一定的体位下，在减重、抗重力和抗压力的条件下完成标准动作。测试者通过触摸肌腹、观察肌肉的运动情况和关节的活动范围以及克服阻力的能力，来确定肌力的大小。此外，英国医学研究理事会（medical research council）制定的肌力分级标准（MRC 分级）和各级肌力占正常肌力的百分比值（Kendall 分级），也是常用的肌力评价指标[25]。

1. 基本原则

（1）结合所施加的阻力对肌力进行判断。

（2）分析肌肉能否实现全范围内的运动。

（3）分析肌肉是否可以实现抗重力运动。

（4）采用对肌肉进行触摸和观察的方式分析是否存在收缩。

2. 注意事项

（1）谨慎选择肌力的测量时间，锻炼后、疲劳时或饱餐后不宜做肌力测试。

（2）在进行检查前，向测试对象阐述检查的各项内容，缓解他们的紧张状态，使其尽可能更自然地参与到测试中。确保测试对象了解测试的具体方法和步骤等。

（3）对健侧同名肌进行检测，便于对阻力施加的大小进行有效控制。

（4）按照正确的顺序进行检查。一般先做 3 级肌力测试动作。若能完成则进一步进行 4 级和 5 级检查，否则只进行 1 级和 2 级检查。

（5）确保受试者在标准体位下完成测试动作，并将可能引发代偿动作的部位固定。

（6）在施加阻力的情况下必须对其方向进行合理的设置，尽可能和肌肉牵拉力之间保持相反的方向。除了该要求之外，必须保持在肌肉附着远端施加持续且稳定的阻力，同时应密切观察患者状态。

（7）为了减轻重力的影响，可以采取一些措施，比如让肌肉或肌群在光滑、平坦的表面上进行运动。

（8）在检查过程中，如果出现疼痛、肿胀或痉挛等症状，应当在检查结果记录中标明。

（9）测试时尽可能保持同一姿势，以便更准确地检测肌力情况，避免由于调查对象频繁改变姿势而产生不利的影响。

（10）针对手法肌力检测选择合适的对象，对于存在痉挛性麻痹问题的则应该避免进行测试。

3. 评定标准　Lovett 分级、MRC 分级、Kendall 分级的标准见表 2-5-1。

表 2-5-1　Lovett 分级、MRC 分级、Kendall 分级的标准

测试结果	Lovett 分级	MRC 分级	Kendall 分级
能抗重力及正常阻力运动至测试姿位或维持姿位	正常（normal，N）	5	100
	正常$^-$（norma$^-$，N$^-$）	5^-	95
能抗重力及正常阻力运动至测试姿位或维持此姿位，但仅能抗中等阻力	良$^+$（good$^+$，G）	4^+	90
	良（good，G）	4	80
能抗重力及正常阻力运动至测试姿位或维持姿位，但仅能抗小阻力	良$^-$（good$^-$，G）	4^-	70
	好$^+$（fair$^+$，F$^+$）	3^+	60
能抗肢体重力运动至测试姿位或维持此姿位	好（fair，F）	3	50
抗肢体重力运动至接近测试姿位，消除重力时运动至测试姿位	好$^-$（fair$^-$，F$^-$）	3^-	40
在消除重力姿位做中等幅度运动	差$^+$（poor$^+$，P$^+$）	2^+	30
在消除重力姿位做小幅度运动	差（poor，P）	2	20
无关节活动，可扪到肌收缩	差$^-$（poor$^-$，P$^-$）	2^-	10
	微（trace，T）	1	5
无可测知的肌收缩	零（zero，Z）	0	0

由于徒手肌力评估法操作简单，不需要采用任何特定的仪器检测装置，因此在临床上获得了普遍的应用。然而，由于其分级比较粗略，无法精确反映肌力的大小，也无法消除操作者主观评价的偏差，在肌力测量的精确度和客观性方面仍具有一定的局限。

三、应用仪器的肌力评定

当肌力低于 3 级时，主要采用手法肌力测试。当肌力大于 3 级时，为了更准确地评定肌力水平，测试者通常使用专业的仪器和设备来进行定量测试，以获得更客观和更具可比性的数据。

（一）等长肌力测试

1. 基本概念　静力性肌肉收缩，也被称为等长肌肉收缩，是一种肌肉收缩时长度不变的收缩模式，它可以帮助人们保持身体姿态，对抗外力。等长肌力测试是采用等长收缩的形式，对局部肌肉或肌群进行肌力测试的方法，是在标准姿势下测定一块或一组肌肉等长收缩所能产生的最大张力大小。

2. 测量方法

（1）使用测力计测量：手持式测力计是在 1974 年由 Edwards 等提出的肌力测试方法，该方法得到较广泛的应用，常用于上肢及头颈部肌力的测量[26]。手持式测力计的优点包括操作简单、体积小便于携带、成本相对较低等。缺点包括只能检测某一

固定关节角度的峰值力矩，即等长肌力；在测量过程中，受试者必须同时施加足够的力量；在力量对抗中，受试者的身体姿势是否稳定以及检查者对力量的掌控程度，会影响肌力测试的准确性。

1）握力：使用握力计测量握力，受试者将上肢放在身体侧面，握力计表面朝外，将手握至合适长度，重复测量 2 ~ 3 次，最终取得最大值，正常值一般为体重的 50%（图 2-5-1）[27]。

2）捏力：捏力计的指板应该是拇指与其他指头相应捏压的，其值约为握力的 30%，以此来测量捏力（图 2-5-2）。

3）背拉力：在进行背拉伸测试时，受试者应该将拉伸计的把手调节到膝盖高，然后做伸腰动作上提把手（图 2-5-3）。男性的力量通常是女性的 1 ~ 1.5 倍，但有时也会超过 2 倍。

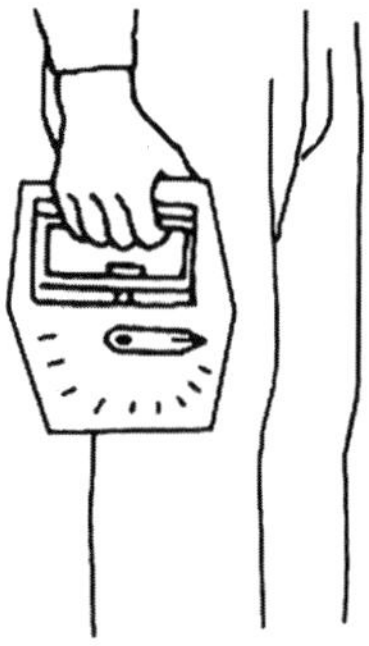

图 2-5-1　握力测试

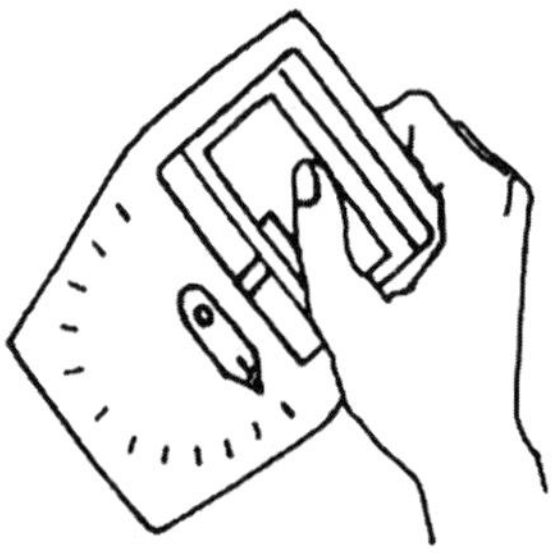

图 2-5-2　捏力测试

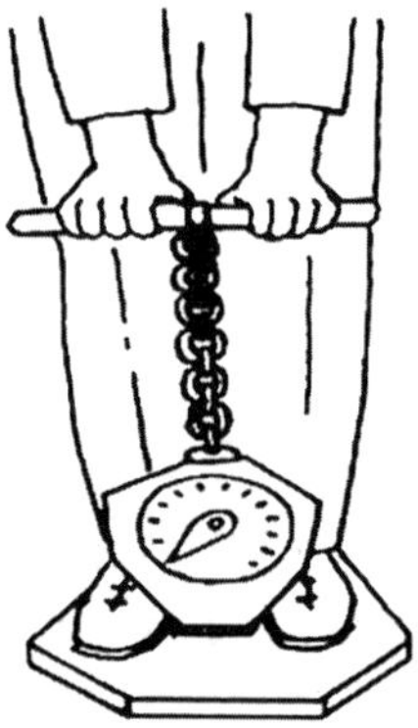

图 2-5-3　背拉力测试

（2）使用力传感器评定：利用力传感器来模拟等长肌力值，并将获得的模拟信号经数字传感器转换为数字信号，然后再通过编写的软件对信号进行实时采集和处理，进而对等长肌力进行准确评估[28]。

3. 注意事项

（1）一般等长肌力测定只进行一次，获取最大值。

（2）由于各个主要关节的肌肉力量存在差异，所以需要对各个主要关节加以测量，以便更好地掌握受试者的肌肉力量状况。

（3）由于等长肌力测试容易受到“关节效用”的影响，在测试中应注意关节角度的选择。

（二）等张肌力测试

1. 基本概念

（1）等张收缩：又称动力性收缩，是指肌肉收缩时肌纤维张力在整个关节活动范围内基本保持不变，而肌纤维的长度发生改变的肌肉收缩方式。

（2）等张肌力测试：指的是特定肌群执行等张收缩过程中使得关节做全幅度运动的阻力最大值。

2. 测试方法　1 RM 测试被定义为 1 个人 1 次所能举起的最大重量，是主要的等张肌力测量方法。

（1）器械：哑铃、沙袋、杠铃片等定量负重的运动器械。

（2）测试指标：主要包括 2 个指标，分别是 1 次最大阻力（1 RM）与 10 次最大阻力（10 RM），分别代表在测试 1 次、10 次关节全范围运动时能够承受的阻力最大值[29]。

（3）计算公式：Brzycki 等在 1993 年提出了 1 RM 的计算公式，1 RM= 举起的重量 /（1.027 8– 重复次数 ×0.027 8）[30]。

（4）注意事项：开展等张肌力测试过程中应科学估计试用阻力，同时需要对重复测试次数进行合理的设置，确保限制在 1～10 次之内。以免多次重复测试使肌肉产生疲劳，影响 1 RM 测试结果的准确性。

（三）等速肌力测试

1. 基本概念　1967 年，Perrine 和 Hislop 首次明确提出了等速运动的定义，其指的是某个肢体在关节固定时做环绕关节运动，而且运动的速率始终是稳定的。在执行等速运动的过程中，肌肉会出现与等张收缩以及等长收缩相关的特征[31]。

等速肌力测试指的是针对等速运动时的肌肉负荷以及瞬时力矩等参数进行测定，该过程依赖于专用的等速测试仪器，结合测定的结果可以评定肌肉所具备的功能水平。通过该测试不仅可以对个体的运动机能进行评价，而且可用于运动损伤的治疗与恢复评估中。

2. 测试原理　在等速测试仪器中涉及较多的组件，其中核心部分主要是肌力感应系统与阻力反馈调节系统。二者用于实现不同的功能，前者用于检测关节各点肌力的变化情况；后者则结合先前检测的结果来实现对阻力的调整，确保阻力和肌力之间保持良好的一致性。

在进行等速肌力测试时，肌力测试的速度是由仪器设定的，不会因受试者主观用力的改变而发生变化。等速测试仪器的阻力矩相对于肌肉收缩的真实力矩存在相似性的特征，具有相同的值，但是方向是完全相反的。受到该顺应性阻力的影响，使得关节活动始终能够承载最大的阻力。

测试过程中为保持测试速度不变，当受试者主观用力增加时，仪器产生的顺应性阻力增加，进而肌肉负荷大，肌张力高，力矩输出增加。而在肌力较低的情况下，则杠杆阻力同样降低，二者之间保持了正相关的关系，此时的力矩输出也有减小的趋势。结合上述分析可知，肢体执行等速运动的过程中，可以通过对力矩等指标的测定来明确肌肉的运动功能。

3. 测试仪器 常用的等速测试仪器有 Biodex、Cybex、Kin-Com、Lido 等[32-34]。

4. 操作程序

（1）测试前准备：在测试之前需要执行必要的准备工作，确保受试者可以明确等速测试的基本原理和流程，掌握一些测试的要领以及注意事项。受试者需要先执行必要的准备活动，通过科学的方式进行热身，确保肌肉得到有效的伸展。另外，应该先在仪器中进行适当测试，该过程中需要设置较低的负荷。

（2）开机校正：考虑到测试过程中可能存在的误差，必须在开机时校正。通过这种方式有助于提高测试结果的准确性，降低受到误差因素的影响。

（3）测试的次序：针对测试顺序进行合理的设置，对于健康者和患者采用不同的测试方式。前者需要先对优势侧肢体进行测试；后者则需要结合患者的具体情况以及需求，依次对健侧、患侧肢体进行测试，避免患者对测试的过程出现担忧或焦虑等情绪，使其始终保持良好的体验。

（4）体位和关节轴心：严格依据操作要求来实现对体位的设置，确保所测定的体位参数均得到完整而准确的记录，主要涉及座椅靠背倾角等参数。在操作过程中必须保证仪器动力轴心、关节运动轴心保持在相同的轴线中，由此保证了力矩测定结果的准确性。对于肩关节等多轴向关节，在运动过程中运动轴心将处于较大的变化状态，所以在体位安置过程中需要保持仪器轴心和关节活动轴心之间的匹配性。除了上述要求之外，在选取测试体位时也必须将关节恢复情况充分考虑在内，防止在测试过程中造成这些部位受损，或者是影响到健康状态的恢复。例如，肩关节半脱位或脱位复位后，宜早期进行肩关节内旋（进行外旋肌力测试时，应使肩关节固定在外展位，这种体位可避免肩关节重新脱位）。

（5）固定：测试过程中需要进行一定的固定，通过这种方式使得肌群可以保持独立的运动。不仅需要固定关节近端，如胸部等可能产生影响的区域也需要进行有效的固定，避免由于其运动而对测试过程产生不利的影响。如果需要对上肢进行测试，则需要对腰部以及胸部进行固定。另外，在固定过程中需要确保固定带保持合适的松紧度，避免固定程度过高而带来其他的影响。

（6）动力臂的长度：测试仪动力臂的长度属于一个关键的因素，对于最终的测试结果会产生显著的影响。结合现有的研究可知，在测试膝关节肌力时，力矩会受到动力臂长度的影响，在后者提高 25% 的情况下，前者将出现较大的增幅，二者在一定程度上存在正相关性。考虑到上述情况，需要确保在测试过程中的动力臂长度是相同的，由此可以对两侧肌力的区别进行对比分析。进行上肢肌力测试时用手握住力臂远端的把手，只要对准运动轴心即可。而对下肢髋关节、膝关节则必须严格按照相关要求进行测试，在力臂远端固定膝关节上方（髋关节测试时）或踝关节上方（膝关节测试时）。踝关节测试因有专门放置足的附件，只要确定正确的运动轴心即可。

（7）肢体称重：如果需要对垂直面的运动肌力进行测试，则必须将重力的影响综合考虑在内，因为重力因素将对测试的结果产生显著的影响。例如需要对坐位膝关节屈或伸肌力进行测试时，则必须将小腿的重量考虑在内，而不只是对阻力进行考虑。受到重力因素的影响，屈膝力量在一定程度上提高了小腿自由下落的力量。结合现有的研究可知，上述这些测试均容易受到重力的影响，特别是对拮抗肌群比率进行测定时，往往会产生更显著的影响。综合考虑到上述因素，需要先对肢体进行准确的称重，然后在计算过程中将肢体重量的影响去除，从而提升测试结果的精确度。大部分等速测试仪器都设置有肢体称重程序，可按照程序进行操作。除了上述要求，在肢体称重过程中应该要求测试对象能够保持放松的状态，避免肢体过于僵硬。而对于一些存在肢体痉挛的患者，则需要多次称重，以保证测试结果的准确性。

（8）测试方案：在测试时应注意涉及测试次数以及测试方式等不同的要素，在选择方案时应考虑伤病的类型、程度和愈合情况等。肌力测试的方式可以划分为不同的类型，如果结合肌肉收缩长度则主要分为如下几种。

1）等速向心肌力测试：该方法广泛应用到肌力测试领域中。在测试过程中，等速测试仪器形成了一种顺应性阻力，其大小和真实的肌力是一致的，肌纤维变短之后，肌肉的起止点和中间点基本是接近的。该方法主要选择了主动肌或拮抗肌的向心收缩方式，可以提高测试的效率。

2）等速离心肌力测试：在测试过程中，由于仪器的力矩明显高于肌肉收缩形成的力矩，受到仪器杠杆的影响，肌肉有拉长的趋势，所以其起止点和中心点之间的距离变大。该测试可以进一步划分为两种方式，首先是向心收缩或离心收缩方式，该方法可以对肌群的离心以及向心收缩肌力进行测定；其次是离心收缩或离心收缩方式，该方法可以对多组肌群的离心收缩肌力进行测定，具体为主动肌或拮抗肌。在实际运动中，离心收缩以及向心收缩往往是均存在的，对于这些情况采用第一种方法则体现出一定的优势，可以有效地描述运动状态下的运动肌群功能。因此，这种肌肉收缩方式的测试正逐渐被临床应用。

3）等长肌力测试：在测试过程中需要对等速测试仪器的运动速度进行合理的设置，一般为 0°/s。通过等速测试仪器可以对关节活动范围内的肌群在不同角度的等长肌力最大值进行测定，相对于传统的单角度测试具有明显的优势。

4）等张肌力测试：等速测试仪器提供等张测试模式，测试过程中负荷（阻力）是恒定的，速度设置可参照等速向心测试方案。对于测试速度，一般可以设置多个转速进行测试，便于对肌群的运动功能进行准确描述。具体可以划分为快速、中速以及慢速测试三大类，三者对应的速度分别是≥ 180°/s、60°/s ~ 180°/s、≤ 60°/s。此处存在一种特殊的情况，也就是速度为零的情况，此时实际上是等长肌力测试。在实际测试中，需要依次对肌肉的力量、耐力进行测试，采取这种顺序的优势在于能够防止出现肌肉疲劳问题。另外，还需要对测试速度进行合理的设置，一般情况下可根据受试对象不同，选择不同的测试速度，如受试者为运动员则测试速度可快一些，而患者的测试速度相对要慢。等速离心收缩的测试速度要比等速向心收缩的测试速度慢，这是因为离心收缩速度过快易损伤肌肉韧带组织。复旦大学附属华山医院根据多年的实践经验总结了设置等速向心肌力测试速度的方法（表 2-5-2），适于应用到实际的肌力测试中。

表 2-5-2　常用等速向心肌力测试的测试速度（度 / 秒）

关节	肌群	慢速测试	中速测试	快速测试
膝关节	屈或伸	60	120	180
肩关节	屈或伸 外展或内收 外旋或内旋	60	120	180
肘关节	屈或伸	60	120	180
前臂	旋前或旋后	30 ~ 60	120	120
腕关节	屈或伸 桡偏或尺偏	30 ~ 60	90	120
髋关节	屈或伸 外展或内收 外旋或内旋	60	120	180
踝关节	跖屈或背屈 内翻或外翻	60	120	180
躯干	屈或伸	30	90	120

当难以达到以上所述的快速测试速度时，则有必要合理地进行调低，在几种速度下先让患者试做几次，以便找到适宜的最高速度进行测试。

①测试次数：针对测试次数进行合理的设置，在此过程中需要考虑到测试的要求以及目标，通常情况下采用中速或者是慢速测试方式，一般可以反复测试 5 次，采取这种方式对最大肌力进行确定。而采用快速测试方法可以对肌肉的耐力进行测试，通常需要测试 20 ~ 25 次，如果受试者是专业的运动员，则需要适当增加测试次数，结合测试的结果进行直观分析。

②间歇时间：主要指的是在一次测试完成，或者是一组测试完成之后的休息时间。为了保证肌肉能够得到短暂的休息，各次测试之间的间隔一般为 1 min。而在耐力测试之后则需要更长的间歇时间，通常不低于 1.5 min。考虑到可能出现的过度疲劳问题，尽量避免在同日测试两组上肢或者是下肢，如：膝关节和踝关节不应在同一天测试。如果必须同一天测试，两组肌群测试之间应有 60 min 以上的间歇时间。

③测试频率：需要结合实际训练的情况以及伤情确定适宜的测试频率。通常情况下在评估康复治疗效果时，测试的频率一般为 1 个月。

④预测试：在实际测试中需要避免直接进入到正式测试的阶段，而且需要开展必要的预测试，该过程旨在让测试者了解基本的操作要求以及要领，为后续正式测试奠定良好的基础。有学者在研究中发现，在预测试时执行 3 次亚极量用力运动可以达到较好的效果，有助于提升测试的可靠性。

5. 等速肌力评定指标

（1）峰力矩（peak torque，PT）：指肌肉收缩产生的最大力矩输出，即力矩曲线上最高点处的力矩值，代表了肌肉收缩产生的最大肌力（图 2-5-4），单位为牛·米（N·m）。

该指标广泛应用于等速肌力的测试中，其不仅可重复性较高，而且可以达到对精度的要求。在等速肌力测试中，PT 值具有较高的准确性和可重复性，被视为等速肌力测试的黄金指标和参照值。在等速向心肌力测试中，PT 值随测试速度的增加而降低，这种关系可用曲线表示，称为力矩 - 速度曲线。在等速离心肌力测试中，PT 值与运动速度无关，或随运动速度增加，PT 值略增大（图 2-5-5）[33-34]。

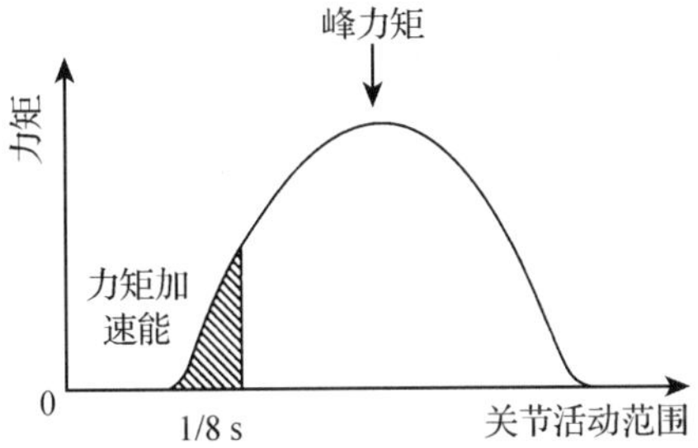

图 2-5-4 等速肌力测试的力矩曲线

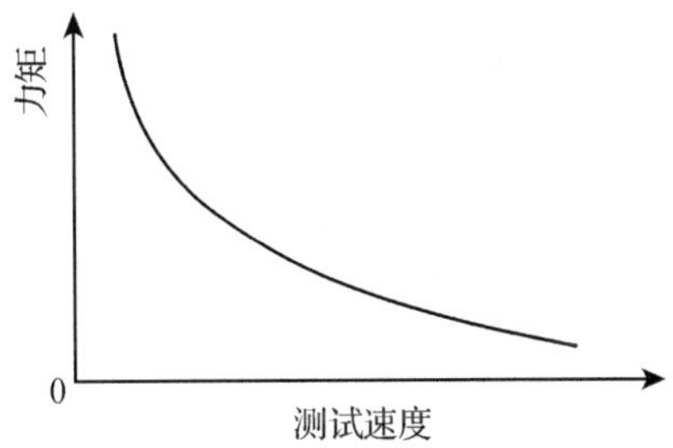

图 2-5-5 向心肌力测试力矩 - 速度曲线

PT 差异主要与肌肉收缩时肌纤维在募集率的差异性有关。在肌肉向心收缩过程中，运动速度较低时，能够募集的主要是 I 型纤维，由此产生了非常显著的收缩，对应着较高的 PT 值。但是在运动速度改变时则会出现一定的变化，特别是运动加快时，则无法募集到足够多的肌纤维，所以 PT 值降低。对于该过程中的力矩 - 速度曲线特征的研究仍然不够成熟，缺乏统一的阐释，推测和肌肉内非收缩的弹性纤维参与等因素有关。

（2）峰力矩体重比（PT/BW）：指单位体重的峰力矩值，代表肌肉收缩的相对肌力，可用于不同体重的个体或人群之间的肌力比较。

（3）峰力矩角度：指力矩曲线中，峰力矩所对应的角度，代表肌肉收缩的最佳用力角度。

（4）指定角度的峰力矩值：测试后，等速测试仪器可自动计算出关节活动中任意角度所对应的力矩值，一般可事先根据测试目的和要求指定两个角度，目的在于比较两侧指定角度的力矩值。

（5）单次最大做功和总做功：做功指的是力和距离的乘积，主要划分为单次最大做功（total work，TW）、总做功（set total work，STW）。

通常情况下，肌肉收缩做功量和峰力矩值之间保持了正相关的关系，除了该因素之外，关节活动范围同样会产生一定的影响。考虑到上述因素，应该设置相同的关节活动范围，然后对做功量进行比较，方可得到准确的结果。

（6）平均功率（average power，AP）：指的是在单位时间中肌肉的做功量，其单位是瓦（W）。该指标可以对肌肉做功的效率进行描述。对于等速肌力测试而言，测试速度将对AP值产生显著的影响，二者之间表现为正相关的关系，由此可以认为肌肉做功的效率同样随着测试速度的增大而变大。

（7）力矩加速能（torque acceleration energy，TAE）：指的是肌肉在收缩开始1/8 s的做功量，以焦耳为单位。该指标可以对肌肉收缩的爆发能力进行描述。

（8）耐力比（endurance ratio，ER）：可以对肌肉重复收缩过程中的耐疲劳能力进行评价，通常表示为百分数的形式，即为最后5次与开始5次的做功量之比。

（9）主动肌与拮抗肌峰力矩比：指的是主动肌和拮抗肌肌群峰力矩之间的比值，基于该指标可以对拮抗肌群的肌力均衡情况进行描述，一般情况下在运动速度较小时计算，由此可以保证计算结果的准确性。它反映了关节活动中拮抗肌群之间的肌力平衡情况，对判断关节稳定性有一定意义。不同关节的拮抗肌群峰力矩比值不相同。目前研究较多的是膝关节的屈肌与伸肌峰力矩比值，简称H/Q比值。正常人慢速运动（60°/s）时，H/Q比值为60%～70%，随着运动速度增快，H/Q比值略增大[35-37]。

（10）平均关节活动范围：采用该指标可以对关节之间的活动障碍存在情况进行判断，较多的应用到了等速肌力测试中。另外，采用该指标可以对主动肌和拮抗肌群的肌力平衡情况进行分析，可用于对关节活动状态进行判断。

6. 注意事项

（1）在进行测试前，应全面评估受试者的身体状况，以确定其是否能够承受测试中的运动强度和负荷。

（2）结合仪器使用的要求开展校正操作，校正完成之后方可应用，从而降低存在的误差。

（3）在正式测试之前开展一定的预测试，将相关的测试方法以及注意事项等告知测试对象，使其保持良好的心理以及身体状态。

（4）依次对健侧、患侧进行检查，结合检测的结果进行测试。

（5）将患者体位摆放标准之后方可进行测试，需要选择合适的方法固定近端肢体。

（6）注重通过不同的手段对患者进行激励，有助于达到更高的肌力。

（7）测试前还应全面了解受试者全身情况，评估受试者能否耐受测试的运动强度和负荷。除受试者一般情况外，还应询问和检查受试者是否存在重要内脏器官功能障碍，如心、脑、肝、肾、肺等严重功能障碍，以及严重心律失常和心肌缺血、血压控制不良等，必要时应对受试者做相应检查后再确定是否进行肌力测试。

（8）专业人员操作和定期技术培训，有利于仪器的顺利使用和养护。

7. 等速肌力测试的缺点与优点

（1）等速肌力测试的缺点：测试部位主要集中在下肢关节及肌肉，无法有效测定小关节；如果没有采用等速被动持续运动方式，则测定范围有所限制，难以测定≤3级徒手肌力；操作的效率较低，而且使用各种机器得到的结果是不同的，难以进行对比；操作不方便，成本较高。

（2）等速肌力测试的优点：便于对运动的速度进行灵活的控制，以满足不同场景下的测试需求；在关节运动的任意角度均可以达到肌肉收缩力的最大值；可以在全关节活动中执行；肌力和阻力之间存在关系，便于进行控制；操作较为简单，效率较高；不易造成损伤，安全性良好；能够完整地体现反应肌力、肌肉爆发力、耐力以及稳定性信息。

8. 适应证和禁忌证

（1）适应证：所测肌群的徒手肌力为3级以上；采用等速持续被动运动程序，可测定≤3级徒手肌力的肌群。

（2）禁忌证

1）绝对禁忌证：测试对象发生急性扭伤、剧烈疼痛、骨折愈合不佳或者是关节肿瘤等问题时，严禁参与该测试。

2）相对禁忌证：测试对象存在渗出性滑膜炎、急性肌肉关节损伤等问题，则需要待恢复一段时间，症状有所缓解之后方可进行测试。

9. 影响测试结果的因素　包括：测试仪器的系统校准；肢体称重；测试的体位、角度、速度、重复次数、交互方式；收缩前负荷；旋转轴心；受试者因素、测试训练。

10. 测试结果的判断　针对得到的测试结果进行分析和判断，具体的要求如下。

（1）患者两侧肌力的自身比较：该方法广泛应用到了临床测试中，特定机体的两侧肌力基本上不存在显著的差异性，特别是普通人群，大多是一致的。但是一些专业的运动员可能是不同的，因为其优势侧会产生更显著的影响，主要涉及跳高、网球等运动。结合临床的测试结果可知，当两侧肢体指标的偏差较小时，则认为是正常的，一般差距低于10%，如果处于11%～20%，则可以认为是可疑异常；如果差距更大，则认为是异常。在实际判断中，ER的可信度不高，而准确度较高的主要是PT，TW、AP和TAE等指标的准确度则一般[35]。

（2）峰力矩体重比：可用于受试者两侧肌力均出现变化的情况，将该指标和正常人的基础值进行对比，由此可以得到判断的结果。

四、不同肌力测试方法比较

1. 徒手肌力检查与等速肌力测试的比较　目前临床医师在进行肌肉功能评价方面常采用徒手肌力检查的方法，这种检查法比较简单方便，应用广泛。然而这种检查方法仍然存在明显的不足，最大的缺点是分级较粗，无法精确地描述肌肉功能，同时测试者有一定的主观性。而等速肌力测试的最大优点是不仅能提供受试者肌肉功能的定量指标，还可对肌肉等长和等张收缩进行测试，使测试结果更具可比性。在肌力接近正常或两侧肌力相差较小，徒手肌力检查很难发现其间差异时，等速肌力测试具有较明显的优势。但对于肌力在 3 级或 3 级以下者无法进行等速肌力测试，还需采用徒手肌力检查的方法[38-39]。

2. 等长、等张和等速肌力测试的比较 有研究针对不同的测试方法进行了对比。等长肌力测试存在一定的限制，其只能反映关节处于某个角度时的肌力大小，难以对关节处于其他角度时的肌力状况进行评价。此外，等张肌力测试也存在明显的不足问题。等张肌力测试需要保证阻力必须低于最低的力矩值，否则无法顺利完成该运动，因此该测试本质上是对其最小力矩进行确定，所得到的结果相对于真实情况明显更低。根据上述分析可知，以上两种方法均或多或少存在不足，导致应用受限。等速测试相对于其他两种方法具有一定的优势。其能够对关节运动中各个点肌肉的输出力矩进行确定，而不局限于测定最大的力矩。另外，只需要一次测试即可获得较多的信息，包括拮抗肌、主动肌肌力，便于对肌肉耐力以及爆发力等进行分析，而且适合于对拮抗肌群之间的均衡性进行评价。综上所述，该方法相对于先前所述的两种方法可以达到更佳的效果，可有效应用到肌力测试中。各个方法的对比如表 2-5-3 中所示。

表 2-5-3　等长、等张和等速肌力测试比较

项目	等长肌力测试	等张肌力测试	等速肌力测试
速度	固定不动（0° /s）	变化，不易控制	可任意选定（1° /s ~ 500° /s），选定后运动速度恒定
阻力	可变，顺应性阻力	受杠杆作用影响	可变，为顺应性阻力，与运动速度有关
运动幅度	无	全幅或半幅	全幅或半幅
测试意义	反映设定角度时的力矩值	反映关节运动中最弱一点的力矩值	反映关节运动中任何一点的力矩值

（马玉宝）

第六节　常见物理治疗技术

一、冲击波治疗技术

（一）作用机制和原理

冲击波是一种通过振动、高速运动等导致介质快速或极速压缩而聚集产生能量的

具有力学特性的声波，可引起介质的压强、温度、密度等物理性质发生跳跃式改变，并在组织中转化为生物信号，从而增强组织重塑能力。其物理学特性包括：①机械效应，即当冲击波进入人体后，在不同组织的界面处所产生的加压和撤压后牵张效应；②空化效应，即存在于组织间液体中的微气核空化泡在冲击波作用下发生振动，当冲击波强度超过一定值时，发生的生长和崩溃所产生的效应；③热效应，即冲击波在生物体内传播过程中，其振动能量不断被组织吸收所产生的效应[40]。

（二）治疗作用

1. 组织损伤修复重建　冲击波诱导受侵袭的组织发生微创伤，刺激机体产生组织愈合反应，愈合过程引起血管生成和增加局部营养供应，刺激修复过程。冲击波可以通过以下机制损伤组织细胞，①物理学作用：冲击波产生强大的压力、切应力和热量，引起组织细胞结构的挫伤和灼伤。②空化效应介导机制：冲击波释放后，沿着电极的椭圆体轴产生气泡，在细胞内形成空泡而使细胞变形坏死。③氧自由基的损伤作用：ESW 产生的巨大压力和局部高温引起水分子的化学变化，产生 H_2O_2 和多种氧的自由基。④细胞内钙超载：冲击波损伤组织细胞导致细胞膜通透性增加，细胞外钙进入细胞内，细胞内钙超载引起一系列损伤反应[40]。

2. 组织粘连松解　当冲击波进入人体后，由于所接触的介质不同，如脂肪、肌肉、韧带等软组织以及骨骼组织等，因此在不同组织的界面处可以产生不同的机械应力效应，表现为对细胞产生不同的拉应力和压应力。拉应力可以引起组织间的松解，加速毛细血管微循环；压应力可以使细胞弹性变形，增加细胞摄氧能力，从而达到治疗目的。

3. 扩张血管和血管再生　体外冲击波的空化效应有利于疏通闭塞的微细血管，松解关节软组织的粘连，可以扩张血管，恢复正常血液循环，促进局部血流加快。体外冲击波可通过对血管内皮细胞生长因子的作用，促进血管再生，增加局部损伤组织的血供，促进局部组织代谢，缓解或治愈相关疾病。

4. 镇痛及神经末梢封闭　高强度的冲击波在较小的范围对神经末梢产生超刺激，特别是对痛觉神经感受器的高度刺激，使神经的敏感性降低，神经传导的传输受阻，从而缓解疼痛。其镇痛效应的机制为：①由于体外冲击波对人体组织的作用力较强，可直接抑制神经末梢，从而缓解疼痛；②体外冲击波可改变伤害性感受器对疼痛的接受频率，由此缓解疼痛；③体外冲击波通过改变伤害性感受器周围化学介质的组成，抑制疼痛信息的传递；④刺激生长因子，刺激干细胞。冲击波作用后，周围软组织中会产生血管生成因子、血管内皮生长因子和增殖细胞核抗原等因子。

5. 高密度组织裂解作用　聚焦式冲击波通过机械效应和空化效应，在组织中产生拉应力和压应力，引起组织裂解。临床多应用于泌尿系统结石的治疗。

6. 炎症及感染控制作用 冲击波可促进代谢激活，恢复正常血液循环，促进局部血流加快，促进代谢物吸收，有利于减轻疼痛，促进慢性炎症吸收、肿胀消退。

（三）临床应用

1. 适应证

（1）骨组织疾病：骨性关节炎、距骨骨软骨损伤、骨坏死性疾病（月骨坏死、距骨坏死、舟状骨坏死、股骨头缺血性坏死等）、骨折延迟愈合、骨不连、跟骨骨刺[41-42]。

（2）软组织慢性损伤疾病：肱二头肌长头肌腱炎、钙化性冈上肌肌腱炎、肱骨外上髁炎、足底肌筋膜炎、止点性跟腱炎、肱骨内上髁炎、冈上肌肌腱综合征、腱鞘炎、肩峰下滑囊炎、髌前滑囊炎、髌腱炎、股骨大转子滑囊炎、弹响髋、肌肉痉挛。

2. 禁忌证

（1）整体因素禁忌证

1）凝血功能障碍者。

2）血栓形成的患者。

3）生长痛的患儿。

4）严重认知障碍和精神疾病的患者。

5）严重心律失常的患者。

6）严重高血压且血压控制不佳的患者。

7）安装心脏起搏器的患者。

8）恶性肿瘤已多处转移的患者。

9）妊娠者。

10）感觉功能障碍者。

（2）局部因素禁忌证

1）肌腱、筋膜严重损伤及断裂的患者。

2）体外冲击波焦点位于脑及脊髓组织者、位于大血管及重要神经干走行者、位于肺组织者。

3）骨缺损>2 cm 的骨不连的患者。

4）关节液渗漏的患者。

3. 注意事项

（1）治疗后避免局部受凉，以免加重症状。

（2）治疗周期一般为每周治疗 1 次，5 次为 1 个疗程。

（3）治疗过程中，由于每个人的耐受程度不同，部分患者会出现疼痛，休息后疼痛会减轻和好转。

（4）股骨头坏死患者应用高能冲击波治疗，1 周内宜使用拐杖或卧床休养，避免过多负重。

（四）治疗方法

冲击波治疗的关键是将适宜的能量作用于准确的部位，因而操作者所采用的能量、频率和选择的部位对治疗有直接影响。

1. 能量选择　能量过低达不到预期治疗效果，能量过高会增加不良反应。低能量冲击波和中能量冲击波多用于慢性软组织损伤性疾病、软骨损伤性疾病及位置浅表的骨不连等的治疗；高能量冲击波多用于治疗位置较深的骨不连、骨折延迟愈合、股骨头坏死等成骨障碍性疾病。

2. 定位方法　冲击波治疗能取得良好作用的前提是准确定位。治疗点一般位于肌腱附着点、肌肉激痛点、神经卡压点等。临床上常用的定位方法有体表解剖标志结合痛点定位、X 线定位、超声定位、MRI 结合体表解剖标志定位、红外热成像定位等。

（1）体表解剖标志结合痛点定位：根据患者痛点及局部解剖标志进行定位，常用于慢性软组织损伤性疾病的定位，如肱骨外上髁炎、肱骨内上髁炎等。

（2）X 线定位：通过 X 线机将治疗点与聚焦式冲击波治疗仪第二焦点耦合，主要用于骨组织疾病定位，如骨不连、股骨头坏死等。

（3）超声定位：通过超声检查确定治疗部位，可用于骨、软组织疾病定位，如肱二头肌长头肌腱炎、跟腱炎等。

（4）MRI 结合体表解剖标志定位：根据患者 MRI 影像学表现及局部解剖标志进行定位，常用于骨、软骨疾病定位，如股骨头坏死、应力性骨折等。

（5）红外热成像定位：常用于腰背痛、腰椎间盘突出症、腰臀部疼痛、颈椎病、血管源性疼痛等疾病定位，选择异常热图区域进行治疗。

3. 治疗方案　临床上根据疾病类型、疾病不同阶段、疾病不同部位等因素选择治疗次数，一般 1 个疗程治疗 3 ~ 5 次，治疗间隔时间为 1 ~ 7 天，必要时可适当增加治疗次数。

4. 作用评估　根据患者对冲击波治疗的感受、疼痛评分、功能评分、红外热成像测温等评估冲击波的治疗作用。

（余克威　黄　昊）

二、超声波治疗技术

（一）概述

超声波是频率在 20 kHz 以上，不能引起正常人听觉反应的机械振动波。超声波疗法是指将超声波作用于人体以达到治疗目的的方法。在康复医学领域，超声波的常用频率为 800 ~ 1000 kHz，是治疗肌骨相关系统、神经系统、心血管系统等疾病的一种物理治疗方法。

1. 超声波的产生 医用超声波由超声发生器产生，其原理是利用了压电效应。具有压电效应性质的晶体受到压缩或拉伸时，在其受力面上会产生数量相等的正负电荷，这种物理现象称为压电效应。在超声发生器的发射器中，有一个石英晶体薄片，在相应频率的高频电场作用下，薄片能准确迅速的随着交变电场频率而周期性地压缩与伸展，形成超声振动向周围介质传播。

2. 超声波的物理特性

（1）传播介质：超声波的传播必须依靠介质，可在固体、液体、气体中传播。在介质中传播时会产生一种疏密交替的波形，这种交替的波形与声波振荡的方向相同，是一种弹性的纵波。波长非常短，所以可以聚集成束状沿直线传播，有一定的方向性。

（2）传播速度：超声波的传播速度与介质的特性相关，与声波的频率无关，不同频率的声波在同一种介质里的传播速度相同。超声波在空气中传播的速度为 340 m/s，在水中传播的速度为 1400 m/s，在人体组织中与水中相似[43]。

（3）传播距离：超声波的传播距离与频率和介质的特性相关。在同一介质中传播距离与其频率相关，频率越高传播距离越近，频率越低传播距离越远。同一频率的超声波作用于不同介质时，其穿透速度也不同。比如 1000 kHz 的超声波能穿透水 300 cm、血液 50 cm、肌肉 4.5 cm。

（4）束射与反射：声波的直径大于波长时，声波会呈直线传播，声波频率越高，越集中成束射。医用超声的声头直径是其波长的 6 倍以上，所以越接近声头的中心，声束的强度越强，并形成束射。当声波在两种介质中传播时，会产生反射，反射的程度取决于这两种介质的声阻，声阻相差越大，反射程度越大。由于空气和液体或固体的声阻相差很大，很难互相进入，所以在超声波治疗时，为了使声头与治疗部位紧密接触，避免空气层，必须在体表及声头之间涂上耦合剂。

（5）吸收与穿透：超声波在介质中传播时还有吸收和穿透的现象，部分超声波会被介质吸收转变为热能，强度也会随传播距离增大而减弱。影响因素主要是介质和超声波的频率。超声波在气体中被吸收的最大，其次是液体，在固体中被吸收的最小，所以在超声波治疗时声头应避免存在空气。半吸收层是用来表明一种介质对超声波的吸收能力或超声波在一种介质中的穿透能力，是指超声波在介质中衰减到一半时的厚度，厚度越大，表示吸收能力越弱。比如 300 kHz 的超声波，肌肉的半吸收层为 3.6 cm，脂肪为 6.8 cm，肌肉加脂肪为 4.9 cm。此外，如表 2-6-1 所示：超声频率越高，在同一介质中传播时被吸收就越多，半吸收层越小，穿透能力越小。不同介质对同一频率的超声波的吸收不同。因此，目前物理治疗中常用的频率为 800 ~ 1000 kHz，穿透深度约为 5 cm。

表 2-6-1 不同生物组织的半吸收层厚度

频率（kHz）	组织	半吸收层厚度（cm）
90	软组织	10
800	肌肉	3.6
800	脂肪	6.8
800	脂肪 + 肌肉	4.9
2400	脂肪 + 肌肉	1.5
2500	肌肉	≈ 0.5

（6）声场：声场是指超声波在介质中传播的空间范围。接近声头的一段为平行的射束，称为近场区，随后射束开始扩散，称为远场区。因此，在超声波治疗时，声头应在治疗部位缓慢移动，以达到治疗的效果。

（二）治疗作用

1. 超声波的生物物理学效应 超声波的生物物理学作用机制有如下三个基本因素。

（1）机械作用：是超声波最基本的作用，共有两种。一种是在介质中前进时产生的，称为行波场中的机械作用，由组织质点交替压缩和伸张形成的压力差所产生的，从而使组织细胞发生容积和运动的变化，又被称为超声波对组织的细胞按摩或是微细按摩。另一种是在介质中由于反射所产生的，称为驻波场中的机械作用，由速度差产生。驻波是由前进波和反射波的干涉而形成的，可以影响介质张力、压力和质点的加速度，在治疗时也会表现出摩擦力。以上两种机械作用对人体的影响包括：①引起细胞功能的改变，通过促进局部的血液、淋巴循环，加强新陈代谢，从而改善组织的营养；②降低脊髓反射幅度，抑制反射传递，使神经组织的生物电活动降低，达到镇痛的效果；③可以软化瘢痕。当使用大剂量的超声波时，可引起生物体破坏性改变，达到杀菌的效果，因此常用于饮用水消毒。

（2）温热作用：超声波在机体可以产生热，主要是组织吸收声能的结果。超声振动在介质传播时转变的热能，会使组织细胞周期性紧缩，温度升高。声强越大，产生的热量越大。在超声波治疗过程中，需要不时地移动声头，防止局部温度过高。此外，不同介质的组织对超声波的吸收量也有差异，产热也不同。同种剂量下，骨与结缔组织产热最多，脂肪与血液最少，这种产热不均匀在关节、韧带等运动损伤的治疗中有重要意义。

（3）理化作用：超声波的机械作用和温热作用，引发了一些物理与化学变化。比如超声所致介质中气体或充气空隙形成、发展和波动所产生的空化作用，但常用频率发生空化的现象极少，故在物理治疗中意义不大。超声波能够改变氢离子的浓度，缓解炎症组织局部的酸中毒，减轻疼痛。超声波还能影响酶的活性和蛋白质的合成，使组织内可生成许多高活性的自由基，提高生物膜的通透性；增加弥散作用，使组织胶体液由凝胶状态变成溶胶状态，对类风湿性关节炎，以及肌肉、韧带、肌腱等退行性疾病均有较好的治疗作用。

2. 超声波对组织器官的影响

（1）神经系统：神经系统对超声波非常敏感，中枢神经的敏感性高于周围神经，神经元的敏感性高于神经纤维和胶质细胞。脑组织对超声波异常敏感，大剂量的超声波可造成脑部不可逆的损伤；使用小剂量的脉冲超声波移动法作用于头部，可以刺激脑细胞的能量代谢，扩张脑血管，加速侧支循环的建立，加速脑细胞功能恢复等。超声波作用在周围神经疾患，如神经炎、神经痛时有明显的镇痛作用。超声波作用于腰交感神经节时，还可以加快同侧下肢远端血液循环。

（2）心脏：超声波对心脏房室束作用非常敏感，小剂量超声波有扩张冠状动脉、解除血管痉挛的作用，大剂量超声波可能会诱发心律失常等，所以心前区的超声波治疗需谨慎。

（3）骨：超声波作用在骨膜部位时，由于反射会聚积较大的能量，可能会引起骨膜疼痛。小剂量超声波可促进骨痂生长，中等剂量可引起骨发育不良，大剂量则会使骨愈合缓慢，并损害骨髓。

（4）肌肉和结缔组织：横纹肌对超声波较敏感，治疗剂量的超声波可以降低挛缩肌肉的张力，使肌纤维松弛。结缔组织对超声波敏感性较差，中等剂量的超声波对过度增生的结缔组织有软化消散的作用，比如瘢痕或增生性骨关节病。

（5）皮肤：治疗剂量的超声波可以改善皮肤营养，促进真皮再生，增强汗腺分泌等。较大剂量或声头长时间固定时，皮肤会有明显的热感及灼痛，可以作为超声波治疗剂量超过阈值的标志。

（6）眼：小剂量超声波可以减轻眼部的炎症反应，刺激角膜再生，对玻璃体混浊、眼内出血、视网膜炎、外伤性白内障等眼科疾病有较好的疗效。

（三）临床应用

1. 治疗方法 超声波治疗机由高频振荡发生器和输出声头两部分组成。输出形式有连续超声波和脉冲超声波两种，连续超声波作用均匀，产热较大；脉冲超声波产热效应较小，还可以充分发挥其机械作用。在超声波治疗中，声头与皮肤之间需用耦合剂来减少反射消耗。

操作方法常用的是直接治疗法，指将声头直接压在治疗部位，又可分为移动法和固定法两种。移动法最为常用，操作时将声头在治疗部位缓慢往返或回旋移动，移动速度根据声头面积和治疗面积进行调整，一般为 2 ~ 3 cm/s；每次治疗时间为 5 ~ 10 min，大面积移动可延长至 10 ~ 20 min；一般治疗 6 ~ 10 次为 1 个疗程，慢性病 10 ~ 15 次为 1 个疗程，每日或隔日 1 次，每疗程间隔 1 ~ 2 周。固定法用于痛点、神经根和病变很小的部位，每次治疗时间为 3 ~ 5 min[43]。

2. 适应证

（1）软组织损伤：肱骨外上髁炎、肩峰下撞击综合征、肌肉劳损、软组织扭挫伤、腱鞘炎、瘢痕组织、冻伤、冻疮等。

（2）骨关节病：颈椎病、肩周炎、强直性脊柱炎、腰椎间盘突出症、半月板损伤、髌骨软化症、骨折、颞下颌关节功能紊乱综合征等。

（3）神经系统疾病：脑卒中、脑外伤后遗症、面神经炎、各种神经性疼痛（三叉神经痛、肋间神经痛、坐骨神经痛、带状疱疹后遗神经痛）等。

（4）内科疾病：冠心病、慢性支气管炎、慢性胃炎、胃十二指肠溃疡等。

（5）眼科疾病：睑板腺囊肿、外伤性白内障等。

（6）其他：尿路结石、慢性盆腔炎、附件炎、带状疱疹、雷诺病、乳突炎等。

3. 禁忌证 活动性肺结核、严重支气管扩张、出血倾向、消化道大面积溃疡、心绞痛、心力衰竭、安装心脏起搏器或心脏支架者、多发性血管硬化、血栓性静脉炎、化脓性炎症、急性败血症、持续性高热、恶性肿瘤、孕妇的下腹部及小儿骨骺部等禁用。

4. 慎用范围 心、脑、眼、生殖器官对超声波敏感，禁用大剂量。治疗血栓性静脉炎时要注意剂量，避免血栓脱落；心功能不全和置入心脏起搏器的患者，剂量要小，治疗过程中注意观察不适反应；皮肤感觉迟钝区域应慎用。

5. 常用的超声波综合治疗 超声波综合治疗是指将超声波与其他物理因子或化学治疗技术相结合，共同作用于机体，从而达到比单一治疗更好的疗效。常见的有超声雾化吸入疗法，超声 - 间动电疗法与超声药物渗入疗法。

（1）超声雾化吸入疗法：指利用超声的空化作用，使药液变为气溶胶，通过吸入进入呼吸道，直接作用于呼吸道局部病灶。常用于咽喉炎、扁桃体炎、气管炎、支气管炎、肺炎等。

（2）超声 - 间动电疗法：指在治疗时超声声头通间动电，声头移动时同时有超声和间动电流作用于人体。其将超声波的机械振动与间动电的扩张血管、改善血液循环等作用叠加，达到镇痛等作用。

（3）超声药物渗入疗法：又称声透疗法，是利用超声波将药物经体表渗入到人体。超声波可以使药物解聚，提高药物的弥散作用和组织渗透性。

三、肌内效贴技术

（一）概述

肌内效贴技术是一种将肌内效贴布贴于身体体表以达到增进或保护肌肉骨骼系

统，促进运动功能的非侵入性治疗技术。常用于神经系统疾病康复、疼痛康复以及各类运动防护和损伤的处理。肌内效贴布是一种可伸缩性贴布，由日本学者加濑建造博士（Dr. Kenzo Kase）在 1982 年发明，并开发出一套“Kinesio Taping”（肌内效贴疗法），这是完全使用贴布弹性力学与人体软组织互动的一项创新概念。肌内效贴布不同于弹性绷带，它没有药性，不需要层层包裹，通过利用本身的弹性和黏着力，与皮肤产生牵拉或压迫的作用，进而产生固定、支撑、促进或放松的效果[44]。经过近年来不断的技术改良，其已经兼具透气性、运动后不需去除以及日常生活随时可以使用等优点。

（二）肌内效贴的物理特性及力学分析

肌内效贴布由三层组成。第一层是棉织布，其特定的织法让贴布有良好的伸缩能力，可延展到原长的 140%～160%；第二层是压克力胶，此胶以波状纹或指状纹涂于棉织布上，影响着贴布的伸缩性以及对皮肤的黏着力；第三层是保护胶水的背亲纸，维持贴布黏性，避免相互粘连，并有尺规线为裁剪时提供参考。

肌内效贴的基本物理特性包括弹力、张力、拉力、应力、切力、黏着力等。弹力和张力分别以向心力和离心力的方式牵引着贴布本身的回缩及伸张状态。弹力是贴布被拉伸后本身所具有的弹性回缩力，即向心力；张力是贴布受到拉力作用时，本身具备的延展性，即离心力。当具有伸缩能力的贴布贴于皮肤时，又会出现三种交互作用力：拉力、应力、切力。拉力是横向拉拖的力量，可以影响皮肤与筋膜的走向。应力是软组织受到贴布外力作用后所产生的对抗力或单位面积上所受到的垂直力量，可以上下稳定筋膜的流动。切力是单位面积上的横向力量，可以平面牵动皮肤褶皱走向。当拉力越大，应力也会相应增大，切力则会减少，反之拉力越小，应力相应减小，但切力会增大。黏着力是贴布的黏胶附着在皮肤上的力量，黏胶的黏性影响着贴布的稳定性以及皮肤的过敏情况。

肌内效贴布有多种颜色，其材质没有本质区别，但在实际应用时，有的学者会认为桃红色代表促进循环，蓝色代表镇静消炎，肤色代表不受注意，黑色代表运动时尚。

由于贴布的伸缩能力，在使用时需要先决定贴布的固定端，且固定端不施予任何拉力，贴布会往力学上的固定端回缩。在临床使用贴扎技术时有一些常见的专用术语：锚，即贴布的固定端，最先贴扎端；尾，就是远离固定端的另一端；延展方向，指锚固定后，尾继续延展的方向；回缩方向，指贴布的尾向锚弹性回缩的方向。

（三）肌内效贴的作用机理

肌内效贴的功能作用在身体的五大系统，分别是皮肤、筋膜、淋巴与循环、肌肉和关节，进而产生各种影响。皮肤是人体中表面积最大的器官，具有保护、感觉、调节体温、吸收、分泌和排泄的功能。在皮肤表皮层有各种不同的感受器，可以反映压力、痛觉及其他感觉，所以当贴布贴在皮肤上，会对皮肤的神经产生刺激，来减少疼痛与压力。筋膜位于肌肉表面，包括浅筋膜和深筋膜。浅筋膜又称皮下筋膜，位于皮肤与肌肉层之间，富含脂肪、浅静脉、浅淋巴结、淋巴管及皮神经等。深筋膜又称固有筋膜，包裹着肌肉、肌群以及大的血管和神经干，形成肌肉的筋膜鞘和血管神经鞘等，提供肌肉、神经与脏器之间的固定与保护功能。贴扎的效果可以透过皮肤与浅层筋膜，转移到深层筋膜和肌肉，使筋膜的结构与张力正常化。当贴布贴于体表时，有方向性的贴扎可以提高皮下组织的空间，进而引导淋巴、循环系统的体液向心回流，随着肌肉收缩排除淤积的组织液，达到减轻水肿和淤青的效果。肌肉和关节的收缩能力与活动度会影响人体的动作，当身体受伤产生炎性反应时，肌肉、肌腱与韧带会出现纤维化和粘连，从而引起肌肉紧绷与关节的活动受限。而贴扎的方式及张力的大小，可调整关节周围软组织的收缩与伸长能力，避免关节因周围软组织的不平衡而影响活动与肌力。

综上所述，肌内效贴所产生的生理效应包括：①缓解疼痛：根据闸门控制理论，触觉传入神经的速度优于痛觉，当贴布施用于皮肤时所提供的触觉感觉输入能抑制痛觉输入，从而减轻疼痛；②改善循环：当贴布与皮肤产生皱褶时，这些皱褶具有方向性，可以改变筋膜与组织液的流向，有效改善局部循环及皮下温度；③减轻水肿：贴布皱褶所产生的方向性将组织液引往最近的淋巴结，来改善组织液滞留，减轻水肿；④促进愈合：贴布提升局部的循环代谢，加速炎症反应，能有效促进组织愈合，此外贴布对于皮肤的垂直应力能固定受伤的软组织，对于结痂的局部软组织还有一定的伸展张力作用；⑤支持软组织：当贴布的自然回缩力与被贴扎的肌肉收缩方向相同时，贴布可以协助肌肉收缩，增加肌肉表现；⑥放松软组织：当回缩方向与肌肉收缩方向相反时，能减缓肌肉的紧绷或痉挛的现象，还能适度放松局部的筋膜；⑦训练软组织：贴布施予皮肤的触觉感觉输入就如同手部接触输入一样，给予软组织长时间的一个诱发动作的信号，达到肌肉再教育的目的；⑧矫正姿势：贴布通过放松和训练软组织，还可以进一步控制姿势动作肌群的张力，促进肌肉协调能力，提高局部关节的本体感觉输入，纠正异常姿势；⑨改善不当的动作形态：针对不当或过度使用的肌肉进行放松贴扎，对失用性的肌肉进行诱发贴扎，还能重新建立正确的动作模式，提升运动效能。

（四）肌内效贴的运用技巧

肌内效贴在实际应用时，根据贴扎的目的及贴扎部位的解剖特点，需要考虑形状、尺寸、拉力、方向、重叠贴扎等因素。

1. 形状

（1）I形：贴布不裁剪，依需求决定宽度、长度及固定端的位置。当固定端在贴布一端时，其余贴布均朝固定端方向回缩，对局部软组织起到引导筋膜的作用，促进肌肉收缩及支持软组织的作用；当固定端在贴布中点时，两端向中间方向回缩，可针对痛点部位促进其循环代谢，起到镇痛作用；当固定端在贴布的两端时，贴布能提供最大固定效果，保护拉伤的软组织。

（2）Y 形：贴布一端对半裁剪，两分支尾端贴布的长度及夹角会影响向固定端回缩的分力。调整肌肉张力，促进循环代谢。适合放松紧绷肿胀肌肉或促进协同肌收缩，引流效果优于 I 形。

（3）X 形：贴布两端对半裁剪，中间不裁剪，可促进固定端位置的血液循环及新陈代谢，达到镇痛的效果，即痛点提高贴布。

（4）散状形：即爪形，贴布裁剪为多分支，多分支牵拉皮肤会产生池穴效应，将组织液引往最近的淋巴结，来改善组织液滞留的情况。尾端贴布需要包覆水肿的肢体或血液淤积的局部区域，或者重叠交叉形成网状贴扎强化引流的效果。

（5）O 形：贴布两端不裁剪，中段对半裁剪，相当于两个 Y 形的合体，贴布两端为固定端，所以稳定效果好。中段的贴布能维持肌肉张力，以及促进循环代谢；可减少软组织因长期固定而引起的萎缩或废用等不良反应；应用于骨折和软组织损伤。

（6）灯笼形：贴布两端不裁剪，中段裁剪为多支，相当于两个散状形的组合。其稳定效果良好，中间能促进淋巴引流；可有效改善局部水肿或淤血；适用于骨折及软组织拉伤。

2. 尺寸 在贴布应用中，建议直接在被贴扎患者的身体部位量取后进行裁剪，此时就需要考虑肌肉的大小及肢体摆放的位置，还需要考虑贴布的功能、肢体的活动度、治疗的目标、贴扎的顺序等因素。比如用散状形或灯笼形的贴法促进淋巴引流，X 形或固定端在中点的 I 形贴布用于痛点提高，Y 形贴布用来放松肌肉等。

3. 拉力 贴布依据拉力程度不同，可分为自然拉力、中度拉力及最大拉力。

（1）自然拉力：有促进淋巴循环及引流的效果，尤其是贴布的固定端在肢体近端的大淋巴结处，尾端的贴布包覆肿胀的区域，可将淋巴液引往淋巴结处，减轻肢体的肿胀；根据贴扎的方向不同，贴布对肌肉可分别有促进或放松的效果；贴布还具有引导筋膜流向的作用，能诱发正确姿势及带动肢体动作。

（2）中度拉力：在贴布处于中度拉力时，垂直于皮肤的应力更为显著，可以改变筋膜分布的相对位置或更好地固定局部软组织；对延展性及收缩能力极小的肌腱或韧带组织起到支持和保护的作用；还能对瘢痕提供垂直应力，避免瘢痕过度增生。

（3）极大拉力：此时贴布所提供的机械力有接近白贴的作用，可用于固定，以矫正关节位置或限制关节活动范围。一般在实际应用中，自然拉力最为常见，可处理大部分的软组织问题，患者对自然拉力的耐受性也较高。

4. 方向 在实际应用中，贴布的方向需要与筋膜走向、肌肉力量同时考虑，从而计算出总的运动向量，达到既定的治疗目的。比如：用 I 形贴布固定在肱二头肌起点位置，尾端走向肱二头肌终点，此时贴布回缩方向引导筋膜活动与肌肉收缩方向相同，从而引导或促进肘屈曲的动作。Y 形贴布固定端在腓肠肌终点位置，尾部走向腓肠肌起点，此时贴布的回缩方向引导筋膜活动与肌肉收缩方向相反，可达到放松肌肉紧绷或痉挛的目的。

5. 重叠贴扎　力矩方向包括同方向、反方向、交叉式重叠三种。同方向：可以加强单一方向的引导效果，比如躯干肌群的前屈强化，可以在两侧的腹直肌进行同方向贴扎。反方向：贴布以相反方向贴于对侧肌肉时，会产生旋转的力矩，比如肱三头肌的贴布固定端和尾端与肌肉收缩方向相反时，会成为肘关节屈曲的力矩。

（五）临床应用

1. 肌内效贴技术的思考模式　在临床上应用贴扎技术时，需要先确定贴扎的目的与方向，熟练掌握解剖学、生理学、生物力学等相关知识。对受贴扎的患者进行整体临床问题思考的模式。首先根据对贴扎目的或疾患的判定，列出贴扎技术可以处理的问题与症状，如疼痛、水肿、功能障碍等，然后运用贴扎技巧达到治疗的目的。

2. 应用肌内效贴的注意事项　贴扎摆位是指患者所贴扎部位的体位摆放，一般根据治疗目的来决定。贴扎时间一般持续 1 ~ 3 天，具体时间因贴布的材质及弹性不同会有差异，过久贴扎、夏季出汗、过敏等因素都会影响贴扎的时间。贴布一端脱落则失去力学的固定点，贴布效果即失效，应重新贴扎。

3. 常见的工作相关肌肉骨骼疾患的贴扎方法

（1）腕管综合征：是由正中神经从腕关节到手部通过腕管时间歇性或持续压迫或卡压所致。其可能会导致与正中神经分布相对应的手部进行性感觉和运动障碍，最终导致疼痛，严重的可导致功能丧失。

1）目的：减轻疼痛，放松屈指肌群。

2）摆位：手掌朝上，前臂自然放松伸直。

3）贴扎：① X 形，贴布中间固定端贴于腕管处，尾端向两端延展；② Y 形，固定端贴在掌心，两条分支分别沿着屈指肌群走向延展至肱骨内上髁；③ I 形，腕关节自然屈曲，贴布中段固定端贴于手腕背侧，尾端向两端延展。

（2）肩峰下撞击综合征：是肩部上举时，肱骨大结节与喙肩弓反复撞击，导致肩峰下滑囊炎症、肩袖组织退变，甚至撕裂，引起肩部疼痛、活动障碍等症状的总称。主要表现为肩关节外展时疼痛和肩峰下压痛。

1）目的：减轻疼痛，稳定肩关节，改善局部循环。

2）摆位：坐位，肩部自然下垂，屈肘 90° 置于胸前。

3）贴扎：① X 形，中间固定端贴于肩部疼痛点，尾端向两端延展；② I 形，固定端贴于肱骨大结节上部，尾端沿冈上肌延展止于肩胛骨冈上窝；③ Y 形，固定端贴于三角肌粗隆，两个尾端分别沿三角肌前后束延展至三角肌起点处。

（3）腰椎间盘突出症：是由于腰椎长期姿势不良或腰椎负荷过大导致的腰椎间盘突出，常表现为腰痛或下肢神经根症状。

1）目的：支持腰部软组织，促进局部血液循环。

2）摆位：坐位，身体微前屈。

3）贴扎：①I形，三条贴布纵向贴扎。一条固定端贴于第一腰椎棘突，尾端自然拉力向下延展至骶椎上方；另外两条分别贴于脊柱两侧，固定端贴于第12肋骨位置，尾端自然拉力向下延展至髂骨边缘。②I形，横向贴扎。贴布中段固定端贴于患椎体处，两尾端自然拉力向左右两端延展。③I形，纵向贴扎。贴布中段固定端贴于患椎体处，两尾端自然拉力向上下两端延展。

（4）肱骨外上髁炎：是因前臂过度旋前或旋后，肘部手伸肌群负荷过重出现的疼痛，常表现为肘关节外侧疼痛，腕背伸和前臂旋后或用力抓握时可加重。通常伴有肘部屈伸疼痛，休息时可出现手握无力和局部疼痛，疼痛可扩散到前臂和手腕背部。

1）目的：减轻疼痛，放松肌肉，固定肘关节。

2）摆位：掌心向下，前臂自然放松。

3）贴扎：①X形，固定端贴于肘关节外侧痛点，尾端向两端延展；②I形，固定端贴于背侧掌指关节处，尾端沿着桡侧腕伸肌延展止于肱骨外上髁；③Y形，固定端在第2~5指中节和远节指骨底，Y形尾端走向肱骨外上髁。

（5）桡骨茎突狭窄性腱鞘炎：指腕部拇长展肌和拇短伸肌腱鞘炎，由于伸展肌腱的运动，牵动肌腱的肌肉反复主动收缩或损伤所致。工作中，如姿势受限或极端的旋前和旋后运动会增加患病风险，比如拧螺丝钉、锤击等重复性活动。

1）目的：减轻疼痛，放松肌肉。

2）摆位：肘关节自然伸直，腕关节尺偏，拇指屈曲内收。

3）贴扎：①X形，固定端贴于腕关节桡骨茎突，尾端沿腕关节延展；②I形，固定端贴于拇指指甲近端，尾端沿拇长展肌和拇短伸肌延展至尺桡骨之间近肘关节处。

（林　乾）

参考文献

[1] Soares C O, Pereira B F, Pereira Gomes M V, et al. Preventive factors against work-related musculoskeletal disorders: narrative review [J]. Rev Bras Med Trab, 2020, 17 (3): 415-430.

[2] 何丽华. 关注工作相关肌肉骨骼疾患的防控 [J]. 环境与职业医学, 2022, 39 (6): 589-592.

[3] Westgaard R H, Winkel J. Guidelines for occupational musculoskeletal load as a basis for intervention: a critical review [J]. Appl Ergon, 1996, 27 (2): 79-88.

[4] 江南宇，董一丹，姜伟，等. 工效学负荷评估方法进展概述 [J]. 环境与职业医学，2022，39（6）：632-638.
[5] Smith M J，Karsh B T，Conway F T，et al. Effects of a split keyboard design and wrist rest on performance，posture，and comfort [J]. Hum Factors，1998，40（2）：324-336.
[6] 孙卫格，张海娇，唐丽梅，等. 远程干预在职业性肌肉骨骼疾患中应用的研究进展 [J]. 职业与健康，2021，37（12）：1708-1711.
[7] 郭瑞君. 肌骨超声康复医学应用培训教材 [M]. 北京：人民卫生出版社，2019.
[8] 莱文特·厄兹恰克尔，马内丁·德米恩克. 肌骨超声物理与康复医学临床实践指南 [M]. 张志杰，刘春龙，朱毅，译. 郑州：河南科学技术出版社，2021.
[9] 王月香，曲文春，陈定章. 肌骨超声诊断 [M]. 2 版. 北京：科学出版社，2020.
[10] 汤晓芙. 临床肌电图学 [M]. 北京：北京医科大学 / 中国协和医科大学联合出版社，1995.
[11] 卢祖能，曾庆杏，李承晏，等. 实用肌电图学 [M]. 北京：人民卫生出版社，2000.
[12] 崔丽英. 简明肌电图学手册 [M]. 北京：科学出版社，2006.
[13] 徐迎胜，樊东升，郑菊阳，等. 三叉神经 - 颈反射检测方法的建立和正常值及在神经损伤时的评估作用 [J]. 中国组织工程研究，2002，6（15）：2219-2219.
[14] Rossi B，Pasca S L，Sartucci F，et al. Trigemino-cervical reflex in pathology of the brain stem and of the first cervical cord segments [J]. Electromyogr Clin Neurophysiol，1989，29（2）：67-71.
[15] Di Lzaaaro V，Restuccia D，Nardone R，et al. Preliminary clinical observation on a new trigemino-cervical reflex [J]. Neurology，1996，46（2）：479-485.
[16] 李建华，王健. 表面肌电图诊断技术临床应用 [M]. 杭州：浙江大学出版社，2015.
[17] 王健，金德闻. 康复医学领域的表面肌电应用研究 [J]. 中国康复医学杂志，2006，21（1）：6-7.
[18] Luca C J. The use of electromyography in biomechanics [J]. Journal of Applied Biomechanics，1997，27（6）：724.
[19] Konrad P. The ABC of EMG. A practical introduction to kinesiological electromyography [EB/OL]. [2023-10-20]. https：//www.noraxon.com/wp-content/uploads/2024/06/ABC-EMG-ISBN.pdf.
[20] Merletti R，Parker P J. Electromyography：physiology，engineering，and noninvasive applications [M]. New York：Wiley，2004.
[21] Cram J R，Kasman G S. Introduction to surface electromyography [M]. Gaithersburg：Aspen Publishers，1998.
[22] Nuria Masso，Ferran Rey，Dani Romero，et al. Surface electromyography applications in the sports [J]. Apunts Med Esport，2010，45（165）：121-130.
[23] Barbero M，Merletti R，Rainoldi A. Atlas of muscle innervation zones：understanding surface electromyography and its applications [M]. Milan：Springer，2012.
[24] Aslan S C，Chopra M K，Mckay W B，et al. Evaluation of respiratory muscle activation using

respiratory motor control assessment（RMCA）in individuals with chronic spinal cord injur［J］. Journal of Visualized Experiments，2013，（77）：e50178-e50178.

［25］王玉龙. 康复功能评定学［M］. 北京：人民卫生出版社，2018.

［26］李忠林，陈桂凤. 非特异性颈痛患者肌力评定方法的研究进展［J］. 按摩与康复医学，2022，13（1）：15-19+23.

［27］Li R C，Jasiewicz J M，Middleton J，et al. The development，validity，and reliability of a manual muscle testing device with integrated limb position sensors［J］. Arch Phys Med Rehabil，2006，87（3）：411-417.

［28］Versteegh T，Beaudet D，Greenbaum M，et al. Evaluating the reliability of a novel neck-strength assessment protocol for healthy adults using self-generated resistance with a hand-held dynamometer［J］. Physiother Can，2015，67（1）：58-64.

［29］谢帕赛思，布斯库尼. 运动医学［M］. 韩一生，译. 西安：第四军医大学出版社，2008.

［30］Brzycki M. Strength testing-predicting a one-rep max from reps-to-fatigue［J］. Journal of Physical Education，Recreation & Dance，1993，64（1）：88-90.

［31］黄志平，尹彦，刘敏，等. 等速肌力测试与训练技术的研究进展［J］. 体育科技，2011，32（4）：52-58.

［32］刘万志，刘丰彬. 等速肌力测试系统在体育运动实践中的应用［J］. 大连大学学报，2020，41（3）：80-85.

［33］林成杰，张瑶，董芳明，等. 等速训练技术及其在康复领域的应用进展［J］. 山东医药，2019，59（22）：106-108.

［34］徐军. 等速运动在康复评定与治疗中的应用［J］. 中华物理医学与康复杂志，2006，28（8）：570-575.

［35］李翠. 单脚站立提踵评价青少年跖屈肌群力量耐力的可行性研究［D］. 北京：北京体育大学，2016.

［36］Land H，Gordon S，Watt K. Isokinetic clinical assessment of rotator cuff strength in subacromial shoulder impingement［J］. Musculoskelet Sci Pract，2017，27：32-39.

［37］Lepley L K，Grooms D R，Burland J P，et al. Eccentric cross-exercise after anterior cruciate ligament reconstruction：Novel case series to enhance neuroplasticity［J］. Phys Ther Sport，2018，34：55-65.

［38］俞捷，左群. 老年人健身走对下肢肌力的影响［J］. 中国体育科技，2008，44（2）：76-80.

［39］吴毅. 等速肌肉功能测试和训练技术的基本原理和方法［J］. 中国康复医学杂志，1999，14（1）：45-48.

［40］中国研究型医院学会冲击波医学专业委员会. 中国骨肌疾病体外冲击波疗法指南（2019 年版）［J］. 中国医学前沿杂志（电子版），2019，11（4）：1-10+6.

［41］瞿润东，孙伟. 国际医学冲击波学会 2021 诊疗共识在骨骼、肌肉系统疾病治疗中应用的解读［J］. 中华全科医师杂志，2022，21（9）：826-830.

[42] International Society for Medical Shockwave Treatment.Consensus statement on ESWT indications and contraindications [EB/OL] . (2016-10-12) [2022–07–25] . https：//shockwavetherapy.org/wp-content/uploads/2023/11/ISMST-consensus-statement-on-indications-and-contraindications-20161012-final.pdf.

[43] 燕铁斌 . 物理治疗学 [M] . 北京：人民卫生出版社，2018.

[44] 陈文华，余波 . 软组织贴扎技术基础与实践——肌内效贴实用诊疗技术图解 [M] . 上海：上海科学技术出版社，2017.

第三章

职业性肌肉骨骼疾患

第一节　腕管综合征

一、概述

腕管综合征是正中神经在腕关节到手部通过腕管内持续性或间歇性受压而表现出的一组症状和体征，是最常见的周围神经卡压疾病。腕管内神经压力的增加可能会导致与正中神经分布相对应的手部进行性感觉和运动障碍，最终导致疼痛，严重的可导致功能丧失。腕管综合征常见的职业风险是频繁的重复性工作，尤其是手和手腕的重复运动、手传振动、直接压力和手腕的极端姿势。重复的手和手腕运动可以根据不同的因素进行分类，例如：与手或手腕有关的任务的频率或持续时间、工作时间与恢复时间的比率、重复性活动时间占工作时间的百分比，以及在限定时间内完成的工作量等。职业性腕管综合征仅限于长时间腕部重复作业或用力作业的制造业工人。

腕管位于掌长肌腱下方和屈肌肌腱前方（图 3-1-1）[1]。腕管综合征是指腕管受压而尺寸减小或腕管内结构肿胀、压迫，导致神经缺血、神经传导受损及相应症状。女性腕管综合征的发生率是男性的 3 倍，常见于 45～54 岁人群[2]。其手术治疗预后欠佳。

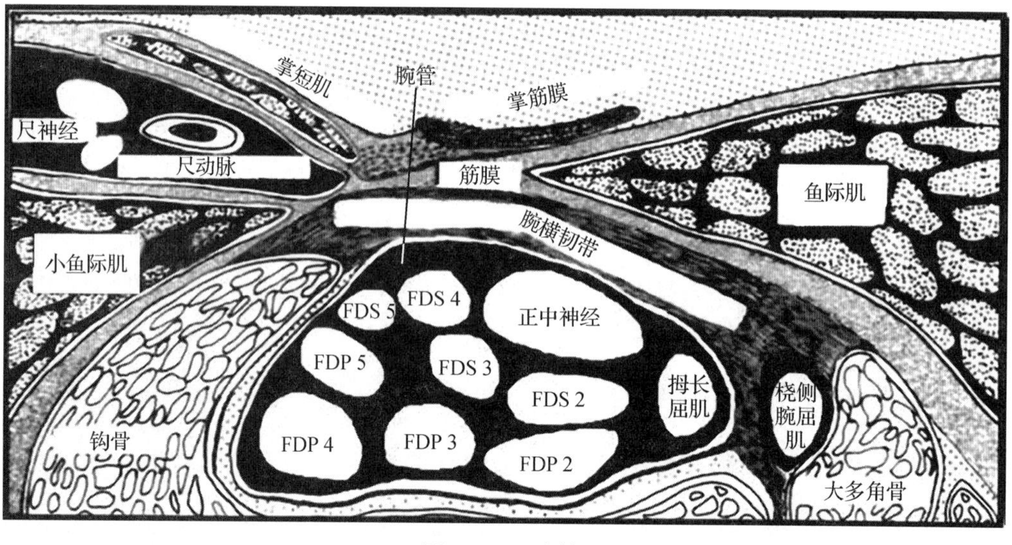

图 3-1-1　腕管

FDP 2：指深屈肌第 2 指；FDP 3：指深屈肌第 3 指；FDP 4：指深屈肌第 4 指；FDP 5：指深屈肌第 5 指；FDS 2：指浅屈肌第 2 指；FDS 3：指浅屈肌第 3 指；FDS 4：指浅屈肌第 4 指；FDS 5：指浅屈肌第 5 指。

1. 诊断标准

（1）体征和症状：拇指、示指、中指和环指桡侧部分的正中神经分布区麻木、刺痛和疼痛。手腕无力可延伸到受刺痛影响的手指，疼痛可能会沿着手臂延伸到肩膀。

症状间歇性发生在夜间或早上醒来时，可通过揉握手或手腕来缓解。患者常感到双手肿胀和冷热异常。若治疗不及时，会进展为肌肉功能障碍。

（2）检查：刺激性测试，如神经干叩击试验（Tinel test）和腕掌屈试验（Phalen test）[2-3] 通常会在正中神经分布上重现症状。感觉测试可显示受累手指的感觉受损[2]（图 3-1-2，图 3-1-3）。

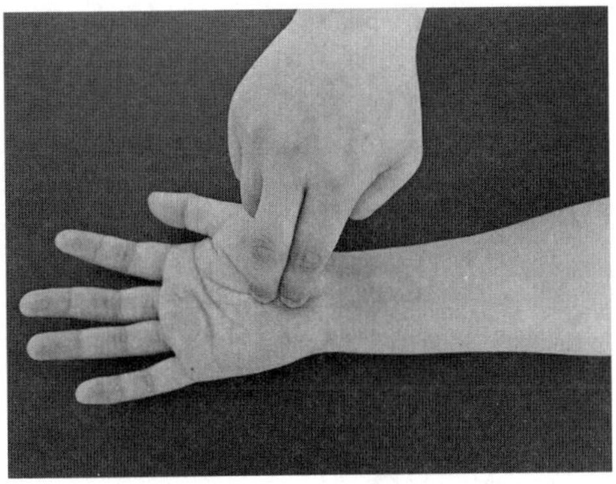

图 3-1-2　神经干叩击试验

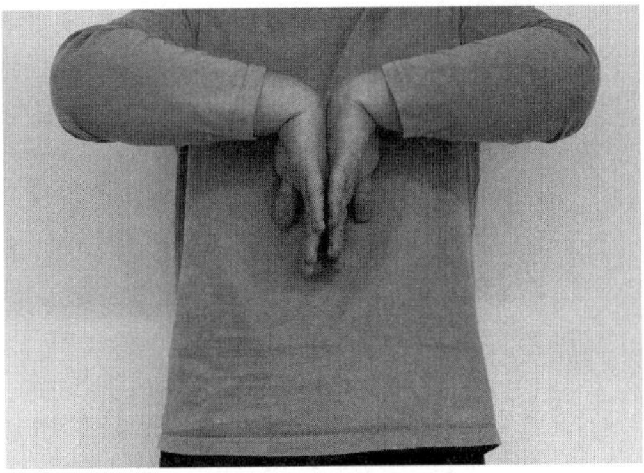

图 3-1-3　腕掌屈试验

2. 辅助检查

（1）肌电图：正中神经在腕部以下右侧拇指和中指感觉传导速度减慢和诱发的反应电位潜伏期相对延长。

（2）超声检查：右侧腕部区域正中神经弥漫性增粗，回声减低，神经纹理较为模糊，豌豆骨水平横切面约 11 mm^2。

3. 鉴别诊断

（1）神经根型颈椎病：此时应注意腕管综合征的体征在腕以远，而神经根型颈椎病的损害除手指外，尚有前臂屈肌运动障碍，腕掌屈试验及腕部神经干叩击试验均为阴性。电生理检查两者有明显的区别。

（2）尺神经损伤：①皮肤感觉障碍一般限于手的尺侧半面，有时包括腕的尺侧。②骨间肌、拇收肌、小鱼际肌群肌肉萎缩。③骨间肌麻痹，手指不能外展与内收。④手指的夹力减弱或消失，小指常处于外展位，而不能与环指并拢。⑤掌指关节过伸，指间关节屈曲，状似鹰爪（“爪形手”畸形）。尺神经损伤在肘部时，除上述症状外，前臂屈肌尺侧部分轻度萎缩，屈腕肌力减弱，并伴桡偏手。

（3）桡神经损伤：皮肤感觉障碍一般限于手背桡侧半、桡侧两个半指、上臂及前臂后部。常有腕下垂、拇指及各手指下垂、不能伸掌指关节、前臂有旋前畸形、不能旋后、拇指内收畸形等表现。

（4）腕部外伤：腕部一般有明确的外伤史，局部有软组织肿胀，皮肤出现淤血或破损，局部可能有压痛明显。

4. 暴露评估　职业史仅限于长时间腕部重复作业或用力作业的制造业工人。正常受试者暴露于手传振动 30 min 后即出现振动触觉感知阈值的临时阈值偏移，但与暴露加速度、振幅和频率有关。最小暴露时间为数月。最大潜伏期：工作活动中反复用力弯曲手腕 30 天；长期接触手传振动的工作活动，停止接触振动 2 年内[4]。

二、治疗原则与方法

1. 治疗原则

（1）轻度：偶尔发生麻木，可以尝试封闭治疗。

（2）中度：经常发生麻木，保守治疗或手术治疗。

（3）重度：持续麻木、肌肉萎缩或力弱，手术治疗。

2. 常见治疗方法

（1）支具：使用数日后 80% 的症状可缓解，缩短感觉潜伏期。中立位的支具效果最好。

（2）非甾体抗炎药：没有证据显示可缓解症状。

（3）口服类固醇类药物：可缓解症状，但药物副作用受争议。

（4）类固醇类药物注射：在腕横纹水平，掌长肌尺侧注射 2 ml 药液（1 ml 利多卡因注射液，1 ml 类固醇类药物注射液）。75% 的患者治疗后症状可缓解，但 1 年内出现复发。如果注射前患者的症状持续时间不足 1 年，约 40% 的患者在注射治疗后症状消失，两点辨别试验正常，没有失神经支配现象，运动或感觉潜伏期仅 1～2 s。

（5）内镜下腕管松解：最常见的并发症是腕横韧带松解不彻底，相比切开手术，此方法治疗的患者恢复工作的时间早 2 周[5]。

（6）标准的腕管松解手术：患者在数日内疼痛缓解，术后 6 周捏力恢复至术前水平，术后 3 个月握力恢复至术前水平。

（7）腕管松解术后翻修：只有 25% 的患者经治疗后出现症状缓解。如果术中发现腕横韧带松解不彻底，则术后效果较好。

3. 外科手术治疗

（1）手术指征：小切口或内镜手术失败；夜间痛，类固醇类药物注射治疗后疼痛无缓解；对于严重的合并肌肉萎缩和感觉异常的晚期患者，手术效果难以预测，因为神经内膜可发生纤维化。

（2）腕管松解手术：区域阻滞，然后阻滞切口部位；切口与屈曲的环指在同一直线，远端不超过虎口水平，近端不超过远端腕横纹；正中神经掌侧皮支位于桡侧腕屈肌和掌长肌之间；从近端开始，将脂肪向尺侧拉开；然后在腕横韧带切开一个入口；置入器械将腕横韧带表面和底面的粘连组织推开；用剪刀将腕横韧带近端切断；将腕横韧带纤维拉向尺侧，继续向远端切开；到达腕横韧带远端时，可看到脂肪组织，掌深弓位于其内（掌浅弓主要由尺动脉供血，在更远端；掌深弓位于掌浅弓近端，主要由桡动脉供血）；将腕横韧带的桡侧半缝到尺侧的掌腱膜，可将一些保护性的脂肪组织推进腕管；术后用支具固定 7～10 天；手术治疗后还需配合营养神经的药物治疗，如甲钴胺片、依帕司他片等，有助于康复。

三、防护指导

腕管综合征是由正中神经受压所致的疾病，患者常有重复的手腕运动或手传振动职业史，如手动装配、包裹分拣、打字等。患者在工作中过度使用手持式振动工具可能会促进腕管综合征的发展。

因此，预防腕管综合征的方式包括：应尽量减少手和手腕的高度重复性活动的时间，并与其他工作交替进行。条件允许情况下，使用机械化辅助设备可避免或降低风险。具有重大风险的工作活动可通过使用工效学工具进行评估。测量工作场所手腕或手重复性活动次数、评估手腕或手的极端姿势所花费的时间以及评估施加的力，可以提供有价值的信息。对疑似患者进行职业健康评估，必要时应调整其工作岗位。采取有效措施前，受影响的人员不应返回同一工作岗位。发现一个或多个病例时需系统评估和采取相应措施，降低其他人员发生疾病的可能性。手传振动可以通过使用配备系统的工具来避免或减少工人和工具之间的振动耦合，或进行工作轮换减少接触时长。尽量选择低振动工具。手套和其他保暖衣物有助于保护接触振动的工人免受寒冷和潮湿条件的影响，维持血液循环。

四、康复指导

（一）运动训练

腕管综合征患者通常采用腕关节屈伸、转动以及手指和前臂的训练。但是建议患者在恢复期间应避免过度运动，过度运动会导致肌腱反复在腕管内拉伸，造成局部水肿。患者可抬高患肢以减少局部水肿[6]。常见的运动训练如下。

1. 腕关节的背伸练习　患者站在桌子旁边，将手腕掌侧朝向桌子进行背伸训练，每组完成 25 个动作，每次 2 组，一天 2 次。

2. 腕关节的屈曲练习　患者手拿一瓶水，进行腕关节的屈曲训练，每组完成 20 个动作，每次 3 组，一天 2 次。

3. 腕关节的拉伸练习　患者用另一只手扶住训练手，进行相应的前伸和后屈的训练，每组完成 25 个动作，每次 2 组，一天 2 次。

4. 指屈肌肌腱的滑动练习　患者用 5 个手指撑起一个橡皮筋，然后不断地张开收缩，每组完成 25 个动作，每次 2 组，一天 2 次。

5. 腕关节转动练习　患者顺时针和逆时针方向转动手腕各 25 下，一天 2 次。

6. 负重练习　患者手握负重的水瓶，先手掌向上握水瓶，做从自然下垂到向上抬起动作，然后放下，再做从下到上的运动，各 25 次，以锻炼腕屈肌。可以通过调节水瓶中的水量调节负重量。

7. 握拳练习 患者吸气用力握拳后用力吐气，同时急速依次伸开小指、环指、中指、示指、拇指，左右手各做10次。

8. 手精细功能训练 患者可进行如对指、侧捏、柱形持握、写字、握球，以及捡乒乓球、玻璃球、豆子等训练，一天2次，每次20 min。

9. 日常生活活动能力训练 患者可进行洗漱、进餐、更衣等训练，每日2～3次，每次20～30 min。

应特别注意，训练的具体内容因人而异，需要循序渐进，同时注意在无痛的原则下训练。

（二）康复评定

训练前后都需要对患者的手功能进行评定，以了解训练的效果并指导进一步的训练方案，相关的评定方法包括Carroll手功能评定、Jebsen手功能测试、Sollerman手ADL能力测试、腕管（正中神经）丧失功能评估表等。

1. Carroll手功能评定 Carroll手功能评定又称上肢功能测试，是由美国巴尔的摩大学（University of Baltimore）康复医学部D. Carroll博士研究制定的。他将与日常生活活动有关的上肢动作分成6大类，共33项。Ⅰ～Ⅳ类主要是评定手的抓握和对捏的功能，Ⅴ类、Ⅵ类主要是评定整个上肢的功能和协调性。

（1）评定内容：包括抓握、握、侧捏、捏、放置、旋前和旋后6项内容（表3-1-1）。

表3-1-1 Carroll手功能评定表

分类	方法	实验用品规格	重量（g）
Ⅰ. 抓握	1. 抓起正方体木块	10 cm × 10 cm × 10 cm	576
	2. 抓起正方体木块	7.5 cm × 7.5 cm × 7.5 cm	243
	3. 抓起正方体木块	5 cm × 5 cm × 5 cm	72
	4. 抓起正方体木块	2.5 cm × 2.5 cm × 2.5 cm	9
Ⅱ. 握	5. 握圆柱体	直径4 cm，长15 cm	500
	6. 握圆柱体	直径2.2 cm，长10 cm	125
Ⅲ. 侧捏	7. 用拇指与示指侧捏起石板条	11 cm × 2.5 cm × 1 cm	61
Ⅳ. 捏	8. 捏起木球	直径7.5 cm	100
	9～24. 分别用拇指与示指、中指、环指和小指捏起4个不同大小的玻璃球或钢珠	直径≥1.6 cm	6.3
		直径≥1.1 cm	6.6
		直径≥0.6 cm	1.0
		直径≥0.4 cm	0.34
Ⅴ. 放置	25. 把一个钢垫圈套在钉子上	外径3.5 cm，内径1.5 cm，厚≥0.25 cm	14.5
	26. 把熨斗放在架子上		2730

续表

分类	方法	实验用品规格	重量（g）
Ⅵ. 旋前和旋后	27. 把壶里的水倒进一个杯子里	2.84 L	
	28. 把杯里的水倒进另一个杯子里（旋前）	≥ 273 ml	
	29. 把杯里的水倒进前一个杯子里（旋后）	≥ 273 ml	
	30. 把手依次放在头后		
	31. 把手放在头顶		
	32. 把手放在嘴上		
	33. 写出自己的名字		

（2）评分标准：分为 4 个等级。① 0 分：全部活动不能完成，包括将物品推出其原来位置、推出板外、推到桌上，或能拿起笔，但写不出可以辨认的字。② 1 分：只能完成一部分活动：能拿起物品，但放不到指定位置上；在 27、28 项中能拿起水壶和杯子，但不能倒水等。③ 2 分：能完成活动，但动作较慢或笨拙。④ 3 分：能正常完成活动。

将各项按上述评分标准评分，所得分数相加后计算总分，判断上肢功能（表 3-1-2）。

表 3-1-2　Carroll 上肢功能测试评定标准

功能级	分值	功能级	分值
微弱	0 ~ 25	功能不完全	76 ~ 89
很差	26 ~ 50	完全有功能	90 ~ 98
差	51 ~ 75	功能达最大	99（利手）、96（非利手）

2. Jebsen 手功能测试　该测试由写字、翻卡片、拾起小物品放入容器内、模仿进食、堆放棋子、移动大而轻的物品和移动大而重的物品 7 个项目组成。测试者记录受试者完成每项活动所需要的时间，可分别按年龄、性别、利手和非利手测试结果查正常值表判断是否正常。

3. Sollerman 手 ADL 能力测试　该测试是 20 世纪 80 年代由瑞典的 Sollerman 提出的，主要测试手完成 20 种日常生活活动（ADL）的能力（表 3-1-3）。左右手分别测试，评定标准是患者完成 20 项活动所需要的时间及操作中应用何种捏握方式。

4. 腕管（正中神经）丧失功能评估　该方法由 Levine 等开发，评定内容是询问患者在过去 2 周内症状的 24 h 变化情况，计分方法是把症状严重程度和功能状况两部分各计算出平均值，较低的值表示情况较好，较高的值则表示情况较差。

（1）症状严重程度：患者在过去 2 周内最典型的以 24 h 为周期的症状特点，如表 3-1-4 所示，请选出最佳答案并勾出。

（2）功能状况：患者在过去 2 周内典型的手或腕部症状是否使患者做表 3-1-5 所示的活动有困难？请勾出能最恰当描述做这些活动能力的数字。

表 3-1-3 Sollerman 手 ADL 能力测试项目

序号	项目	序号	项目
1	将钥匙插入锁	11	切模拟的肉片
2	拾起硬币并放入钱包内	12	戴上半截露指的连指手套（拇指分开）
3	从钱包内取出硬币	13	用笔写字
4	开、关拉锁	14	折信纸并放入信封内
5	拿起方木	15	夹上纸夹子
6	拿起熨斗	16	拿起电话听筒
7	用螺丝刀上螺丝	17	转动门把手
8	在螺栓上套上螺母	18	将无把手的罐里的水倒入杯中
9	在水平放置的广口瓶上取下瓶盖	19	将有把手的罐里的水倒入杯中
10	扣上 4 个扣子	20	将杯中的水倒入罐里

表 3-1-4 症状严重程度测试表

你的手或腕部夜间的疼痛有多严重？ 1. 没有疼痛发作 2. 轻度 3. 中度 4. 严重 5. 很严重	你的手或腕部有无力的症状吗？ 1. 没有 2. 轻度 3. 中度 4. 严重 5. 很严重
最典型的夜间手或腕部疼痛发作时，痛醒的频率是多少？ 1. 从不 2. 偶尔 3. 2 次或 3 次 4. 4 次或 5 次 5. 多于 5 次	你的手或腕部有刺痛的感觉吗？ 1. 没有 2. 轻度 3. 中度 4. 严重 5. 很严重
白天是否有典型的手或腕部疼痛发作？ 1. 没有疼痛发作 2. 轻度 3. 中度 4. 严重 5. 很严重	夜间麻木或刺痛有多严重？ 1. 没有麻木或刺痛 2. 轻度 3. 中度 4. 严重 5. 很严重
白天手或腕部的疼痛发作频率是多少？ 1. 从不 2. 1 次或 2 次 3. 3～5 次 4. 多于 5 次 5. 持续性疼痛	在过去 2 周内典型的无力或刺痛发作使入睡的你醒来的频率是多少？ 1. 从不 2. 偶尔 3. 1～3 次 4. 4 次或 5 次 5. 多于 5 次

续表

白天疼痛发作的平均持续时间是多少？ 1. 从不 2. 少于 10 min 3. 10～60 min 4. 大于 1 h 5. 白天持续疼痛	你抓住和使用小的物件有困难吗？例如钥匙或钢笔。 1. 没有困难 2. 轻度困难 3. 中度困难 4. 很困难 5. 非常困难
你的手部有麻木感吗？ 1. 没有 2. 轻度 3. 中度 4. 严重 5. 很严重	

表 3-1-5　功能状况测试表

活动	评分标准				
	没有困难	轻度困难	中度困难	很困难	非常困难
书写	1	2	3	4	5
系扣子	1	2	3	4	5
拿一本书阅读	1	2	3	4	5
握住电话听筒	1	2	3	4	5
拧开罐子盖	1	2	3	4	5
做家务活	1	2	3	4	5
提食品袋	1	2	3	4	5
洗澡、穿衣服	1	2	3	4	5

五、案例分享

（一）病例摘要

患者，男性，45 岁，软件程序员，主因“右手示指、中指麻木不适 6 周”入院就诊。患者自诉在 6 周前，无明显诱因出现右手示指、中指麻木不适，劳累后症状加重，休息后可缓解，症状逐渐扩展到右手拇指，夜间更明显。经骨科诊断为“腕管综合征”，并行腕管切开减压术，自觉术后手指麻木感减轻。查体：生命体征正常，查体合作，神清，步入病房，脊柱四肢无畸形，右手大鱼际肌轻度萎缩，右拇指、示指、中指及环指桡侧皮肤痛觉减退，右手拇指外展、对掌无力，腕部神经干叩击试验阳性（Tinel 征阳性），腕掌屈试验阳性（Phalen 征阳性）。辅助检查：腕部以下正中神经感觉传导速度减慢，运动潜伏期延长。超声检查示右腕部正中神经弥漫性增粗，回声减低。

（二）病例分析

1. 病史采集 患者中年男性，软件程序员，病程6周。主要症状表现为右手示指、中指麻木不适，劳累后症状加重，休息后可缓解，症状逐渐扩展到右手拇指，夜间更明显。行腕管切开减压术治疗，自觉术后手指麻木感减轻。

2. 康复评定

（1）体格检查：正中神经支配区，右手大鱼际肌轻度萎缩，右手拇指、示指、中指及环指桡侧皮肤痛觉减退，右手拇指外展、对掌无力。特殊检查：腕部Tinel征阳性，Phalen征阳性。

（2）辅助检查：腕部以下正中神经感觉传导速度减慢，运动潜伏期延长。超声检查示右腕部正中神经弥漫性增粗，回声减低。

（3）波士顿腕管综合征问卷：4分。

（4）Barthel指数：90分。

3. 康复诊断 结合病史、体格检查、辅助检查、康复评定结果，诊断为：①腕管综合征；正中神经不完全性损伤；运动功能障碍；感觉功能障碍；日常生活活动能力缺陷；社会参与能力减退。②腕管切开减压术后。

（三）康复目标

1. 近期目标 缓解手指的麻木、疼痛症状，改善手部肌力。

2. 远期目标 恢复正常手功能，改变工作和生活方式，改善参与能力，回归工作岗位。

（四）康复措施

1. 物理因子治疗 激光、石蜡、微波、超声波等疗法。

2. 运动治疗

（1）手指关节训练：症状减轻时练习指关节伸屈、腕伸展及前臂旋转活动。

（2）手部肌腱滑动训练：五指伸直；钩状屈曲；掌指关节、近指间关节屈曲，远指间关节伸直；示指、中指、环指掌指关节屈曲；前臂伸直握拳。

（3）手部正中神经滑动训练：手指伸直，握拳，腕关节背伸，拇指背伸，前臂旋后，健手轻柔牵伸拇指。注意事项：训练过程中避免腕关节过度屈伸活动，因为腕关节过度屈伸会增加对正中神经的挤压或牵拉。

3. 作业治疗 主要进行手精细功能训练及ADL训练，如对指、侧捏、写字、握球、捡玻璃球、洗漱、进餐、穿衣等。

4. 康复辅具 症状明显时佩戴夹板保护腕关节于轻度背伸位1～2周，后期可使用护腕等。

5. 药物治疗

（1）该患者为正中神经不完全性损伤，应予以神经营养药物治疗。如伴有疼痛，可加用非甾体抗炎药。

（2）采用类固醇类药物局部注射，如甲泼尼龙，适用于轻中度腕管综合征，或其他保守治疗无效的患者。

6. 职业康复及环境改造

（1）该患者为软件程序员，工作中应注意正确使用鼠标，使手腕在工作中处于正常的生物力学状态，建议用带软性掌托的鼠标垫，如果需要长时间使用键盘，注意调整座位高度，使前臂和键盘处于同一高度，避免垂腕敲打键盘等。同时注意手部休息，避免连续工作。

（2）该患者为右利手，可在加强利手交换训练的同时对家居环境进行相应改造，如调整橱柜高度、工具摆放位置等，以利于患者取用及操作，避免增加腕管内压力。

7. 康复宣教　主要进行健康宣教，指导患者注意患部保暖，尽量避免长时间重复手的某个动作或长时间将手放在坚硬物体表面，有规律地适量全身运动也是预防腕管综合征的良好方法。症状严重者应注意局部休息，必要时佩戴支具或夹板保护。

（喇高燕）

第二节　髌前滑囊炎

一、概述

（一）膝关节周围滑囊解剖及滑囊炎

人体全身上下遍布着超过150个滑囊，有些位置表浅，易于受到损伤；另一些则比较深，能得到更好的保护。滑囊是一种胶冻状、柔软有弹性的囊样结构，多存在于体内坚韧结构的两个摩擦面之间，滑囊壁分内外两层，外层为薄而致密的纤维结缔组织，内层为滑膜内皮细胞。有分泌滑液的功能。囊腔为裂隙状，内含少量滑液，正常滑液多为黄色的黏稠液体，可以增加润滑、减少摩擦、减轻压力、促进运动的灵活性。当有炎症时，滑液则渗出增多，出现肿胀、疼痛。

滑囊炎分为急性和慢性两类。急性者囊壁发生炎性反应，滑液分泌增加，同时有液体渗出，使滑囊膨大，多为血性；慢性者囊壁水肿、肥厚，或纤维化滑膜增生呈绒毛状。滑囊炎时可出现滑膜衬里层的增厚和增生、滑囊粘连、绒毛形成、小息肉以及碳酸钙的沉积。这可能是由反复应力、感染、自身免疫性疾病或外伤引起，若位于表面，则主要诊断结果为局部疼痛、滑囊触痛和肿胀[7]。

膝关节的周围有许多滑囊，位于膝关节髌骨前方的滑囊有3个（图3-2-1）：髌前皮下囊，在皮下与深筋膜之间，不与关节囊相通，是膝部易患病的滑囊之一；髌前腱下囊，在股四头肌腱与髌骨之间；髌前筋膜下囊，在阔筋膜与股四头肌腱之间。在膝前急慢性创伤时易受累及，尤以前者多见，临床多表现为前膝肿痛。

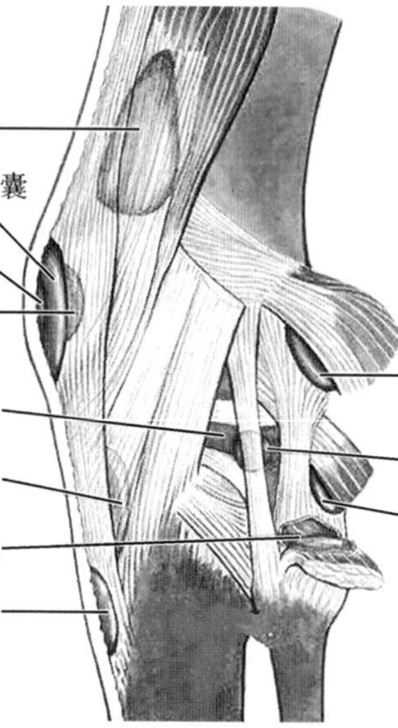

图 3-2-1　膝关节周围滑囊

（二）髌前滑囊炎的流行病学和致病原因

髌前滑囊炎和鹰嘴滑囊炎是临床常见疾病，年发病率最低为 10/100 000，主要影响 40～60 岁的男性患者（80%）。大约 1/3 的病例是化脓性滑囊炎（suppurative bursitis，SB），2/3 的病例是非化脓性滑囊炎（nonsuppurative bursitis，NSB）[8]。

髌前滑囊炎常见的致病原因有：急性或慢性外伤；急性或慢性化脓感染；低毒性炎症如痛风、结核、类风湿性关节炎等。一般根据临床表现和滑囊内容物的特点分为感染性炎症和非感染性炎症，有助于临床治疗、预防。创伤性损伤被认为是非感染性滑囊炎的主要致病因素，分为急性损伤和慢性损伤。慢性损伤较为多见，是由长期、持续、反复、集中和力量稍大的摩擦引起，多发生于长期跪姿工作的人群[9]。有学者发现髌前滑囊炎多发生于长期在 25～90 cm 厚的极薄煤层工作的矿工中，他们发病时间最短的是参加工作后 2 个月，最长为 3 年。可见矿工肘膝部在长期、持续反复的压迫摩擦下首先发生滑囊炎，之后随着工龄的增长、爬行距离和压磨时间的增多而加重皮肤和骨关节的慢性损伤，与一般滑囊炎迥然不同。因此有学者建议将此种情况称为“矿工肘膝综合征”[10]。

髌前滑囊炎也多见于一些职业运动员，如摔跤运动员、足球运动员、排球运动员、冰球运动员等。有研究报道髌前滑囊炎是运动员膝部最常见的损伤。与其他关节损伤相比，其大多数发生在赛季间歇期，隐匿发病，直接的压迫摩擦是主要的致病原因。有研究人员发现如果摔跤运动员没有髌前滑囊炎病史，关节损伤的预后要相对好一些。

在慢性损伤性滑囊炎初期，由于血性渗出液导致滑囊膨胀，之后出现急性炎症改变，滑囊水肿、充血、增厚或呈绒毛状，囊壁增厚和纤维化，有大量纤维蛋白凝集物附着。光镜下可见中性粒细胞、淋巴细胞浸润。有研究认为滑囊壁的病理变化可以减低其预防机制，导致疾病更易于复发。滑囊急性损伤有两种情况，一是慢性损伤引起的急性发作，滑囊水肿，呈急性损伤性炎性变化，滑囊积液淡黄透明。二是因一次偶然的急性外伤后发生，滑囊积液常是血性，色淡红。

感染性滑囊炎发病相对较少，但易累及髌前滑囊。其致病菌主要有金黄色葡萄球菌、链球菌、肺炎球菌，其中金黄色葡萄球菌占80%，厌氧菌和结核杆菌少见。有研究认为金黄色葡萄球菌感染的滑囊炎与非金黄色葡萄球菌感染相比，具有明显的季节性，夏季多发。导致化脓性滑囊炎的潜在危险因素包括创伤、长期机械性刺激、激素治疗、酗酒、痛风、类风湿性关节炎、肾功能不全等。有研究认为金黄色葡萄球菌感染可能是直接注射引起的，因为滑囊血液供应较差，从远处感染灶带来的血源性感染机会较少。研究人员将患者分为两组，一组免疫功能正常，而另一组则为酒精摄入或激素治疗引起的免疫功能受损。发现两组患者在临床表现、感染的细菌谱和对治疗的反应无显著差别，但后者达到无菌的时间大约是前者的3倍。感染性滑囊炎与非感染性滑囊炎相比，疼痛剧烈，且肿块表面皮肤有发红发热的表现，往往伴有滑囊周围软组织炎，穿刺可抽出脓液，有的伴有邻近关节或筋膜间隙的无菌性渗出。

经典的Housemaid’s膝（女仆膝）是慢性劳损性疾病，为长期跪姿等造成的髌前滑囊过度使用的结果。Housemaid’s膝的滑囊炎多为无菌性的，感染性的较少。近年来，有些学者将直接创伤等所致的髌前滑囊炎也纳入广义的Housemaid’s膝概念之中[11-12]。长时间跪姿所致髌前滑囊炎，主要症状就是膝盖前方的疼痛、局部常肿胀或有时伴其他炎性征象；症状可以持续数月，且经常反复发作，每次发作可持续数天至数周；导致关节活动范围受限、肌肉萎缩，最终由于疼痛和膝关节功能障碍导致严重的日常生活活动障碍；长时间的慢性疼痛也有可能会导致躯体化障碍、焦虑、抑郁等症状，最终使患者难以参加工作和娱乐活动等。

（三）髌前滑囊炎的症状体征

髌前滑囊炎的典型表现为：疼痛、局部肿胀和膝盖发红；可见滑囊波动；患者通常难以行走和跪下；触诊时髌骨压痛，膝关节的弯曲范围可正常且无痛，但滑囊受压会出现极度弯曲。严重患者可见髌骨下方波动性水肿、起皱和屈曲程度降低，部分患者可出现轻微的滑囊周围水肿、发热和红斑。

（四）髌前滑囊炎的临床诊断

髌前滑囊炎的诊断主要根据主诉及查体，先区分关节内外，再辨别疼痛部位，可以进行鉴别诊断。X 线检查难以显示滑囊内的病变情况，而 CT、MRI 检查可对该病做出诊断。如果 X 线检查见髌骨前肿胀，通过 CT 检查就可见明显的改变，因此可以将 CT 检查作为髌前滑囊炎的检查方法之一。而 MRI 检查在确认囊性病变的性质、评估对关节和周围组织的解剖关系，并进行鉴别诊断的意义重大。有研究报道，经典的髌前滑囊炎 MRI 检查表现为：髌前皮下与髌骨间的扁圆形影，病变大小不等，可有线状分隔，病灶周围可伴线状或不规则状的淋巴水肿；病变信号多呈水样，合并感染、出血或蛋白质、脂类等成分较多者信号可较为混杂；MRI 轴位病变的两侧横向范围显示较佳，而矢状位对上下范围显示较佳[8]。MRI 脂肪抑制序列可抑制皮下脂肪信号，呈高信号的病灶显示更为清晰（图 3-2-2）。

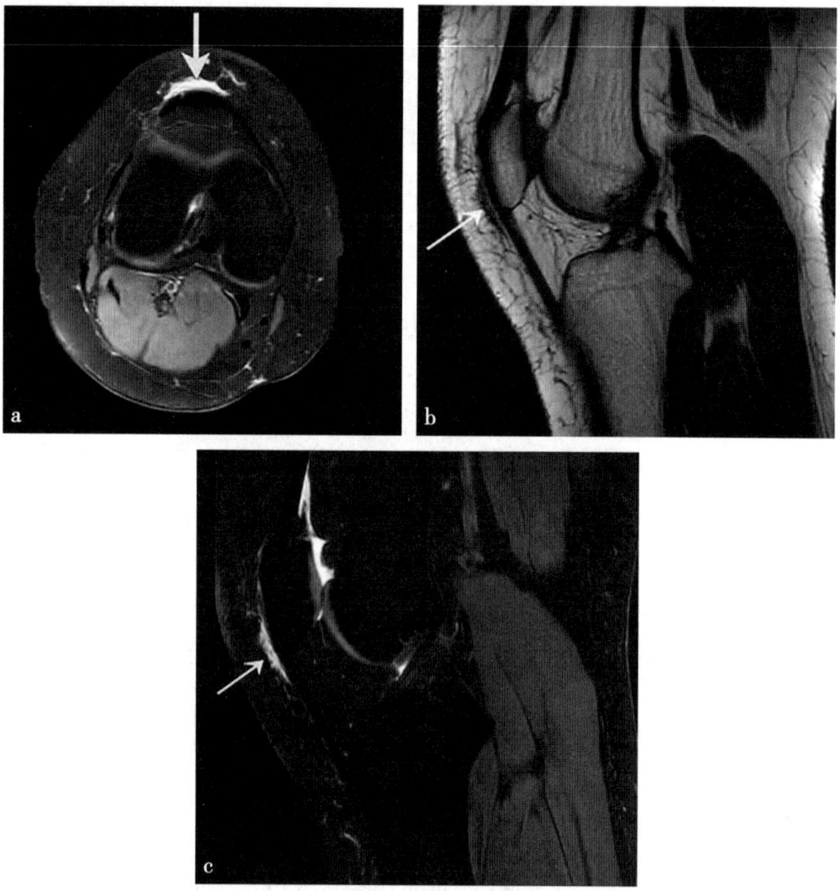

图 3-2-2 一位 21 岁髌前滑囊炎患者的 MRI 表现

a. 轴位 PD-SPAIR 序列图像；b. 矢状位 T1WI 序列图像；c. 矢状位 PD-SPAIR 序列图像。

临床上髌前滑囊炎主要与引起前膝肿胀的软组织创伤、关节内外感染、炎症性关节病、髌腱炎、髌股关节疼痛综合征、膝关节骨关节炎、胫骨粗隆骨软骨病、髌骨骨折及良恶性肿瘤等相鉴别[12, 13]。通过 MRI 主要鉴别诊断如下：①化脓性关节炎：关节腔明显肿胀积液，可有关节面破坏，伴膝关节皮下弥漫性肿胀；②皮下蜂窝织炎：为累及皮下表浅范围的较广泛积液肿胀，边界多较模糊；③ Morel-Lavallée 病：为皮肤、皮下组织与筋膜剥脱形成闭合性腔隙，内为液性或血性，含特征性的脂肪滴多可诊断，且病灶非位于髌前囊特定解剖范围内可资鉴别；④关节结核：多迁延不愈，伴骨破坏及骨硬化；⑤滑膜血管瘤：多见于儿童及青年，是一种发生于滑膜的血管结构病变，好发于膝关节前方，髌上囊最为多见，病灶呈结节状或不规则形的肿块，T1WI 上与肌肉相比呈等低信号，T2WI 信号多样，典型者呈特征性"葡萄串"样，增强见迂曲脉管样强化；⑥膝关节骨性关节炎：多见于老年人群，其特点是骨质增生形成、关节间隙变窄和软骨缺失，MRI 检查显示滑膜肥厚、关节积液、关节旁骨质增生、软骨缺损、半月板挤压等。

由于临床使用 CT、MRI 检查的成本较高，加上肌骨超声在临床应用的深入开展，也有学者用 B 超检查髌前滑囊炎，用于辅助诊断（图 3-2-3）[14, 15]。通过对不同组织的回声成像，可以更直观地在各种体位下发现髌前滑囊的积液、滑膜及囊壁增厚和强回声光点等异常状态，同时可借助多普勒彩超观察滑膜及囊壁的血流信号等，以观察髌前滑囊炎的炎症状态及结构改变等。

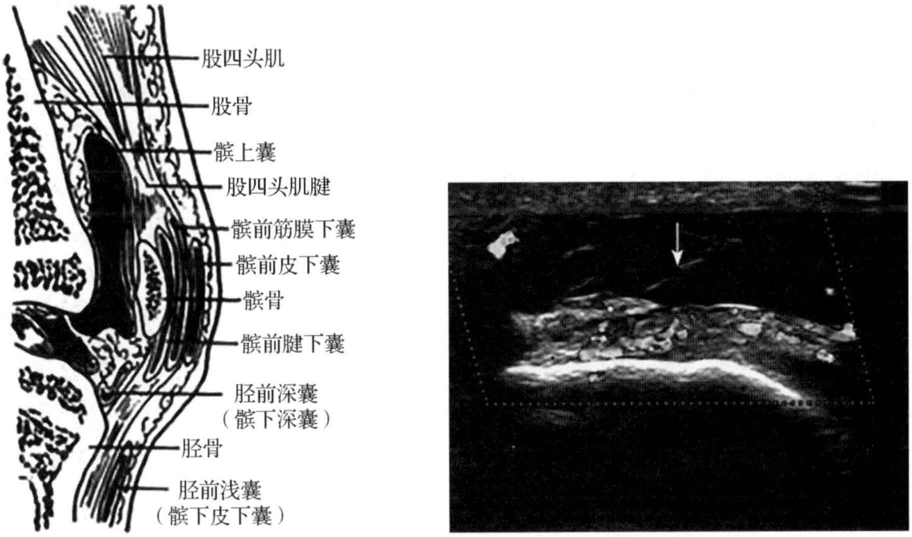

图 3-2-3　髌前滑囊示意图和髌前滑囊积液

可见分割、囊壁增厚，血流信号丰富。

二、治疗原则与方法

研究结果显示，在大多数情况下对于常见的长期跪姿造成的髌前滑囊炎以保守治疗为主。临床常用治疗措施主要是物理治疗、中医治疗、非甾体抗炎药、滑囊积液抽吸、滑囊内类固醇类药物注射、手术切开引流或滑囊切除术等方案。Sebastian F. Baumbach 等[16]学者通过荟萃分析得出结论，现有证据不支持对化脓性髌前滑囊炎立即进行滑囊切除术的理论，化脓性滑囊炎（SB）和非化脓性滑囊炎（NSB）的一般治疗措施包括滑囊积液抽吸、非甾体抗炎药和PRICE原则（P，protect，保护；R，rest，休息；I，ice，冰敷；C，compression，加压包扎；E，elevation，抬高）。对于确诊NSB且运动或职业需求较高的患者，可进行滑囊内类固醇类药物注射；对于SB患者，应开始抗生素治疗。手术治疗，即切开、引流或滑囊切除术，应仅限于重度、难治性或慢性或复发性病例。在SB和NSB患者进行基于滑囊抽吸物的鉴别后，应采用保守治疗方案[17-19]。

大多数急性病例对保守治疗有效，对慢性病例偶尔也可考虑类固醇类药物注射治疗。对于顽固性患者，可以考虑硬化治疗（使用波利多醇、高渗盐水或其他）和滑囊切除术；对于最初保守治疗效果不佳的外伤性滑囊炎，可考虑关节镜治疗等。

（一）物理治疗

1. 对于软组织损伤，英国运动医学期刊（*British Journal of Sports Medicin*，*BJSM*）提出了PEACE & LOVE原则。在损伤的急性期适用PEACE原则，即注意保护（P, protect）、抬高受伤部位（E，elevate）、避免消炎药（A，avoid anti-inflammatory modalities）、使用绷带或贴扎压迫（C，compress）、正确教育（E，educate），在受损的炎症急性期，我们可以通过休息、增加保护、减少压迫刺激、加压包扎等手段进行治疗。过了急性期，伤后康复部分适用LOVE原则，即适当负重（L，load）、保持乐观（O，optimism）、保持血液循环畅通（V，vascularisation）、运动训练（E，exercise），在此阶段，我们可以使用关节松动术、肌力训练、牵伸、运动训练等手段进行治疗。

2. 手法治疗的应用，要根据患者的膝关节疼痛、关节活动受限等问题进行针对性的关节松动术、股四头肌牵伸、筋膜手法等手段，以对症处理和缓解髌骨周围压力等。李天骄等学者通过研究验证股胫关节和髌股关节松动术可以有效改善髌骨周围疼痛、活动受限等问题，同时可以进行股四头肌肌力训练、股四头肌牵伸等治疗以提高膝关节周围肌力和膝关节整体的功能[20]。

3. 根据国内冲击波相关的专家共识，髌前滑囊炎为体外发散式冲击波的适应证。沙益辉等观察了冲击波配合关节运动手法治疗鹅足滑囊炎的临床疗效[21]。其纳入198例患者并采用随机数表法分成3组，即关节运动手法组、冲击波组、关节运动手法+冲击波组，结果显示3组患者的临床治疗均有效果，以关节运动手法+冲击波组治疗效果最明显。发散式冲击波治疗方法推荐的能流密度为低、中级，每次冲击1000～2000次，每次治疗间隔1～7天，3～5次为一疗程。

4. 曹茜等观察了超短波联合蜡疗治疗膝关节滑囊炎的临床效果及安全性[22]。其将病例分为治疗组60例和对照组60例，每组均给予超短波治疗，治疗组在此基础上加用蜡疗，治疗20天后比较两组的关节肿胀指数、关节压痛指数、晨僵时间等指标情况。结果发现治疗组治愈率66.7%，总有效率95.0%；对照组治愈率43.3%，总有效率70.0%，两组疗效差异有统计学意义（$P<0.05$），说明超短波联合蜡疗较不联合

蜡疗对膝关节滑囊炎的疗效更好，值得临床推广。

5. 可以使用超声波、经皮神经电刺激疗法等传统物理因子治疗手段进行针对性的疼痛、肿胀处理。

（二）中医治疗

临床中使用中药内服、中药外敷、针灸、推拿等手段治疗髌前滑囊炎。如针刺结合囊内注射治疗髌前、上滑囊炎，姜盐灸法治疗创伤性髌前滑囊炎，有利于膝关节消肿和功能恢复，且不易复发；铍针具有减轻张力压力、缓解疼痛、活血化瘀、改善病灶的微循环、抗炎、镇痛等功效，在治疗膝关节鹅足滑囊炎改善患者膝关节功能、减轻疼痛方面有良好的效果。孙建忠等报道使用点按、揉摩、捋顺、弹拨等推拿手法治疗膝关节滑囊炎，临床效果明显，患者花费较少。

（三）药物治疗

药物治疗包括非甾体抗炎药和非麻醉性镇痛药，对于局部的治疗，可用注射皮质类固醇类药物，通常安全有效。如有感染，最初应该给予有效的经验性抗生素，然后再根据细菌革兰氏染色和培养结果选择合适的抗生素。对于非败血症性急性滑囊炎，患者需暂时休息或患部制动，并大剂量应用非甾体抗炎药，有时可应用其他镇痛药。随着疼痛的消失，应增加物理治疗和自主运动，可以加速运动功能的恢复。

（四）穿刺引流和封闭治疗

超声引导下穿刺引流和封闭注射也是经典的治疗方法。国内外很多学者采用对滑囊炎进行超声引导下穿刺引流和注射醋酸泼尼松龙与利多卡因等封闭保守治疗，7 天 1 次，多数患者经过 3 次治疗可以治愈，尤其在治疗复发性非化脓性髌前滑囊炎方面具有实用性[17, 18]。

（五）硬化疗法

Charles H. Parker 报道对一名右髌前滑囊炎 8 个月伴有 1 个月疼痛和关节活动度丧失的患者进行硬化疗法，利用超声引导抽吸滑囊液，然后注射丝状试剂聚多卡醇。截至治疗 10 个月后，患者没有液体再增加，并且已恢复所有正常活动。该病例表明，硬化疗法在治疗复发性非化脓性髌前滑囊炎方面具有实用性。

（六）手术与关节镜治疗

对于非手术治疗无效、长期肿胀、积液或反复发作者应行手术切除滑囊，开放式滑囊切除术已被广泛采用。该术式的缺点是，因为滑囊长期发炎，覆盖滑囊皮肤与滑囊前壁常发生紧密粘连，剥离前壁时易损伤皮下血管、神经组织甚至将皮肤剥穿，造成皮肤缺血萎缩、感觉减退、与髌骨粘连，使膝关节运动受限，另外切口较大造成瘢痕形成伴触痛，有报道术后皮肤并发症发生率高达20%。有学者因此提出单纯切除滑囊后壁，保留前壁从而避免损伤滑囊表面的皮肤[19]。

随着关节镜技术的不断完善，关节镜已常规应用于非关节腔部位的手术，如肩胛下间隙、肩峰下间隙、腕管松解术等。关节镜下滑囊切除术已经在各地医疗机构逐渐开展起来，该术式可有效减少上述并发症，同时通过采用外侧切口避免损伤髌下神经。

三、防护指导

尽管不是所有类型的滑囊炎都可以预防，但通过改变做事的方式方法，在一定程度上可以降低患病风险和发作的严重性。因此，根据国内外专家的建议和相关资料，在临床中对患者可做如下指导。

1. 避免长时间保持跪姿 减少工人从事高度重复活动的工作时间，减少对膝盖的长期压力和膝盖区域的重复摩擦，可使用垫子减轻对膝盖的压力，降低髌前滑囊的压力。

2. 避免搬运重物 尽可能避免长时间搬运重物。提举重物时弯曲膝关节保持用力，会给膝、髋关节的滑囊带来额外压力。

3. 适度休息 尽可能保证劳累、重复性工作和休息交替进行，或交叉进行其他活动。

4. 控制体重 体重超重会给关节带来更大压力，尽管暂时没有关于体重过大会加重滑囊炎风险的研究，如果体重指数（BMI）≥ 24 kg/m^2，应考虑控制体重到BMI ＜24 kg/m^2。

5. 加强运动 强化肌肉可以帮助保护关节，尤其是膝关节股四头肌肌力训练。

6. 运动前热身 以保护关节在运动时不受损伤。

7. 注意膝关节保暖 添加衣物，佩戴护膝，局部热敷等。

四、运动处方（表3-2-1）

表3-2-1 髌前滑囊炎患者运动处方

运动目的	阶段1：减轻疼痛、消除炎症和恢复功能，同时提高关节的稳定性和肌肉力量，预防再次发生髌前滑囊炎 阶段2：帮助恢复关节的运动范围、改善身体姿态和平衡，并促进身体的代谢和循环，重返运动	
运动方式	呼吸训练	（1）深呼吸：患者深吸气，然后缓慢呼气，重复数次，可以帮助放松身体和减轻疼痛 （2）慢速腹式呼吸：患者平卧，手放在腹部，缓慢吸气，使腹部膨胀，然后缓慢呼气，使腹部收缩。重复数次可以改善呼吸节奏和深度 （3）胸式呼吸：患者站立或坐着，手放在侧腰，缓慢吸气，使肋骨向外张开，然后缓慢呼气，使肋骨向内收缩，重复数次

续表

运动方式	有氧训练	（1）游泳：水中运动对关节的冲击力比较小，同时也可以通过水的浮力来减轻关节的负担。建议选择自由泳、蛙泳等泳姿，避免使用蝶泳和仰泳等泳姿 （2）功率自行车：骑行可以有效锻炼下肢肌肉和心肺功能，同时对于膝关节的压力比较小。建议选择平路或者轻微上坡路段进行骑行，避免选择过于陡峭的上坡路段 （3）快走：可以有效提高心肺功能和有氧耐力，同时对于关节的冲击力也比较小。建议选择平路或者缓坡路段进行快走，避免选择过于陡峭的上坡路段 （4）椭圆机：是一种非常适合髌前滑囊炎患者的有氧训练器械，可以锻炼全身肌肉，同时对关节的冲击力也比较小
	平衡抗阻运动	（1）单腿站立：将重心集中于一条腿上，另一条腿弯曲抬起。尽可能地保持平稳的姿势，维持 15 ~ 30 s，然后换腿进行 （2）跑步机步行：将跑步机设置为缓慢的速度，将手放在扶手上，尽量避免使用上肢力量，让下肢独立地移动。可以在运动中加入变速、斜度等不同的设置 （3）前踢练习：站立，膝盖微微弯曲，抬起一条腿向前踢，保持膝关节微屈，重心稳定，放下腿，重复另一侧 （4）侧踢练习：站立，膝关节微微弯曲，将一条腿向侧面踢出，重心稳定，放下腿，重复另一侧 （5）靠墙深蹲：重心后移倚靠墙，两脚与肩同宽，手自然垂放。屈膝深蹲，臀部向后突起，使膝盖向前方移动。保持平衡和稳定
	柔韧性训练	被动牵拉、腿部伸展、屈膝伸展、双脚抬起、滚动和按摩
运动强度	运动靶心率：靶心率 =（HRR × 目标强度 %）+ 安静心率 166 次 / 分	
	参考方式：主观强度感觉或靶心率	
	（1）适应阶段：1 ~ 4 周呼吸训练，行走（70%HRR）；5 ~ 12 周呼吸训练，慢跑（80%HRR） （2）提高阶段：待第二阶段评估后确认	
运动时间	45 ~ 60 min	
运动频率	呼吸训练：8 ~ 10 次 / 组，3 组 / 次，每天 2 次 有氧训练：中慢速，30 ~ 45 min，每周 2 次 平衡抗阻运动：8 次 / 组，3 组 / 次，每天 1 次 柔韧性训练：15 秒 / 次，3 组 / 次，每天 1 次	
周运动量	2 ~ 2.3 小时 / 周	
运动目标	第 1 阶段：恢复关节活动度，活动热身，轻度的矫正姿势，简单的活动 第 2 阶段：恢复肌肉力量，逐渐增加负重，增加训练强度 第 3 阶段：提高肌肉力量，中等强度的负重训练，有氧运动 第 4 阶段：提高心肺功能，中等强度的有氧运动，增加训练量 第 5 阶段：增加耐力，高强度的有氧运动，增加训练时间 第 6 阶段：提高综合体能，复合型训练，综合多种运动形式	

续表

注意事项	（1）在进行运动处方计划时，建议有专业人员的指导和监督，如康复师或物理治疗师等。患者应该及时报告任何疼痛或不适感，并遵守医生或康复师的建议和指导 （2）请在锻炼前后充分进行牵拉热身，运动后避免出现肌肉明显酸痛 （3）该运动处方有效期为 1 个月 （4）不适随诊

HRR：心率储备（heart rate reserve）。

五、案例分享

（一）病例摘要

患者，男性，26 岁，公司职员。主因“双膝疼痛 2 年余”入院就诊。患者自诉常因打篮球和健身房锻炼过量导致右膝前方疼痛，平地走路不明显，在下蹲、上楼、起跳时感觉尤为明显。由于疼痛，患者近 2 年几乎没有进行体育运动，其间被诊断为骨关节炎，经过活血、镇痛等药物治疗，效果不佳。此次就诊中，在追诉下得知患者 2 年前曾大量进行蛙泳练习，练习时发生双膝跪地伴随疼痛。查体：患者疼痛主要位于双膝前方，疼痛数字分级评分法（numerical rating scale，NRS）评分为 6 分，右侧明显，肉眼可见双膝关节前方轻微肿胀，有明显按压痛，下楼梯、下蹲时加重，膝关节无波动感，无夜间痛。

（二）病例分析

1. 病史采集 患者为青年男性，病程 2 年。主要症状表现为双膝前方疼痛。

2. 康复评定

（1）体格检查：双膝关节前方轻微肿胀，双膝前方压痛明显，屈膝时加重，膝关节无波动感，无夜间痛。

（2）NRS 评分：6 分。

（3）Barthel 指数：90 分。

3. 康复诊断 结合病史、体格检查、辅助检查、康复评定结果，诊断：双膝髌前滑囊炎。

（三）康复目标

1. 近期目标 减轻双膝疼痛，消除肿胀。

2. 远期目标 增强肌肉力量，恢复患者日常生活活动能力。

（四）康复措施

1. 物理治疗 去除诱因，减少活动，辅助激光、微波、超声波、冲击波等物理治疗。

2. 药物治疗 药物包括非阿片类药物（阿司匹林、对乙酰氨基酚等）和阿片类药物（吗啡、可待因等），需加强对患者用药时和用药后疗效的观察和不良反应的监测。

3. 其他治疗

（1）手法放松以进行髌周筋膜松解。

（2）关节松动术。

（3）股四头肌牵伸和股四头肌力量强化训练。

（4）肌内效贴。

4. 康复宣教 教育患者注意保暖，适当休息，控制体重和安全运动。疼痛得到控制后，患者可以逐渐进行简单的体育运动。

（张少伟）

参考文献

［1］Rotman M，Manske P. Anatomic relationships of an endoscopic carpal tunnel device to surrounding structures［J］. J Hand Surg Am，1993，18（3）：442-450.

［2］斯库尔克，林，皮尔，等 .HSS 骨科手册［M］. 田伟，译 . 济南：山东科学技术出版社，2015.

［3］Middleton S D，Anakwe R E. Carpal tunnel syndrome［J］. BMJ，2014，349：g6437.

［4］朱秋鸿，刘拓 . ILO 职业性肌肉骨骼疾病诊断和暴露标准简介［J］. 中国卫生标准管理，2022，13（11）：1-5.

［5］赵玉沛，陈孝平 . 外科学［M］. 3 版 . 北京：人民卫生出版社，2018.

［6］吴毅 . 住院医师规范化培训康复医学科示范案例［M］. 上海：上海交通大学出版社，2016.

［7］王振海，刘永灿，王天胜 . 膝周滑囊炎的鉴别诊断与治疗［J］. 中华创伤骨科杂志，2004，6（5）：586-587.

［8］刘文，丁长青，王雪璐，等 . 髌前滑囊炎的临床及磁共振成像表现特征［J］. 现代医学与健康研究电子杂志，2022，6（17）：34-36.

［9］陈孝平，汪建平，赵继宗 . 外科学［M］. 9 版 . 北京：人民卫生出版社，2018.

［10］黄绍光，李林 . 矿工肘膝综合征——建议一个新的医学名词［J］. 工业卫生与职业病，1987（1）：17-18.

［11］Rishor-Olney C R，Pozun A. Prepatellar Bursitis［M］. Treasure Island（FL）：StatPearls Publishing，2022.

［12］Baumbach S F，Lobo C M，Badyine I，et al. Prepatellar and olecranon bursitis：literature review and development of a treatment algorithm［J］. Arch Orthop Trauma Surg，2014，134（3）：359-370.

［13］Parker C H，Leggit J C. Novel treatment of prepatellar bursitis［J］. Mil Med，2018，183（11-12）：

e768-e770.

[14] McAfee J H，Smith D L. Olecranon and prepatellar bursitis：diagnosis and treatment [J]. West J Med，1988，149 (5)：607-610.

[15] 胥少汀，葛宝丰，卢世璧. 实用骨科学：上册 [M]. 4 版修订本. 郑州：河南科学技术出版社，2019.

[16] Senthilkumaran S，Hamilton S W. Surgical management of a large chronic prepatellar bursitis：2-stage technique [J]. Case Rep Orthop，2020，2020：3204014.

[17] Brown O S，Smith T O，Parsons T，et al. Management of septic and aseptic prepatellar bursitis：a systematic review [J]. Arch Orthop Trauma Sur，2022，142 (10)：2445-2457.

[18] Beyde A，Thomas A，Sandefur B，et al. 342 Efficacy of empiric antibiotic management of septic prepatellar bursitis without bursal aspiration [J]. Ann Emerg Med，2020，76 (4)：131-132.

[19] Glass M，Everist B，Nelson D，et al. Methicillin-resistant Staphylococcal aureus patellar tendon abscess and septic prepatellar bursitis in an injection drug user [J]. Radiology Case Reports，2018，14 (2)：238-241.

[20] 李天骄，王芗斌，李翔. 关节松动术改善膝骨性关节炎患者步态 22 例临床疗效研究 [J]. 福建中医药大学学报，2012，22 (6)：45-47.

[21] 沙益辉，王小斌，仇园园，等. 冲击波配合关节运动手法治疗鹅足滑囊炎的临床疗效观察 [J]. 中国老年保健医学，2022，20 (5)：24-27.

[22] 曹茜，李晓兰，何天平. 蜡疗联合超短波治疗膝关节滑囊炎的疗效观察 [J]. 卫生职业教育，2013，31 (16)：152-153.

第四章

其他工作相关肌肉骨骼疾患

第一节　肘（鹰嘴）部滑囊炎

一、概述

滑膜分布于人体所有关节中，是组成关节囊内层结构的主要部分，属于疏松结缔组织。在摩擦力或压力较大的地方都存在滑囊，它的主要作用是促进滑动，并减少人体软组织与骨组织间的摩擦和压迫，大部分滑囊为潜在囊，通常情况不显影。鹰嘴部滑囊有 3 个：第 1 个位于鹰嘴上面的骨面和肱三头肌腱之间，称为尺骨鹰嘴腱下囊；第 2 个位于肱三头肌腱内，称为肱三头肌腱内囊；第 3 个在肱三头肌腱和皮肤之间，称为鹰嘴皮下囊[1]。

尺骨鹰嘴滑囊炎系指鹰嘴与皮肤间的鹰嘴皮下囊和肱三头肌腱深浅两层间的肌腱下囊的炎性改变。鹰嘴皮下囊滑囊炎是人体最常见的表浅滑囊炎，各种急慢性关节损伤均可导致滑囊炎症的发生。鹰嘴皮下囊滑囊炎好发于肘部经常用力支撑工作和经常以上肢劳动为主的人群，如矿工等，男性较女性发病率高，属创伤性劳损性病变。在运动项目中常见于标枪、手榴弹、体操、举重、棒垒球、柔道等项目。

（一）病因病理

1. 尺骨鹰嘴部滑囊急性损伤后，滑膜出现充血、水肿，渗出液增加。渗出液积聚使滑囊膨胀隆起，且渗出液常为血性。

2. 肱三头肌反复受到暴力作用，久之发生腱止点末端纤维断裂，继发腱下及皮下慢性滑囊炎。

3. 长期反复摩擦、压迫，引起该处滑膜慢性肥厚，囊腔内绒毛样形成，滑膜充血、水肿并增生、纤维化，滑液逐渐增多，充盈整个囊腔。

（二）诊断

1. 急性鹰嘴部滑囊炎有局部损伤史，伤后有疼痛、肿胀、局部压痛及波动感。

2. 慢性鹰嘴部滑囊炎在急性发作时可见肘后肿物增大、张力增高、压痛，皮温可稍高。

3. 慢性鹰嘴部滑囊炎可为反复劳损后偶然发现。囊壁有肥厚感。局部肿胀不明显，有压痛。肱三头肌抗阻力疼痛，但伸直重力试验阴性（即有力）。肘后部隆起高度常为 1 ~ 2 cm，穿刺可抽出无色清亮黏液。

4. 鹰嘴部滑囊炎对肘关节活动一般无明显影响，若合并感染，肘部则处于半屈曲位。

5. 晚期 X 线侧位片可见尺骨鹰嘴结节变尖或成角样改变。

（三）鉴别诊断

1. 肘关节结核 关节肿胀在肱三头肌两旁，无肌肉痉挛。肘关节呈梭形肿胀，活动受限，周围肌肉萎缩，X 线检查可见骨质破坏。

2. 单纯性皮下血肿 单纯性皮下血肿的肿胀范围较广，肘关节活动受限。

3. 急性鹰嘴皮下囊滑囊炎 有急性鹰嘴部撞击史，伤后疼痛，迅速肿胀，有局限性的、边缘比较清晰的圆形凸出，该部位有压痛和波动，但肘部活动正常。此种滑囊炎必须与肘后挫伤所致血肿相区别。肘后挫伤时的肿胀是弥漫性的，且常向尺骨嵴方向漫延，如未及时处理，也可变为滑囊炎样改变。

二、治疗原则与方法

（一）治疗原则

1. 急性鹰嘴滑囊炎 首先需要患者停止运动，对局部进行冷敷，再进行外用药物治疗。

2. 慢性鹰嘴滑囊炎 需要患者改变某些不良动作方式，避免及减少磨损，再进行局部外用药治疗，减轻病情。如果效果不佳可以适当选择其他治疗措施，如封闭治疗或手术治疗等。

（二）治疗措施

1. 初期症状不明显的患者可以局部外用药物，比如双氯芬酸二乙胺乳胶剂。

2. 外用药物治疗后症状缓解不明显或者加重的患者，可以配合口服非甾体抗炎药，或者活血化瘀、消肿镇痛的药物，在一定程度上可以缓解疼痛、肿胀等不适症状。对于外伤引起的创伤性滑囊炎，可以通过石膏外固定制动休息，促进自我修复。

3. 肘关节明显疼痛、肿胀的患者，可以根据积液量抽取关节积液，局部注射利多卡因与激素类药物，以控制炎症，或者行关节镜手术治疗。

4. 若患者的症状严重且反复发作，影响生活或功能，就可以选择手术切除滑囊。

（三）治疗方法

1. 手法治疗

（1）治疗原则：活血祛瘀、舒筋通络、消肿镇痛。

（2）治疗部位：肘后滑囊及上下相关部位。

（3）主要穴位：缺盆、臂臑、肘髎、扭伤。

（4）施术手法：推、揉、捏、拿、按、拨、摖、擦等手法。

（5）时间与刺激量：每次治疗 20 min 左右，以中等刺激量或患者能耐受为度。急性损伤隔日 1 次，慢性损伤每日 1 次。

（6）手法操作

1）推揉捏拿肘部法：用一手托握伤肢固定，另一手掌或大鱼际由下向上推抚肘部后侧数十次；再用拇指或大鱼际缓稳地用力上下往返揉肘后滑囊区及其周围 2 ~ 3 min；用单或双拇、示指或多指缓稳地用力捏拿肘后滑囊及其上下数十次。

2）拨按擦擦肘后法：用一手托扶伤肢肘部前方固定，另一手拇指缓稳用力拨理，按压肘后滑囊部及其周围 2 ~ 3 min；用一手小鱼际或掌指关节擦、用大鱼际擦肘后部病变部位 3 ~ 5 min。

3）屈伸回旋肘部法：用一手握住肘部，另一手拿住腕部，两手协同用力，先缓缓地伸屈肘关节数次，再顺时针与逆时针方向回旋活动肘关节数次。

4）按揉相关俞穴法：用一手固定伤侧肢体适宜部位，另一手拇指按压伤侧缺盆穴，按揉臂臑、扭伤、外关等穴各 30 s。深部滑囊炎可用单拇指弹拨法，先伸后屈数次。亦可使用拿揉法。

2. 中药治疗 在中医学中没有滑囊炎这个病名，根据症状体征为局部肿痛，应归属于中医的痹范畴。中医治疗痹证通用“活血祛瘀，舒筋活络，祛风除湿，散寒诸药”。常用的方剂有：活血止痛汤（《伤科大成》方）、独活寄生汤（《千金方》方）、豨莶丸（《政和本草》方）、五味消毒饮（《医宗金鉴》方）、补阳还五汤（《医林改错》方）。

3. 西药治疗 首选非甾体抗炎镇痛药，此类药物甚多。早期有阿司匹林、对乙酰氨基酚，后期发展起来的药物有布洛芬、双氯芬酸、尼美舒利、美诺昔康。对化脓性滑囊炎患者，应选择相应的抗生素药物；伴有类风湿性关节炎的患者，选用抗类风湿药物；结核杆菌感染者，应用抗结核药物。

4. 其他疗法

（1）局部封闭疗法：可作囊内穿刺，抽尽积液后进行囊腔内局部封闭，封闭后局部加压包扎。每周 1 次为 1 个疗程。

（2）引流和手术疗法：若已并发感染，应予切开引流。感染后滑囊切开者，部分患者切口能自愈，但有的仍需作刮除囊壁术。久治不愈而又影响日常生活者，可行手术切除滑囊。

（3）针刀治疗：凡确诊为鹰嘴滑囊炎者均为针刀闭合型手术的适应证，急性、慢性患者均应及时治疗。

三、防护指导

肘关节问题在工作中非常多见，因此做好防护是很重要的。建议在职工的整个职业生涯中对其采取预防措施。以下是一些推荐的措施。

1. 掌握规范的动作技术，对手腕、肩袖、肘关节处的损伤能起到很好的预防作用。

2. 对肘关节承受极大应力职业的职工都应该做热身活动，热身活动必须包括逐渐加大的活动范围和强度。尤其在秋冬季气温较低的情况下，人的关节活动幅度减小，韧带的伸展度降低，就更应该做好热身和准备工作，热身活动的时间也应延长。

3. 职工在身体疲劳或已经带有伤病的情况下应该暂缓工作，等身体状况恢复后再进行工作；当运动结束后，要养成进行放松活动的习惯，有助于加快运动后疲劳的恢复。

4. 假如关节摸起来很烫，可以使用冰敷的方法治疗。以 10 min 冰敷，10 min 休息的方式交替。只要关节仍是热的，就不要用热敷。

5. 如果急性肿痛减弱，且热已消退，就可以用热敷交替的方法来治疗，即冰敷 10 min 后热敷 10 min，如此反复地操作。

6. 加强对运动损伤的认识，平时注意对运动损伤知识的积累。发生运动损伤后不能认为无所谓而继续运动，这是造成重复或多次损伤的主要原因。

7. 职工应该始终在其职业生涯中每周至少进行一次肘部力量训练。

8. 没有完全从损伤中康复的职工，应该通过胶带固定或者使用专门制作的矫形器来预防新损伤的发生，直至完全康复为止。虽然这方面的文献比较少，但是防止疼痛的复发有助于预防急性损伤发展为慢性损伤[2]。

四、运动处方

（一）关节活动度练习

1. 肘关节伸展练习 起始位置：手臂过头，肘关节完全屈曲，然后最大程度伸直（图 4-1-1）。用弹力带或哑铃进行抗阻练习。

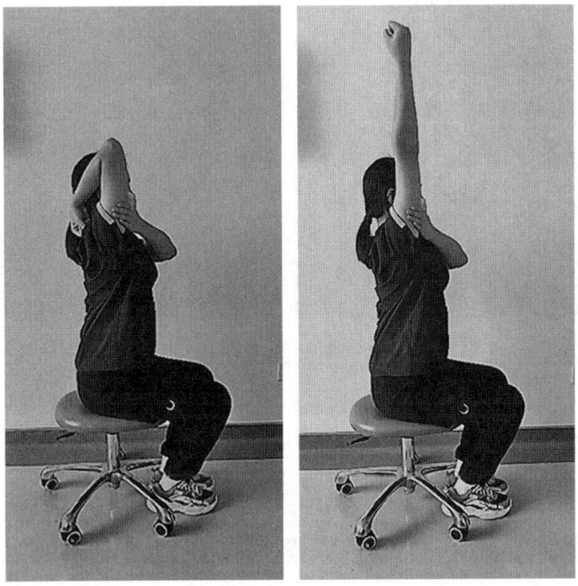

图 4-1-1 肘关节伸展练习

2. 肘关节屈曲练习 起始位置：肘关节完全伸直，然后最大程度屈曲（图 4-1-2）。用弹力带或哑铃进行抗阻练习。

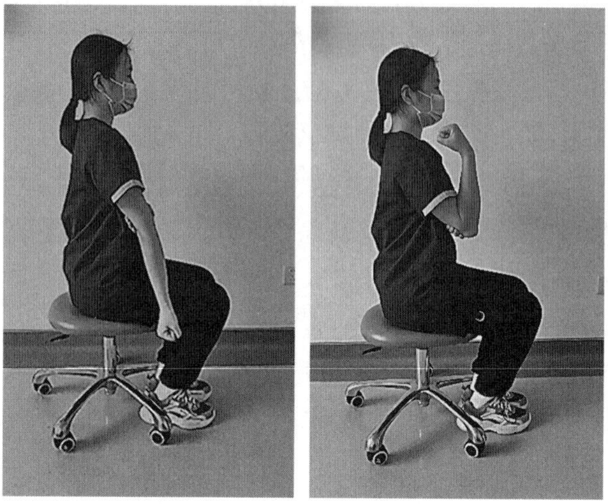

图 4-1-2 肘关节屈曲练习

3. 前臂旋前和旋后练习 肘关节保持 90° 屈曲，前臂旋前和旋后（图 4-1-3）。用弹力带或哑铃进行抗阻练习。

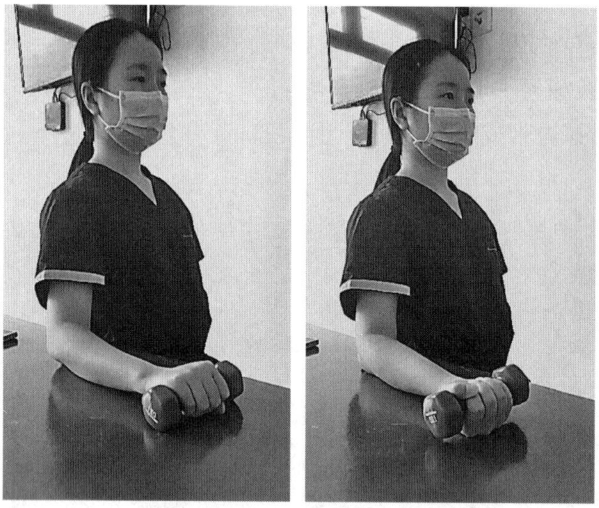

图 4-1-3 前臂旋前和旋后练习

（二）力量训练

1. 强化握力 双手抓住训练棒，然后扭转（图 4-1-4）。

2. 手腕屈或伸强化 双手抓紧训练棒，同时向上（伸）或向下（屈）做手腕屈伸练习（图 4-1-5）。

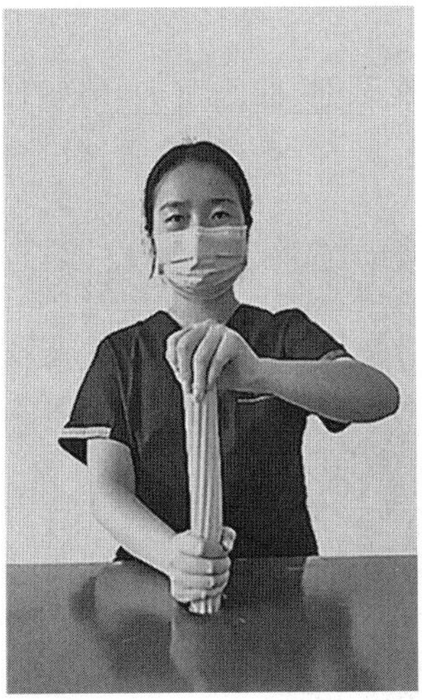

图 4-1-4　强化握力

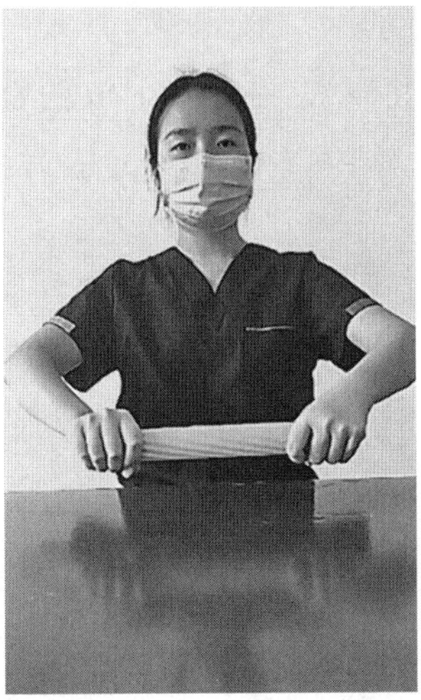

图 4-1-5　手腕屈或伸强化

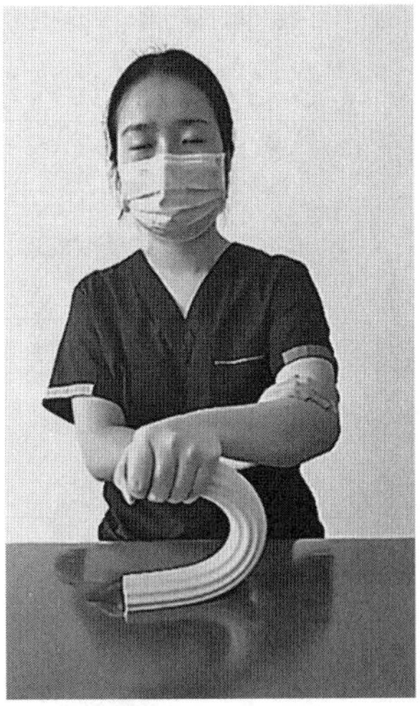

图 4-1-6　手腕旋前强化

3. 手腕旋前强化　将训练棒一端固定在桌上，一手抓紧训练棒，同时向下旋转手掌（图 4-1-6）。

4. 手腕反掌强化　将训练棒一端固定在桌上，一手抓紧训练棒，同时向上旋转手掌（图 4-1-7）。

5. 手腕尺侧偏斜强化　将训练棒一端固定在桌上，下压手腕使之偏离身体（图 4-1-8）。

6. 手腕桡侧偏斜强化　将训练棒一端固定在桌上，上翻手腕使之靠近身体（图 4-1-9）。

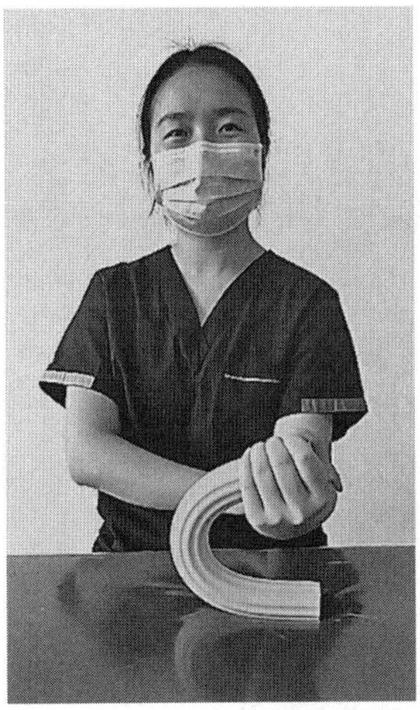

图 4-1-7　手腕反掌强化

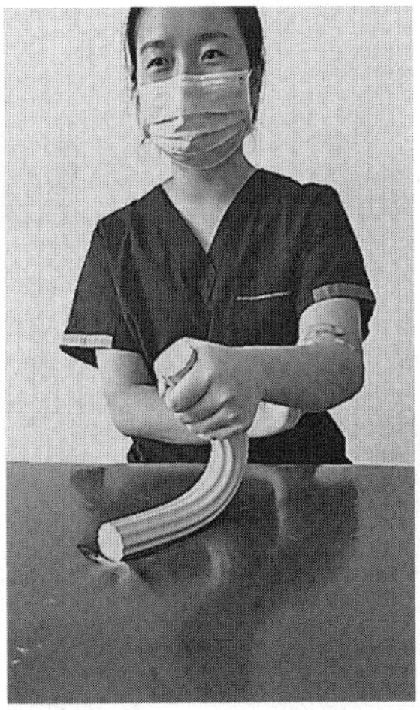

图 4-1-8　手腕尺侧偏斜强化

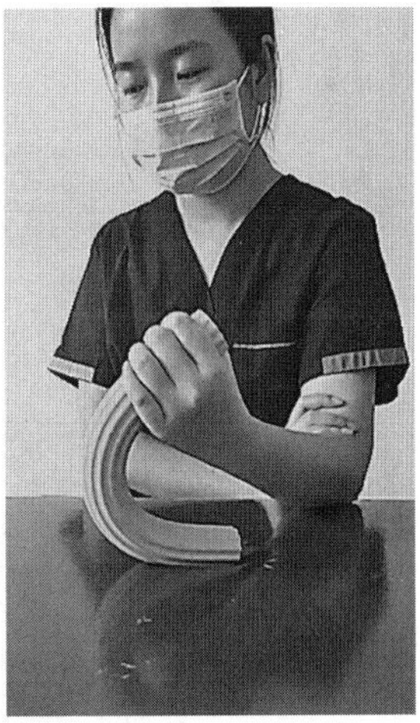

图 4-1-9　手腕桡侧偏斜强化

（三）放松肌肉

1. 放松桡侧腕短伸肌　通过单一肌肉收缩查找桡侧腕短伸肌，将球抵在桡侧腕短伸肌，施加压力（图 4-1-10）。

2. 放松桡侧腕长伸肌 将球抵在墙壁上放松桡侧腕长伸肌，施加压力（图 4-1-11）。

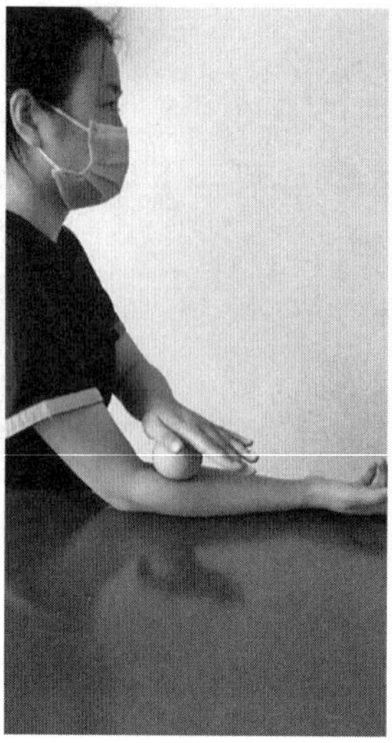

图 4-1-10 放松桡侧腕短伸肌

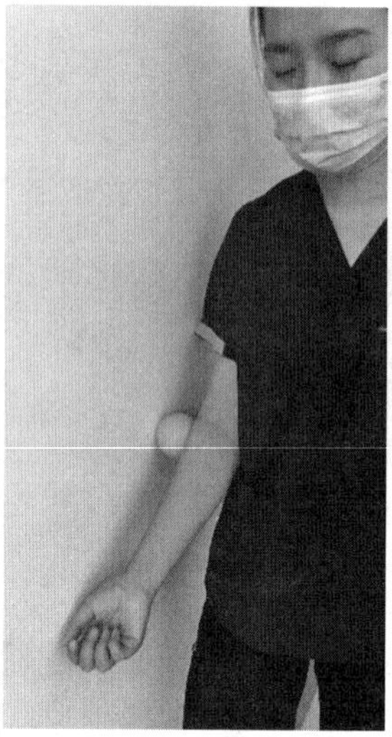

图 4-1-11 放松桡侧腕长伸肌

3. 放松尺侧腕伸肌 将球置于桌面找到尺侧腕伸肌，施加压力，放松尺侧腕伸肌（图 4-1-12）。

4. 放松前臂内侧所有肌肉 将球置于桌面，将前臂内侧压在球上，施加压力，放松前臂内侧所有肌肉（图 4-1-13）。

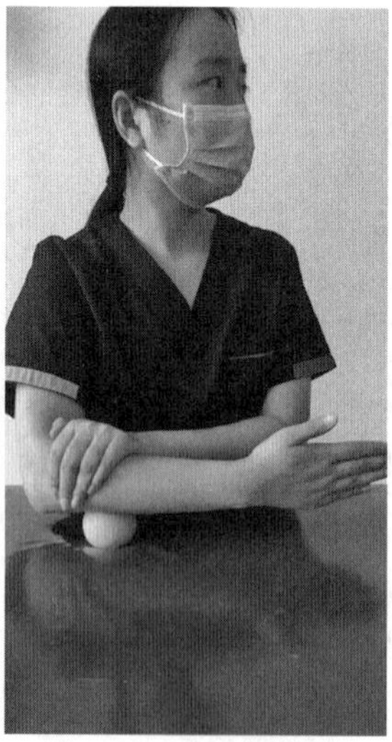

图 4-1-12 放松尺侧腕伸肌

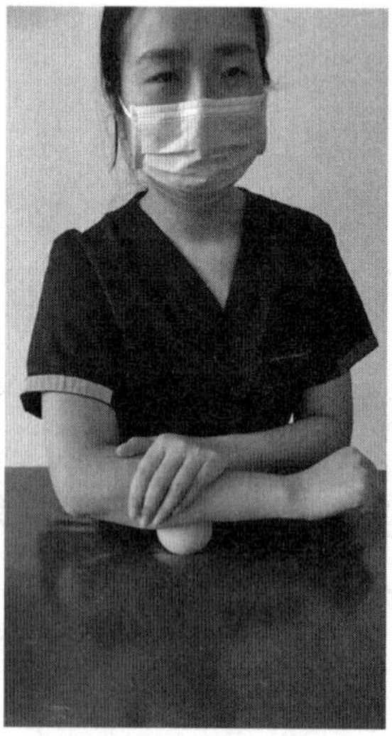

图 4-1-13 放松前臂内侧所有肌肉

5. 伸展前臂外侧　一侧肩关节前屈 90°，肘关节伸直，用另一只手将腕关节被动掌屈（图 4-1-14）。

6. 伸展前臂内侧　一侧肩关节前屈 90°，肘关节伸直，用另一只手将腕关节被动背屈（图 4-1-15）。

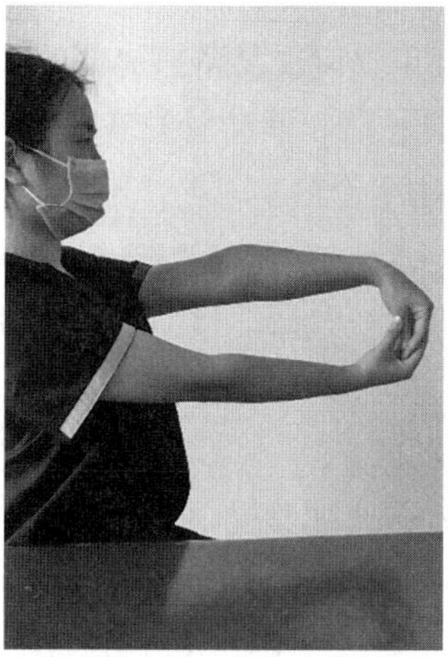

图 4-1-14　伸展前臂外侧

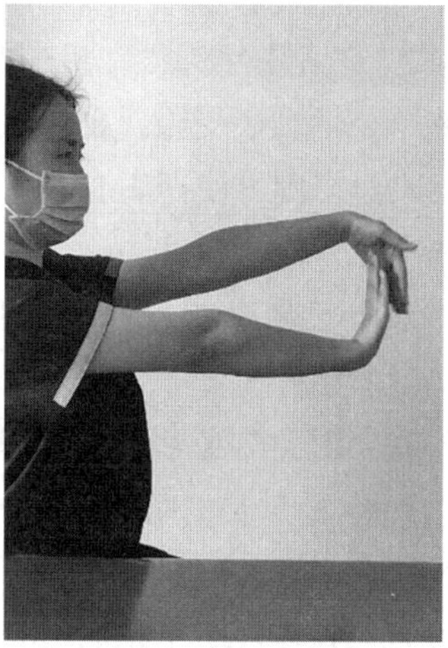

图 4-1-15　伸展前臂内侧

（四）注意事项

1. 选择练习内容　根据自己的情况，可适当选择几个动作或方法组成一套操进行训练。以上哪些动作完全不能做或只能做一部分而做不全，就选择这些动作进行练习。当能完全做好时就不必再练这个动作了。

2. 活动强度要适度　做这些动作的强度应适度。用力要以能够忍受疼痛为限度，力量和速度不能过大，否则易造成新的损伤，使病情加重；但也不能因怕疼痛而减小动作的力度，这样训练没有效果。而动作的幅度要求尽量大，以能够达到范围为度，但不超出正常的范围。每次训练持续 30 min 左右，每个动作可重复 5 ~ 10 遍[3]。

3. 训练时间　每天宜在固定的时间段进行训练，最好选择精力较好的时候。不宜在睡觉前或工作很疲倦的时间进行，这时完成动作的质量不高，很难达到理想的效果。通常多选择在 17 ~ 18 时，而长期坚持早晨锻炼的人也可选择早晨的时间。最好每天或每两天训练一次，一定要定时定量地进行练习，避免急于求成。

4. 训练时切忌用力过大或者训练的时间过长，这样会造成疲劳，反而加重病情。

五、案例分享

（一）病例摘要

患者，男性，40 岁，机械修理工。主因“右肘疼痛 20 余天，活动不受限”入院就诊。患者自诉局部揉按、稍活动肘关节后疼痛可减轻，工作劳累、肘关节活动过多则可使疼痛加重，肘后有压痛。查体：尺骨鹰嘴上面骨尖处有明显压痛，可触及一小囊肿，有波动感，肱三头肌抗阻力试验阴性。辅助检查：肘关节 X 线检查无异常发现。

（二）病例分析

1. 病史采集 患者中年男性，机械修理工，有反复摩擦肘部的劳损史。主要症状表现为右肘疼痛，活动不受限。自行局部揉按、稍活动肘关节后疼痛可减轻，工作劳累、肘关节活动过多则可使疼痛加重，且肘后有压痛。

2. 康复评定

（1）体格检查：尺骨鹰嘴上面骨尖处有明显压痛，可触及一小囊肿，有波动感，肱三头肌抗阻力试验阴性。

（2）辅助检查：肘关节 X 线检查无异常发现。

（3）前臂及腕关节活动范围的评定：活动未见明显受限。

（4）伸肘肌力：4 级。

（5）疼痛视觉模拟评分法（visual analogue scale，VAS）：5 分。

3. 康复诊断 结合病史、体格检查、辅助检查、康复评定结果，诊断为：尺骨鹰嘴滑囊炎。

（三）康复目标

1. 近期目标 缓解疼痛症状，教会患者如何管理和减轻疼痛，如使用冰敷、药物等。

2. 远期目标 恢复正常肘关节、前臂的功能，恢复关节稳定性，改变工作和生活方式，改善参与能力，回归工作岗位。

（四）康复措施

1. 制动休息 在炎症急性期，应适当减少肘关节的活动，避免进一步损伤。使用支具或绷带固定肘关节，限制其活动范围，有助于减轻疼痛和促进炎症消退。

2. 物理因子治疗 激光、石蜡、微波、超声波等疗法。

3. 药物治疗 口服非甾体抗炎药，如布洛芬、阿司匹林等，可减轻炎症和疼痛症状，促进康复。需注意药物副作用，如胃肠道不适、过敏反应等，应在医生指导下使用。也可使用局部抗炎药膏或贴剂，如双氯芬酸二乙胺乳胶剂、氟比洛芬巴布膏等，可直接作用于炎症部位。

4. 运动治疗

（1）关节训练：症状减轻时练习肘关节屈伸及前臂旋转活动。

（2）增强关节周围肌肉力量：通过弹力棒、哑铃等器具进行关节周围肌肉的力量训练，提高关节稳定性。

（3）放松训练：用筋膜球放松前臂的所有肌群。

5. 康复宣教 主要进行健康宣教，指导患者注意患部保暖，调整生活方式，如避免长时间用肘部支撑、保持正确的坐姿等。症状发作严重者应注意局部休息，必要时使用支具或夹板保护。

（汶 希 贾 琳）

第二节 肩峰下撞击综合征

一、概述

肩峰下撞击综合征（subacromial impingement syndrome，SAIS）是1972年由Neer首先提出的概念，是指由于解剖结构或动力学原因，在盂肱关节进行外展或前屈动作时，肩峰下结构受到肱骨头与喙肩弓的反复撞击，引起肩袖肌腱病变、肩袖部分撕裂或全部撕裂、肩峰下滑囊炎以及钙化性肌腱炎等慢性损伤，导致肩部疼痛和肩关节活动受限、肌肉力量下降等问题[4]。

肩关节作为人体最灵活的关节，其结构复杂，在工作及运动中使用较多。因此常出现由于肩关节骨骼、韧带、关节囊及肌肉组织损伤造成的各种肩关节疾患，主要症状表现为肩关节主动活动受限，部分患者伴疼痛，可以无被动活动受限。根据文献报道，SAIS是引起肩关节疼痛的最常见原因，44%～65%的肩关节疼痛由其造成[4]。SAIS也是肩关节最常见的职业性肌肉骨骼系统疾病。

（一）解剖特点

肩峰下间隙又被称为“第二肩关节”，其上界由肩峰、喙突、喙肩韧带及肩锁关节构成，下界为肱骨头。肩峰下间隙内包含冈上肌肌腱、冈下肌肌腱、肱二头肌长头肌腱、喙肱韧带及肩峰下滑囊等结构。肩峰下间隙的宽度因人而异，受多种因素的影响，如年龄、性别、身高、喙肩弓的形状、肩胛骨的位置等，肱骨头到肩峰的距离平均为9～10 mm[5]。

Bigliani将肩峰的解剖学形态分为三型：平坦肩峰（Ⅰ型）、弧形肩峰（Ⅱ型）、钩状肩峰（Ⅲ型）。研究表明，钩状肩峰的人群患SAIS的发生率明显高于前两者[5]。推测原因可能为Ⅲ型肩峰前端的钩状部分使肩峰下间隙减小，导致肩峰对肩袖及肩峰下滑囊产生挤压作用而引起损伤，促进了SAIS的形成。但这不等于平坦肩峰与弧形肩峰就不产生撞击，随着年龄的增长，平坦肩峰也会出现肩峰下骨刺，逐渐形成弧形肩峰，弧形肩峰也可进展为钩状肩峰。

（二）损伤机制

职业性肌肉骨骼系统疾患被认为可能与生物力学因素、环境因素、工作组织因素、社会心理因素以及个体因素有关。其中，肩关节周围肌群用力或承受负荷过大、时间过长和重复频率过高是造成肩关节慢性肌肉骨骼系统疾患的3个基本因素。但是，目前引起SAIS的危险因素较多，其具体发病机制尚不明确。

SAIS常见病因包括原发性撞击和继发性撞击，有时两者可共同存在。原发性撞击主要由肩部骨性结构及软组织结构异常引起，又称为结构性撞击。肩部骨性结构异常主要为喙肩弓骨结构的改变，如Ⅲ型肩峰、肩峰倾斜或低平、肩峰及肩锁关节下缘骨刺等，可直接引起肩峰下间隙狭窄。软组织结构异常包括喙肩韧带增厚钙化、肩袖病变等。继发性撞击由肩关节不稳引起，又称为功能性撞击，如经常进行过顶运动，关节反复处于活动度的极限状态，可引起关节囊及支持韧带松弛，出现关节不稳，肱骨头上移并与喙肩弓发生撞击，造成肩峰下间隙内结构的损伤。

此外，也可根据撞击诱发因素来源将其分为内源性撞击和外源性撞击。内源性撞击是指因过度使用、肌腱张力负荷过大、肌腱创伤引起的肌腱退行性病变，或是因骨或软组织结构异常，造成出口部狭窄而发生的撞击征。外源性撞击是指肩关节稳定结构破坏或动力装置失衡，而导致的肩峰下撞击征。其主要包括肩胛骨与盂肱关节的异常运动模式、不良姿势造成的肩胛骨位置异常、肌肉力量不均衡等。

与SAIS相关的职业活动包括要求反复过度上抬手臂、肩关节长时间保持过度前屈或外展动作的作业，常见于油漆工及装饰工等。另外，从事棒球、垒球、网球、羽毛球及体操等职业体育活动也是潜在的危险因素。

（三）病理特点

SAIS主要为肩峰下间隙内的组织受到反复且不正常的压迫所致，确切来说是冈上肌肌腱、肱二头肌长头肌腱、上关节囊以及肩峰下滑囊在肱骨头和喙突肩峰弓之间被压迫，从而引起肩峰下间隙内结构慢性炎症、退变等损伤，甚至导致肌腱撕裂等损伤。

Neer根据肩袖组织的损伤情况将SAIS分为三期，具体如下。

第Ⅰ期：肩袖水肿出血期，可发生于任何年龄。长期从事手臂上举过头的劳作，如油漆及装饰工作，以及从事体操、游泳、网球及棒球投掷等运动项目而造成肩关节过度使用和发生累积性损伤是常见原因。

第Ⅱ期：肩袖肌腱炎和纤维化期，即慢性肌腱炎及滑囊纤维变性期，多见于中年患者。肩峰下反复撞击使滑囊纤维化，囊壁增厚，肌腱反复损伤呈慢性肌腱炎，通常是纤维化与水肿并存。增厚的滑囊与肌腱占据了肩峰下间隙，冈上肌出口相对狭窄，增加了撞击发生的机会和频率，疼痛症状发作可持续数天之久。

第Ⅲ期：肌腱断裂期，主要病理变化是冈上肌肌腱、肱二头肌长头肌腱在反复损伤、退变的基础上发生肌腱的部分或完全断裂，为不可逆改变。

（四）临床特点

1. 临床表现　大多数SAIS患者有肩部过度活动的病史，尤其见于有反复过度上抬手臂、肩关节长时间保持过度前屈或外展动作职业史的人群。其临床症状主要表现为肩部疼痛和无力，其中肩部疼痛是SAIS最主要的症状，疼痛多位于肩峰下间隙及肩部前外侧，常在肩关节前屈、外展时出现或加重，可放射至三角肌止点区。在病变初期，疼痛通常在肩部运动时出现，尤其是前屈、外展等动作，休息时无疼痛。随着病情的发展，逐渐出现静息痛和夜间痛。患者不能向患侧卧，睡眠翻身时经常被疼醒。多数患者肩部活动范围是正常的，一些患者由于疼痛，主动活动受限，而被动活动往往是正常的。由于疼痛，部分患者会感觉力弱。如果疼痛不显著，力弱往往提示肩袖撕裂的存在[4]。

另外，部分患者在肩部活动时肩部有响声，有人还有绞索感，这可能是由于肩峰下滑囊炎、肩袖或肱二头肌腱的病变导致。

2. SAIS相关特殊试验

（1）疼痛弧：嘱受试者肩外展或被动外展其上肢，当肩外展到60°～120°范围时，肩部出现疼痛为阳性，这一特定区域的外展痛称为疼痛弧，是由于冈上肌肌腱在肩峰下间隙摩擦、撞击所致，提示冈上肌肌腱炎[5]。

（2）肩关节牵拉外展试验：当受试者外展肩关节出现疼痛时，牵拉上肢后再外展，疼痛消失，即为阳性。影像学研究证实，牵拉上肢后再外展时，肱骨大结节不再与肩峰相接触。

（3）肩峰撞击诱发试验：受试者取坐位，检查者立于受试肩关节同侧，一手固定受试侧肩胛骨，另一手保持肩关节内旋位，使受试侧拇指尖向下，然后使受试侧肩前屈过顶，诱发疼痛即为阳性。

（4）Hawkins试验：受试者取坐位，检查者立于受试肩关节同侧，将受试侧肩关节于屈肘位前屈90°，被动内旋肩关节，诱发疼痛者为阳性。

（5）空杯满杯试验：受试者取坐位，上肢外展90°、前屈30°，拇指朝下，检查者施力抵抗外展，患侧同健侧对比，若出现肌力减弱并伴有肩峰下区域的疼痛，同时做拇指朝上的抗阻外展，疼痛症状减轻或消失，则为阳性。

（6）落臂试验：检查者被动抬高受试者患臂至上举90°～120°范围，撤除支持后，若患臂不能自主支撑而发生臂坠落或诱发疼痛，即为阳性。

（7）外旋衰减试验：受试者取坐位或站位，肩关节外展20°或上臂置于体侧，肘关节屈曲90°。检查者将受试者肩关节最大限度外旋，嘱其维持这一姿势。若受试者上肢内旋回弹，则为阳性，提示冈下肌损伤。

（8）外旋抗阻试验：受试者取站位，屈肘90°，肱骨内旋45°，然后检查者给予前臂一个内旋力量，嘱受试者抗阻外旋。若诱发疼痛或不能抵抗内旋为阳性，提示冈下肌损伤。

（9）抬离试验：受试者取坐位或站位，上臂内旋，将手背置于下腰部。嘱受试者将手背抬离下腰部，若不能完成此动作或诱发疼痛，则为阳性，提示肩胛下肌损伤。

（10）压腹试验（又称拿破仑试验）：受试者将手掌置于腹部，手背向前，屈肘90°，注意肘关节不要贴近身体。检查者将受试者手向前拉，并嘱其对抗阻力做压腹动作。力量减弱为阳性，提示肩胛下肌损伤。

（11）内旋衰减试验：受试者将手背置于下腰部，屈肘90°。检查者将受试者患手及前臂抬离下腰部至最大肩关节内旋，然后放松并嘱受试者维持抬离姿势。若受试者无力维持该姿势出现手臂回弹至下腰部，则为阳性，提示肩胛下肌受损。

（12）内旋抗阻试验：受试者肩关节外展90°并外旋80°～85°，检查者在其外旋方向上施加阻力，然后在其内旋方向上施加阻力，均嘱受试者抵抗。当受试者出现外旋抗阻较好而内旋抗阻较差时，则为阳性表现，提示存在内部撞击。当受试者表现出外旋无力时，提示是前外侧的撞击。这个试验通常用于肩峰撞击诱发试验阳性，但需要进一步区别是关节内撞击还是关节外（肩峰下间隙）撞击的测试。

3. 影像学检查

（1）X线检查：常规拍摄肩关节正位及冈上肌出口位X线片。典型改变包括肩峰下表面硬化和骨赘形成、大结节硬化及囊样变。通过冈上肌出口位可以评价肩峰的形状和厚度。

（2）超声检查：主要对肩袖、二头肌腱和肩峰下滑囊等进行检查。

（3）MRI检查：主要对肩袖、二头肌腱、盂唇、滑膜、软骨和肩峰下滑囊等结构进行检查。

4. 诊断标准　诊断SAIS主要依靠病史及体征，治疗方法的选择在很大程度上依赖于患者的症状及功能。因此，必须对肩关节进行详细的检查，不能仅通过某一个体征或试验结果确立诊断。应首先检查压痛部位，压痛经常位于肩峰前外缘，二头肌腱沟及肩锁关节。当肩关节后伸内旋时，可以在肩峰前缘触摸冈上肌肌腱止点部。病程较长者会出现冈上肌和冈下肌的萎缩。多数患者肩关节主动活动无受限。诊断SAIS主要依靠病史及体征。Nikolaus等提出，满足以下五项标准中的三项，可以诊断SAIS。

（1）肩峰前外缘压痛。

（2）上肢外展时疼痛弧试验阳性。

（3）与被动活动相比，肩关节主动活动时疼痛明显。

（4）肩峰撞击诱发试验阳性。

（5）肩峰骨赘、肩袖部分撕裂或全层撕裂。

（五）康复评估

1. 疼痛的评定　采用视觉模拟评分法评定疼痛的程度。

2. 关节活动度的评定　采用量角器测量患者肩关节的屈曲、伸展、外展、内旋及外旋等活动度。正常肩关节活动度为：前屈 0°～180°，后伸 0°～60°；（肩 0° 位）内旋 0°～80°，外旋 0°～80°；（肩外展 90° 位）内旋 0°～70°，外旋 0°～90°。在患者接受治疗前后可利用量角器测量并记录患者肩关节的活动范围[6]。

3. 肌力评定　采用徒手肌力评定法对肩关节周围肌群进行力量评定，包括肩袖肌群、三角肌、前锯肌和菱形肌等。

4. 肩关节功能评定　根据患者肩疼痛（P）、关节活动范围（R）、肌力（M）、日常生活活动能力（A）及关节局部形态（F）5 个方面进行综合评定，总分（T）为 100 分。① P：患者自觉疼痛的程度和是否影响活动评分，最高 30 分；② R：患侧肩关节 ROM 的大小评分，最高 25 分；③ A：穿上衣、梳头、翻衣领、系围裙、使用手纸、擦对侧腋窝及系腰带 7 项日常生活活动评分，最高 5 分，共 35 分；④ M：徒手肌力评定法对肩关节五大肌群（前屈、外展、后伸、外旋及内旋肌群）的肌力进行综合评分，最高 5 分；⑤ F：肩关节有无脱位、畸形、假关节形成及其程度进行评分，最高 5 分。其中 P、R 及 A 的总分占 90%，M 及 F 总分占 10%。在治疗前后分别进行评测，分值越高则肩关节功能越好（表 4-2-1）。

表 4-2-1　肩关节功能评定量表

项目	评分标准							得分	小计
1. 疼痛（30 分）	无	30							
	有时略微疼痛，活动无障碍	25							
	轻度疼痛，普通活动无障碍	20							
	中度疼痛，能够忍受	10							
	高度疼痛，活动严重受限	5							
	因疼痛而完全不能活动	0							
2. 肩关节活动范围（25 分）		6	5	4/3*	2	1	0		
	前屈	>150°	149°～120°	119°～90°	89°～60°	59°～30°	<30°		
	外展	>150°	149°～120°	119°～90°	89°～60°	59°～30°	<30°		
	外旋		>60°	59°～40°	39°～20°	19°～10°	<10°		
	内旋		>60°	59°～40°	39°～20°	19°～10°	<10°		
	后伸			>45°	44°～30°	29°～15°	<15°		

续表

3. 肌力（5分）	5级	4级	3级	2级	1级	0级		
	5	4	3	2	1	0		
4. 日常生活活动能力（35分）		容易完成	勉强、疼痛、困难	无法完成				
	穿衣	5	3	0				
	梳头	5	3	0				
	翻衣领	5	3	0				
	系围裙	5	3	0				
	使用手纸	5	3	0				
	擦对侧腋窝	5	3	0				
	系腰带	5	3	0				
5. 关节局部形态（5分）	无异常	轻度异常	中度异常	重度异常				
	5	3	3	0				
总分：								
评定者：				评定日期：				

备注：* 外旋、内旋、后伸为3分。

二、治疗原则与方法

SAIS 的治疗包括保守治疗和手术治疗两大类。保守治疗的时间应根据症状的严重程度、患者的职业和运动水平来决定，至少应持续3个月，通常在半年左右。其主要内容包括：①应用药物及物理治疗消除肩峰下间隙的炎症；②通过主动运动保持关节正常的活动范围；③通过力量练习保持肩部肌肉力量的正常。保守治疗是职业相关 SAIS 的主要处理手段，包括康复治疗和药物治疗。

（一）康复治疗

1. 运动疗法

（1）关节松动术：是治疗 SAIS 患者肩关节疼痛及活动受限的一种有效且实用的手法，其针对性强、见效快、患者痛苦小并容易接受。根据 Maitland 手法分级对早期疼痛为主者，采用Ⅰ～Ⅱ级手法；病程较长以关节活动障碍为主者，采用Ⅲ～Ⅳ级手法。针对不同方向的运动障碍，分别应用分离牵引、长轴牵引、足侧滑动、前后向滑动和后前向滑动等手法进行治疗，操作中需注意手法轻柔有节律，尽量使患者感到舒适，观察患者反应适时调整强度。

1）分离牵引：一般松动，缓解疼痛。患者仰卧位，上肢外展50°，治疗师外侧手托住患者上臂远端及肘部，内侧手四指放在腋窝下肱骨头内侧，拇指放在腋前。内侧手向外侧持续拉肱骨约10 s，然后放松，重复3～5次。操作中要保持分离牵引力与关节盂的治疗平面相垂直。

2）长轴牵引：一般松动，缓解疼痛。患者仰卧位，上肢稍外展，治疗师外侧手握住肱骨远端，内侧手放在腋窝，拇指在腋前。外侧手向足的方向持续牵拉肱骨约 10 s，使肱骨在关节盂内滑动，然后放松，重复 3 ~ 5 次。操作中要保持牵引力与肱骨长轴平行。

3）头尾滑动：扩大肩峰下间隙。患者仰卧位，上肢外展 90°，肘关节屈曲 70°，治疗师坐在患侧，外侧手握住肘关节内侧，内侧手虎口放在肱骨近端外侧，掌心朝上。松动时外侧手稍向外牵引，内侧手向足侧方向推动肱骨，主要作用于盂肱关节。

（2）肌肉牵伸技术：针对容易紧张的胸大肌、胸小肌、背阔肌、上斜方肌、肩胛提肌、肩胛下肌、大圆肌等肌群进行徒手牵伸，使其得到放松，改善肌肉柔韧性，缓解肌肉疲劳。此外，还能有效纠正异常姿势，改善肩关节运动节律。

（3）肩胛骨稳定性训练：肩胛骨的运动对于肩肱节律的恢复和改善肩关节活动度有着至关重要的作用，通过肩胛骨稳定性训练可有效改善上肢运动中肩胛骨的稳定性及改善肩肱节律。

（4）肌肉力量训练：利用弹力带或哑铃等进行肩关节及肩胛骨周围肌群力量强化训练，包括抗阻肩前屈、外展、内旋、外旋、肩胛前伸、肩胛后缩等肌群力量训练。训练中需注意按照循序渐进的原则，避免出现代偿及运动损伤。

2. 物理因子治疗　物理因子治疗的作用为改善局部血液和淋巴液循环，增强组织代谢，消除水肿，促进炎症的吸收，缓解肌肉痉挛，从而减轻和消除疼痛。应用物理因子治疗可有效缓解 SAIS 症状，延缓病变的发展或缩短病程。

（1）超声波疗法：可消炎，镇痛，松解粘连。选择 1 ~ 2 个痛点处，应用 1.5 W/cm^2，每个点 8 min，每日 1 次，10 ~ 15 次为 1 个疗程。

（2）超短波疗法：可改善局部血液循环，从而改善局部组织新陈代谢，达到消炎镇痛的作用。治疗剂量为：微热量至温热量，每次 10 ~ 15 min，每日 1 次，10 ~ 15 次为 1 个疗程。

（3）中频干扰电疗法：中频电有明显的促进血液循环的作用，可加速局部炎症产物代谢，达到良好的镇痛消炎作用。可选用干扰电、调制中频电疗法，电极并置或对置于患侧肩关节痛点或痛点周围，每次 20 min，每日 1 次，10 ~ 15 次为 1 个疗程。

（4）体外冲击波疗法：广泛应用于肌肉骨骼疾病的临床治疗，其生物学效应包括组织损伤修复重建作用，组织粘连松解作用，扩张血管和血管再生作用，镇痛及神经末梢封闭作用，高密度组织裂解作用和炎症及感染控制作用。因此，体外冲击波疗法能够有效缓解 SAIS 患者疼痛及关节活动受限等症状。治疗时按冲击能量由低到高微调，以患者能够耐受为宜，能流密度为低级、中级。每次治疗选定 1 个中心治疗点，冲击 1000 ~ 2000 次，每次治疗间隔 1 ~ 7 天，3 ~ 5 次为 1 个疗程，可行多疗程治疗。

（二）药物治疗

急性期SAIS患者疼痛明显影响生活与工作时，可适当口服非甾体抗炎镇痛药物；疼痛严重明显影响睡眠时，可适量服用地西泮等镇静药物。此外，局部使用外用药及肩峰下间隙封闭治疗等手段对SAIS疼痛的改善均有帮助。

（三）手术治疗

SAIS手术治疗主要针对解剖因素和动力因素造成的撞击，包括切除过长或过低的肩峰、切除大结节或肩锁关节的骨赘、修复广泛损伤的肩袖、修复肱二头肌腱、肩关节置换术等。只有在症状、体格检查和影像学检查结果一致时才可以手术。

当保守治疗超过3个月症状无改善时，需考虑手术治疗。手术治疗包括肩峰下减压术、肩峰成形术、肌肉移位术、肩关节内支架置入术等。肩峰下减压术及肩峰成形术适用于无肩袖损伤的患者，如有肩袖撕裂可同时做肩袖修补术；对于伴有不可修复肩袖损伤但无关节炎的年轻患者，可选择肌肉移位术；对于患关节炎且伴有不可修补肩袖损伤的老年患者，肩关节置换术是较好的选择。

三、防护指导

1. 建议以其他活动或动作模式代替原本会对肩关节产生过大负荷或诱发疼痛的活动，避免反复上肢上举过头持物工作，如需上举过头顶取物时尽量使用脚垫或者小板凳。必要时更换工作岗位，避免或减轻作业危险因素对肩关节肌肉与骨骼的损伤。

2. 若作业活动是重复性的，则建议适当增加休息的时间与频率，以缓解肩周肌群疲劳。且应学会利用活动间歇自我按摩放松受累的肌肉，加速缓解肌肉紧张及疲劳情况。

3. 采取合适的工作姿势，纠正不正确的用力方式，调整座椅或工作台使其尽量符合人体生物力学特性，以减轻肩关节负荷。

4. 加强个体防护，做好日常肌肉骨骼保护和锻炼，强化肩胛骨及肩关节稳定性训练和肌肉力量训练，预防损伤。

5. 工作中出现肌肉骨骼不适，需及时向职业健康管理部门或工会报告，以便用人单位与劳动者共同采取及时、有效的解决方案。

四、运动处方

（一）肩胛骨稳定性训练

1. 运用神经肌肉激活技术进行“YTWL”训练，激活背部菱形肌、下斜方肌、背阔肌等肌群，改善肩胛骨稳定性。俯卧位或站立位，双上肢侧平举，拇指朝上，依次完成 Y、T、W、L 字形上举动作，每组完成 10 ~ 15 个动作，每次 3 组，每日 2 ~ 3 次。

2. 站立位，面对墙壁，双脚与肩同宽并固定，双手打开推向墙面，人与墙壁的距离为一臂之长，肘关节由弯曲到伸直做类似俯卧撑动作，缓慢进行，每组完成 10 ~ 15 个动作，每次 3 组，每日 2 ~ 3 次。

（二）肌肉力量训练

1. 肩关节外旋肌群力量训练 屈肘 90°，上臂紧贴身体，将一弹性橡皮筋一端固定，手握橡皮筋另一端向外侧用力牵拉皮筋，至最大限度保持 10 s 为 1 次，每组完成 10 ~ 15 次动作，每次 3 组，每日 2 ~ 3 次。

2. 肩关节内旋肌群力量训练 屈肘 90°，上臂紧贴身体，将一弹性橡皮筋一端固定，手握橡皮筋另一端向内侧用力牵拉皮筋，使手接近身体，至最大限度保持 10 s 为 1 次，每组完成 10 ~ 15 次动作，每次 3 组，每日 2 ~ 3 次。

3. 肩关节前屈肌群力量训练 站位或坐位，躯干伸展，肘关节伸直，手握哑铃前屈抬起手臂至无痛角度，不能耸肩，至最高位置保持 10 s 为 1 次，每组完成 10 ~ 15 次动作，每次 3 组，每日 2 ~ 3 次。

4. 肩关节外展肌群力量训练 站位或坐位，躯干伸展，肘关节伸直，手握哑铃外展抬起手臂至无痛角度，不能耸肩，至最高位置保持 10 s 为 1 次，每组完成 10 ~ 15 次动作，每次 3 组，每日 2 ~ 3 次。

以上训练均需根据患者的自身情况循序渐进开展，对于不同时期的患者应做个性化调整。

五、案例分享

（一）病例摘要

患者，男性，50 岁，主因“右肩关节外展疼痛 2 个月”入院就诊。患者自诉在 2 个月前，工作后出现右肩部不适，第二天晨起时出现肩部外展疼痛，放下过程中也疼痛，到医院行针灸、按摩、拔罐等保守治疗，病情稍有加重。查体：患者主动外展时肩部在 20° 左右开始疼痛，在 90° 有所缓解，放下时需用健手帮助，被动活动没有明显受限和疼痛。外展抗阻疼痛剧烈，外旋抗阻轻度疼痛。空罐试验阳性，牵引空罐试验阳性。稳定肩胛骨外展试验阳性。辅助检查：肩关节 MRI 提示右肩关节退行性改变、右侧肱骨头异常信号灶（考虑水肿）；右侧冈上肌肌腱损伤、变性；右肩关节囊及周围滑囊积液；右侧肱二头肌长头肌腱腱鞘积液。

（二）病例分析

1. 病史采集 患者中年男性，病程 2 个月。主要症状表现为右肩关节外展疼痛。

2. 康复评定

（1）体格检查：患者主动外展时肩部在20°左右开始疼痛，在90°有所缓解，放下时需用健手帮助，被动活动没有明显受限和疼痛。外展抗阻疼痛剧烈，外旋抗阻轻度疼痛。空罐试验阳性，牵引空罐试验阳性。稳定肩胛骨外展试验阳性。

（2）辅助检查：肩关节MRI提示右肩关节退行性改变、右侧肱骨头异常信号灶（考虑水肿）；右侧冈上肌肌腱损伤、变性；右肩关节囊及周围滑囊积液；右侧肱二头肌长头肌腱腱鞘积液。

（3）肩关节功能评分：70分。

（4）VAS评分：8分。

（5）Barthel指数：90分。

3. 康复诊断 结合病史、体格检查、辅助检查、康复评定结果，诊断为：①肩峰撞击综合征；②肩袖损伤。

（三）康复目标

1. 近期目标 缓解疼痛症状，改善肩部功能。

2. 远期目标 恢复正常关节活动度，改变工作和生活方式，改善参与能力，回归工作岗位。

（四）康复措施

1. 物理因子治疗 激光、微波、超声波、冲击波等疗法。

2. 药物治疗 口服非甾体抗炎药如布洛芬、阿司匹林等，可减轻炎症和疼痛，促进康复。需注意药物副作用，如胃肠道不适、过敏反应等，应在医生指导下使用。也可使用局部抗炎药膏或贴剂，双氯芬酸二乙胺乳胶剂、氟比洛芬巴布膏等，可直接作用于炎症部位。

3. 其他治疗

（1）手法放松。

（2）肩关节松动术。

（3）弹力带训练：肩关节前屈、内收、内旋等训练。

（4）肌内效贴。

4. 康复宣教 主要进行健康宣教，指导患者注意患部保暖，调整生活方式，如避免长时间用肘部支撑、保持正确的坐姿等。症状发作严重者应注意局部休息，减少肩部负担，避免进一步损伤。

（汤炳煌）

第三节　腰椎间盘突出症

一、概述

腰椎间盘突出症（lumbar disc herniation，LDH）是指腰椎间盘退变或髓核突出，同时纤维环破裂后髓核脱出压迫或刺激神经根和马尾神经所引起的一种综合征。以L4—5、L5—S1 椎间盘突出多见。

（一）腰椎间盘突出症发病率

1. 不同年龄患病情况　腰椎间盘突出症检出率以 15 ~ 24 岁人群最低，仅 2.78%。这是因为低龄人群处于生长阶段，且腰椎经受的慢性损伤较其他年龄段人群少，因而其发病率明显低于其他年龄段。25 岁以上各年龄段人群的检出率增高。25 ~ 39 岁正处于青壮年期，职业劳动强度逐渐增大，逐步达到一生的高峰阶段，LDH 检出率居首位。这也说明从事高强度职业劳动的人群具有 LDH 发生的易感性，LDH 与劳动强度和工作性质有高度的相关性，有研究报道，住院治疗的 LDH 患者中，80% 以上由于重体力劳动损伤所致。40 ~ 55 岁检出率与 25 ~ 39 岁高度近似，系人生劳动负荷高峰的延续。直到接近退休年龄 55 岁以后才有所减轻，发病增速趋缓[7]。

55 岁以上人群检出率有所下降，是由于劳动强度逐渐减轻，急性损伤机会减少，新病例增加较少，而以腰椎的慢性积累病变为主。但在 55 岁以前发生的病例仍大多处于慢性反复状态，难以自愈，而且随着年龄增长，腰椎的退行性改变依然存在甚至加速，亦可能引起腰椎间盘的退变。虽然有一部分病例通过手术或其他治疗方法得到控制或治愈，但其总患病率仍处于较高水平。

2. 不同职业人群患病情况

（1）重体力劳动者：由于受力集中在脊柱，较易造成脊椎和椎间盘的损伤，使脊柱的稳定性下降，进而发生椎间盘突出，因而其发生率增高（17.93%），且无性别差异，与商贸、管理及家务从业者比较发病率较高。

（2）车辆驾驶员：长时间处于腰段弯曲前屈坐位，对椎间盘压力显著增加，而腰椎受力较端正坐位至少增加 2 倍以上，加之路面颠簸易形成慢性微损伤，久之将造成纤维环的损伤破裂致髓核突出，其发病率较高，与商贸运输等职业明显相关。

（3）教师：在上课时长时间站立易造成椎间盘的微损伤，而在备课、阅卷、写作、科研等工作中又处于长时间的坐位，对椎间盘的损伤加重，因而发病率较高，与商贸等随意体位的职业人群相比更为显著。人体生物力学研究已经证明，长时间站立位工作可以造成椎体间的位移，牵拉、磨损椎间盘外周的纤维环，久之使纤维环破裂，髓核脱出。而坐位时脊柱所受力量较站位增加近 2 倍以上，因而更容易发生突出。

（4）农业劳动者：工作时间较长且劳动负荷较大，由于许多农活要长时间弯腰作业，易导致腰椎间盘突出。

（5）电脑操作人员：由于长期坐位工作，造成脊柱肌肉力量下降，引起脊柱的稳定性下降，加上坐位状态时腰椎承受力量增加，导致腰椎间盘受到应力损伤而突出。

（6）商业、服务业从业人群：其工作体位变化较其他职业随意性大，因而 LDH 发生率较低一些。

针对 LDH 高危人群，应该加强医学监督，改善劳动条件，普及预防知识，降低发病率。

（二）椎间盘的解剖生理

1. 椎间盘的解剖结构 人体脊柱共有 32 块椎骨，因 C1—2 间和骶椎、尾椎间无椎间盘组织，故椎间盘仅有 23 个。椎间盘位于两椎体之间又称为椎间关节，通过薄层的透明软骨与椎体相连，椎间盘由软骨终板、纤维环和髓核三部分构成。

软骨终板由与其他软骨细胞一样的圆形细胞构成，在椎体上、下各一个。软骨终板有许多微孔，是髓核的水分和代谢产物的通路。每一软骨终板面积从 L1—5 逐渐增加。其内无神经组织，故其损伤后既不产生疼痛症状亦不能自行修复。软骨终板可以缓冲压力，防止椎骨遭受超负荷压力以保护椎体，并防止椎体因压力而发生吸收现象。软骨终板还可作为半透膜，在渗透压下水分可以扩散至无血管的椎间盘。

纤维环分为外、中、内三层。外层由胶原纤维带组成，内层由纤维软骨带组成。各层之间有黏合样物质，使彼此之间牢固地结合在一起。外层纤维环的细胞呈梭形，细胞核呈雪茄形，而内层纤维环细胞呈圆形，类似软骨细胞。纤维环的前侧部分和两侧部分最厚，后侧部分最薄。外层纤维在两个椎体的骺环之间，内层纤维在两个椎体软骨终板之间，外、中层纤维环连于髓环，最内层纤维进入髓核内并与细胞间质相连。因此，在最内层，纤维与髓核之间无明显界限。整个纤维环可以认为是同心环状多层结构。纤维环连接相邻椎体，使脊柱在运动时作为一个整体以保持脊柱的稳定性。纤维环的特殊排列方向，使相邻椎体可以有轻度活动，又起节制的作用，限制旋转运动。

2. 椎间盘的生理功能

（1）椎间盘的功能：①保持脊柱的高度。随着椎体发育，椎间盘亦增长，整个椎间盘的高度占脊柱长度的 1/5。此外，随着体位改变及年龄增长，椎间盘高度亦有变化。②连接椎间盘上下两椎体，并使椎体间有一定的活动度。③使椎体承受相同的应力。④由于椎间盘为弹性结构，在脊柱受力时可起到缓冲作用。⑤维持脊柱后方关节突关节一定的距离和高度。⑥保持椎间孔的大小。⑦维持脊柱的生理曲度。不同部位椎间盘厚度不一，颈椎和腰椎间盘前厚后薄，使颈椎、腰椎出现生理前突。⑧椎间盘为承受应力的结构。正常髓核是不能压缩的，在受压情况下，会将应力分布在整个椎间盘，导致髓核变形。

（2）髓核的功能：①髓核在承受突然外力情况下起吸收应力的作用。在压力作用下髓核不能压缩，但能形变，将力传送到纤维环各部分。②在脊柱运动时，髓核作为运动的支点，起着类似轴承的作用。③应力平衡。在承受应力时，髓核向各个方向均匀地传递力量。这样避免了椎间盘接触应力不均而造成纤维环的破裂、软骨终板的骨折。④髓核的黏弹特性主要依靠富有蛋白多糖的细胞外基质，通过其吸收水分，使组织内呈高渗透压，在负载时使椎间盘内液体外流，此称为蠕变效应。

（3）椎间盘的营养：成人椎间盘是人体最大的无血管组织，其本身的营养及代谢产物的处理，是通过椎间盘以外的血管进行的。椎间盘 3 个组成部分的营养供应有所不同：①纤维环外层、中层依靠椎体周围起自腰动脉的小血管；②软骨终板的营养供应依靠与椎体终板松质骨骨髓的直接接触而获得；③髓核的营养供应通过软骨终板的渗透获取。

（三）腰椎间盘突出症临床表现

腰椎间盘突出症的好发部位以 L4—5 椎间盘最为多见，占 58%～62%；L5—S1 次之，占 38%～44%；极少部分发生于 L3—4 以上的椎间盘；2 个椎间盘同时发病者占 5%～10%。L5—S1 椎间盘是整个脊柱最下边的 2 个椎间盘，是全身应力最集中的部位，承受的压力最大。腰椎活动度较大，脊柱做各种方向活动时对下位椎间盘尤其是纤维环的牵拉力最大。由于骶椎是固定的而不参与脊柱活动，脊柱活动时骶椎不产生相应的协调缓冲动作，脊柱上位各节段的活动最终均集中在最下方的 2 个活动节上。因此，L4—5 椎间盘损伤的机会最多[8]。

1. 腰椎间盘突出症常见症状 腰椎间盘突出症的临床表现比较复杂，其症状和体征受椎间盘突出的大小、范围、部位、病程以及个体差异等因素影响，归纳起来主要有以下几个方面。

（1）腰痛

1）腰痛的特点：腰痛一般为腰椎间盘突出症的首发症状，可出现在劳动、激烈运动、扭挫伤等明显的外伤之后，也可以无明显诱因而出现。腰椎间盘突出症患者常有较长时间的慢性腰痛病史，并在此基础上疼痛突然加重或逐渐加重。疼痛性质多为持续性钝痛，也可出现痉挛性剧痛。95% 以上的腰椎间盘突出症患者疼痛初起时范围较为弥散，腰部有局限性压痛、叩击痛或放射痛，但很快集中在下腰部或腰骶部，并向下肢放射。部分患者同时出现腰腿痛，个别患者表现为单纯腰痛或单纯下肢痛。腹压增加时（如咳嗽、喷嚏、排便等）疼痛加重，平卧休息时疼痛减轻。下肢放射痛多为单侧，仅极少数中央型腰椎间盘突出症患者表现为双下肢症状，行走、久坐可导致疼痛加重，卧床休息可使疼痛减轻或消失。

2）腰痛的原因：腰椎间盘突出症以腰椎及其椎间盘退变为内因，长期慢性劳损或急性损伤为诱因。腰椎的退变不仅表现在椎间盘的组织学改变，而且包括腰椎小关节增生、韧带肥厚等。急慢性损伤除了本身既有的腰痛外，又加重脊柱退变，导致黄韧带、小关节突、椎间纤维环等继发性损伤、退变。腰椎间盘的髓核突出之后，首先顶起后纵韧带，严重时便可穿破后纵韧带，引起局部渗出、水肿等无菌性炎症而产生腰痛。髓核突出导致脊柱内外平衡失调，使椎体与椎体间相对位置发生改变，椎间关节功能发生紊乱，相应韧带间的弛张度也失去平衡，从而加重腰痛的症状。病理性刺激通过中枢神经系统反射，引起腰部肌肉反射性痉挛，若长时间不能缓解，腰部肌肉本身会产生疼痛。痉挛的腰部肌肉可使椎间隙变窄，椎间盘压力持续增大，加重髓核突出。

（2）下肢放射痛

1）下肢放射痛的特点：一般出现在腰痛一段时间之后，在部分患者中也与腰痛同时出现。疼痛表现为自腰骶部起，沿坐骨神经走行向下肢呈放射性疼痛，为突出物刺激或挤压相应的神经根所致，又称根性痛。疼痛性质剧烈，部分患者呈刀割样痛、烧灼样痛或电击样痛，严重者不能平卧及直腰。咳嗽、打喷嚏、用力排便可使疼痛加剧，疼痛可放射至臀部、小腿外后侧、足背及足趾。按压、叩击腰部时，疼痛沿上述路线放射。下肢放射痛多为一侧性，部分患者一侧轻一侧重，左右交替，少数中央型腰椎间盘突出症患者则为双下肢放射痛。

2）下肢放射痛的原因：腰椎间盘突出症患者腰痛一段时间后会发生较腰痛更为严重而持久的下肢放射痛，这是由于仅表现为腰痛的患者的髓核尚未压迫神经根，此时的腰痛是后纵韧带的刺激症状，当突出物穿破后纵韧带挤压或炎症刺激邻近的神经根时，下肢放射痛便开始了。腰椎间盘突出症的好发部位是L4—5和L5—S1椎间盘，L4—5椎间盘突出挤压L5神经根，而坐骨神经由L4—5和S1—3神经共同组成。所以，腰椎间盘突出症所引起的下肢放射痛主要是坐骨神经痛。

3）下肢放射痛与腰椎间盘突出部位的关系：下肢放射痛的放射区域因椎间盘突出部位的不同而略有变化：L5—S1椎间盘突出，疼痛放射至大腿后侧，经腘窝到小腿后侧、踝部及小趾；L4—5椎间盘突出，疼痛则放射至大腿后外侧，经腘窝外侧到小腿外侧、足背及踇趾；L3—4椎间盘突出，则放射痛经大腿前方下行小腿前内侧，到足背内前方。由此可根据疼痛的部位及路线了解椎间盘突出的节段。

（3）感觉障碍：①肢体麻木感：多与下肢放射痛伴发，单纯表现为麻木而无疼痛者仅占5%，主要由脊神经根内的本体感觉和触觉纤维受刺激导致，麻木范围与受累神经根支配范围相一致。②神经过敏：早期表现为皮肤过敏，渐而出现麻木、刺痛及感觉减退，双下肢触觉对比检查时，患侧像隔了一层纱样感觉迟钝。下肢感觉异常表现为患侧下肢后外侧麻木、发凉怕冷，尤其是足趾末梢皮温降低，有时可出现蚁行感、烧灼感等。

（4）间歇性跛行：表现为明显的跛行，且跛行随着行走距离的延长而加重，经短时间的停留或蹲、坐休息而减轻，循环往复。其产生的原因可能与椎间盘突出同时继发腰椎管狭窄有关，约1/4的腰椎间盘突出症患者实际有椎管狭窄的情况。

（5）下肢肌力减弱：神经根挤压严重的腰椎间盘突出症患者可出现患侧肌力减

弱，表现为肌肉无力。患者常诉抬足无力或行走足底支撑无力、足跟不能抬起等。

（6）马尾神经症状：少数腰椎间盘突出症患者可出现鞍区会阴部麻木、刺痛、排便排尿无力、小便频数，女性可出现尿失禁，男性可出现阳痿，严重者可出现二便失禁及双下肢瘫痪。此类患者由于马尾神经严重受压而应尽快进行手术治疗，否则预后较差。马尾神经症状主要见于中央型腰椎间盘突出症患者，其突出椎间盘呈中央型后突而挤压或刺激马尾神经。

2. 腰椎间盘突出症的体征

（1）感觉和肌肉功能异常：不同节段的神经受损表现为支配区域的皮肤感觉和肌力减弱，患者常表现为神经支配区域疼痛、麻木，如运动神经受损时出现垂足，走路时常因鞋尖划地而跌倒，蹈趾背伸无力等。这种肌力改变与神经受损麻痹（如跟腱反射、膝腱反射减弱等）是一致的，而由腰椎间盘突出造成瘫痪者十分罕见。病程较长的患者可出现不同程度的患肢肌肉萎缩，神经系统异常表现包括：①感觉异常：多数患者有感觉异常，腰 5 神经根受累者多见小腿外侧和足背痛，触觉减退；骶 1 神经根受压时，外踝附近及足外侧痛，触觉减退。②肌力下降：若神经受压严重或时间较长，患者可有肌力下降。腰 5 神经根受累时，足蹈趾背伸肌肌力下降；骶 1 神经根受累时，足跖屈肌肌力减弱。③反射异常：根据受累神经不同，患者常出现相应的反射异常。踝反射减弱或消失表示骶 1 神经根受累；骶 3—5 马尾神经受压，则表现为肛门括约肌张力下降及肛门反射减弱或消失。

（2）腱反射改变：表现为反射不对称，多为患侧腱反射减弱，有定位意义。伸肌肌力下降由 L4—5 神经根受损导致，跟腱反射减弱由腰骶神经根受损导致。

（3）直腿抬高试验和足背过伸试验阳性：直腿抬高＜70° 为阳性，足背过伸试验只牵拉坐骨神经干而不牵拉腰部的软组织，加上坐骨神经形成压痛体征，三者均为阳性说明坐骨神经受损。

3. 影像学检查

（1）X 线检查：早期可无特殊发现，后期可见椎间隙狭窄及椎体边缘骨刺形成，或脱出髓核钙化。

（2）CT 检查：目前临床已将 CT 作为常规检查，其对椎管狭窄、小关节肥厚、侧隐窝狭窄等有较高的诊断价值。

（3）MRI 检查：MRI 能清楚地显示出人体解剖结构的图像，对于腰椎间盘突出的诊断有极大帮助。MRI 可以全面地观察各椎间盘的退变情况，也可以了解髓核突出的程度和位置，并鉴别是否存在椎管内其他占位性病变。在读片时需注意矢状位片和横断面片对比观察，方能准确定位。

（4）椎管造影：自非离子型水溶性造影剂问世之后，椎管造影成为一种有效且安全的检查，许多医院将其列为术前常规检查。其影像学特点为：压迹与充盈缺损均位于椎间隙。侧位片显示的压迹大小与病变大小一致，一般＞3 mm，严重者可占据椎管矢状径的一半以上。正位片显示的充盈缺损因致压物部位不同而不同，多偏向一侧并与下肢痛的病变部位一致。

（四）诊断及鉴别诊断

根据腰腿痛病史、腹压增高时疼痛加剧、平卧时缓解、腰部压痛点、下肢麻木区、腱反射改变、直腿抬高试验阳性、坐骨神经压痛等临床表现，不难做出腰椎间盘突出症的诊断。在手术治疗前需进行椎管造影、CT 或 MRI 等检查。腰椎间盘突出症的诊断还需与常见的腰背痛疾病相鉴别。

1. 腰椎管狭窄症 约 1/4 的腰椎间盘突出症患者伴有腰椎管狭窄。腰椎管狭窄症的特点有：①间歇性跛行：由于走路挺腰时使椎管径变小，马尾神经受压缺血，下肢疼痛与麻木加重，蹲下稍作休息后症状可缓解，但此类患者长时间骑自行车也不会有症状加重的情况。②主客观矛盾：症状重而体征缺乏，患者有比较严重的根性痛症状，但各项临床常规检查常为阴性。诊断困难时可通过椎管造影、CT 或 MRI 检查明确诊断。

2. 马尾肿瘤 患者的腰腿痛较为剧烈，体位改变时症状加剧，深夜痛症状明显。疼痛呈进行性加重，临床可通过椎管造影明确诊断。

3. 坐骨神经盆腔出口狭窄综合征 一般不伴有腰痛，屈颈试验阴性，腰部无压痛点。梨状肌处压痛，部分患者可触及梨状肌索状改变，进行梨状肌紧张试验时症状加重。感觉障碍范围较广。

4. 腰椎增生性脊柱炎 患者多为 50 岁以上的中老年人，其疼痛以腰痛为主，无下肢放射痛。腰椎 X 线检查可见典型的退行性改变，临床检查未见坐骨神经损害改变。

二、治疗原则与方法

近年来提倡的阶梯治疗理念，即“从保守到手术，从微创到融合”的阶梯治疗过程，能更科学、规范地指导临床医生对腰椎间盘突出症患者进行规范、合理、有效、安全的治疗。阶梯疗法作为一种先进的治疗理念，应成为临床医生必须遵循的治疗指南，并严格掌握治疗指征。

非手术治疗指征：①年轻、初次发作或病程轻短者；②症状较轻，休息后症状自行缓解者；③影像学检查无明显椎管狭窄及腰椎不稳者；④身体条件不允许手术治疗者。

手术治疗指征：①病史已过半年，经正规保守治疗无效，症状较重影响生活或工作的；②首次发作但疼痛剧烈，患者难以行动和入眠，处于强迫体位；③合并马尾神经严重受压、大小便功能障碍；④出现足下垂伴有肌肉萎缩、肌力下降；⑤巨大及高位腰椎间盘突出者。

（一）手术治疗

1. 微创治疗 椎间盘镜、椎间孔镜治疗技术对于轻度、中度的椎间盘膨出型、凸起型、施莫尔结节及经骨突出型患者，不影响脊柱的稳定性，疗效更好。

2. 常规手术治疗　半椎板切除术、全椎板切除术。

3. 弹性固定技术　椎体间弹性固定技术是在椎弓根钉固定技术的基础上用弹力棒连接固定，达到动力性固定效果的动态中和固定系统。

4. 人工髓核、人工椎间盘置换术　这是LDH治疗的发展方向。

5. 椎体融合术　当上述治疗方法都无效且伴有神经损伤症状或腰椎间盘病合并椎体Ⅱ度以上滑脱时采用椎体融合术，这是椎间盘手术的最后选择。

（二）非手术治疗

LDH患者中80%经保守治疗可明显缓解疼痛症状，部分患者还可治愈。

1. 急性期处理　急性期患者卧床休息制动可减轻肌肉收缩力与椎间纽带张力对椎间盘所造成的挤压，使椎间盘处于休息状态，有利于椎间盘的营养供给，使损伤的纤维环修复，突出的髓核回纳，还有利于静脉回流、消除水肿、加速炎症消退。卧床4天后椎间盘可获得稳定状态，而卧床时间过久可造成失用性肌萎缩，故绝对卧床时间应不超过1周。宜选用硬板床，铺垫软硬要合适。保持正确的卧位姿势，枕头不宜过高，可用一软枕垫于腰后，使其保持生理弧度，还可用一小枕垫于膝下，使下肢微屈更利于腰背肌的放松。下床活动时需佩戴腰围加以保护，早期起床后宜立卧交替。

急性期腰椎间盘突出症患者因疼痛、感觉功能减退，导致生活自理能力下降，影响正常的工作和生活。因此，大多数患者会出现焦虑、恐惧、烦躁等不良心理反应。故必须先了解患者的心理特征及所面临的心理问题，创造一个安静稳定的治疗环境。护理人员要以平静、理解、审慎和合作的态度进行交流，同情与诚恳的态度会使患者感到和蔼可亲，增加安全感，从而身心放松，减轻焦虑。

2. 药物治疗　可选用非甾体抗炎镇痛药，如对乙酰氨基酚、双氯芬酸钠等，但其胃肠道反应等不良反应明显；有肌肉痉挛的患者可以加用肌肉松弛剂，如氯唑沙宗等；脱水剂可在腰椎间盘突出症急性期有神经根水肿时使用，如利尿剂、甘露醇等；辅助性药物包括抗抑郁药、抗痉挛药、抗惊厥药等，与非甾体抗炎镇痛药合用可以增强镇痛效果。

3. 康复治疗

（1）物理因子治疗：有镇痛消炎、促进组织再生等作用，能促进突出部位水肿消退，使粘连松解、症状减轻。常用的有直流电疗法、离子导入疗法、中频电疗法、超短波疗法、蜡疗、水疗等。近年来还有悬吊减重步态训练，可改善LDH的症状。

（2）手法治疗：重获软组织的柔韧性和脊柱节段的运动可通过许多手法治疗技术完成，包括肌筋膜放松、关节松动和推拿、肌肉能量技术和牵伸技术。筋膜的功能是分割和支撑肌肉以发挥其功能单元的独立作用，缓冲震荡，传送机械力量，与循环系统和淋巴系统交换纤维的代谢产物。若不活动可导致筋膜系统功能失调，这是因为当固定不动时，筋膜干燥，失去弹性，不能维持重要纤维的距离，于是筋膜层被交错排列的纤维粘在一起阻碍了运动。肌筋膜系统功能性的降低可导致脊柱节段的运动性以及肢体柔韧性的降低。肌筋膜放松术就是将应力和剪切力施加到筋膜层，使其分解和分离，恢复移动性、营养和弹性，活动自如。松动的关键是仅在一个特定的平面施加能量。松解术并不能长期缓解主要因椎间盘异常导致的疼痛，也不能减轻椎间盘突出，但是通过刺激机械性感受器、牵伸粘连或恢复缩短肌肉的长度可暂时缓解疼痛。运用这些技术可使患者自己进行肌肉的等长收缩练习，以使高张力肌肉放松[8]。

（3）运动治疗：应在康复医学专业人员的指导下，基于康复评定结果，按照运动处方正确执行。不正确的运动可能会加重症状，甚至会使病情进一步恶化。

1）运动强度：中等强度的运动可对脊柱产生保护作用。运动过程产生的脊柱动力载荷可促进营养物质的弥散，影响椎间盘基质代谢，减缓基质退变，运动疗法可缓解疼痛并改善功能。因此，对于轻中度持续性症状的腰骶神经根病患者，可尝试进行运动疗法治疗。

2）运动介入时机：关于运动疗法的介入时机，因急性腰骶神经根病和急性腰痛往往具有良好的自然转归，症状较轻的患者大部分可以自愈，而症状过重的患者又无法耐受，故不推荐在发病最初的 1 ~ 2 周内进行运动疗法治疗，如症状不再随时间加重，将治疗推迟至症状持续 3 周时开始是较合理的安排，尤其是针对腰部的运动和牵伸不应在发病初期即刻进行。而对于亚急性或慢性病程的患者，如果没有危险信号，应鼓励尽早开始运动治疗[8]。

3）运动治疗方案：运动疗法既可以预防腰痛的初次发生，也可以防止复发。关于具体的治疗方案，急性腰痛的治疗应包括柔韧性牵伸治疗及方向特异性训练，而对于亚急性及慢性腰痛，如果包含有氧训练及认知行为策略则尤其有益。

运动治疗包括核心肌力训练、麦肯基疗法、身心训练等。①核心肌力训练可通过协调的方式训练核心肌群以促进腰椎稳定性。有研究证实核心肌力训练可以缓解腰椎间盘突出症患者的疼痛，并改善其功能。②麦肯基疗法是新西兰物理治疗师 Rohin McKenzie 先生创立的一种应用脊柱力学治疗颈腰疾患的康复方法。麦肯基诊疗技术的特点是向心化现象和姿势纠正的自我调整治疗，将下背痛分为姿势综合征、功能失调综合征和腰椎间盘移位综合征，针对诱发因素采用相应的治疗技术。由于该治疗技术独具特色，且有较好的疗效，故获得了国际康复医学界人士及临床医师的认可。对于腰痛患者，相比于其他标准治疗方法，麦肯基疗法在短期内对疼痛的缓解和失能的改善要更显著。目前至少有 4 部已发表的指南推荐将麦肯基疗法用于慢性腰痛患者的治疗。③身心训练可促进患者肌力、柔韧性及平衡能力的改善，还包含大量的放松技术，符合多个腰痛康复目标。常见的身心训练方法包括：瑜伽、普拉提、太极等。其强调训练中配合呼吸方法以及精神集中训练，强调核心的稳定训练及脊柱系统的柔韧性保持。

三、防护指导

不良姿势和退变是导致腰椎间盘突出的主要因素，积极做好防护有助于防止腰椎间盘突出症的发生和复发。

1. 健康教育 对于腰椎间盘突出症患者，给予正确的健康教育，帮助其了解腰椎间盘突出症发生的原因、诱因、临床表现和治疗方法，鼓励其主动参与、合理锻炼、积极预防，以达到防止复发和加重、缓解症状的目的。指导患者在工作与生活中尽可能减轻腰部负荷，避免过度劳累，尽量不弯腰提重物。患者应建立良好的生活方式，作息要有规律，多卧床休息，注意保暖，同时要禁烟酒，忌食肥甘厚味、苦寒生冷食物，多食滋补肝肾的食物，如动物肝、肾及羊肉、大枣等。鼓励患者树立战胜疾病的信心，由于腰椎间盘突出症病程长、恢复慢，患者应保持愉快的心情，用积极乐观的人生态度对待疾病。

2. 活动方式的调整 活动方式的调整对腰椎间盘的压力及剪切力影响很大，患者应避免进行会增加脊柱应力的高冲击性运动，避免反复旋转和弯腰的运动。如某一特定的活动会引起严重的腰痛，或使疼痛明显加重，则应避免进行该活动，而尝试其他活动方式。理想的运动方案应结合可以改善心肺机能的规律锻炼及针对躯干和臀部的肌力训练，其中针对腹肌的训练尤为重要。步行、游泳、低冲击性的有氧运动都是较好的锻炼方式。

3. 工作场所的改造 工作中宜避免久坐及久站，避免搬动重物，避免旋转腰部的动作。长时间在办公室工作者，可以有意识地调整其工作时长、节奏以及工作时的体位，对繁重工作任务的工作场合进行符合人体工效学设计的改造，这对预防疾病的复发是有效的。一项随机对照研究提示，符合人体工效学设计的工作任务可促进患者回归工作并降低慢性病程的发生率。如需久坐或久站则应经常更换体位，还可以使用提供适当背部支撑的椅子，经常对办公椅进行调整以避免在同一姿势下久坐。

4. 正确的工作和生活姿势 久坐、腰部长时间呈微屈体位、频繁弯腰的活动均是不利的。不正确的搬动重物方式、频繁搬动重物或搬动过重的物体都可能导致腰痛的加重。推荐学习省力的姿势动作，掌握正确的弯腰和搬动重物的技巧。例如在搬动重物或捡拾地上的物品时，应双腿下蹲，膝关节屈曲，将物体尽量靠近身体，并使腹肌维持紧张以保护腰部较弱的肌肉，防止其拉伤。久坐时，使用符合人体工效学设计的腰垫和坐垫以辅助维持正确的坐姿，应选择高且有靠背的椅子并在一定的时间内随时调节体位，不要长时间处于一种坐姿，因久坐，尤其长时间弯腰最易引起椎间盘后突。避免在腰椎侧弯及扭转时突然用力，不能避免时，也应先做热身。

5. 床垫的使用 中等硬度的床垫应是首选。2003 年的一项欧洲随机对照研究提示，与使用中等硬度床垫相比较，睡硬床的腰椎间盘突出症患者在90天时的疼痛相关功能改善较小。中等硬度床垫对患者卧床时疼痛的改善及相关功能障碍的改善均要优于硬质床垫。另有研究表明，床垫的硬度可直接影响睡眠质量，与硬质的木板床和软质的海绵床垫相比，中等硬度的弹簧床垫较利于获得良好的睡眠。

6. 护具的使用 腰部的护具可通过限制脊柱活动起到缓解疼痛、预防急性加重的作用。然而这可能会强化患者对腰部问题的心理负担，从而产生躲避行为及活动限制，阻碍患者参与运动。因此，通常不将其作为常规推荐，而对于那些可以积极保持运动的亚急性腰痛患者，护具的使用仍是有益的。研究发现，腰椎护具作为预防手段仅有很小的获益。故仅建议患者在持续工作时或在一些特殊的会加重脊柱负荷的情况下佩戴使用，并注意需要定时放松。

四、运动处方

针对腰椎间盘突出症患者的预防和治疗性训练需注重运动处方的制定。制定运动处方需严格遵守个体化方案，充分考虑患者的年龄、性别、病程、生理功能、体能、环境以及基础疾病等因素。运动治疗前要对患者进行体格检查和运动能力评估，内容包括肌力、肌耐力、柔韧性、协调性、心肺功能、体脂等。

在训练前要注意安全事项，如应有针对性提出运动的禁忌证，设定运动终止的指征，对运动量的监控要提出具体要求，运动前有充分的准备活动，对运动训练中的意外情况有充分的预案。

1. 增进腰部肌肉适能的运动处方 应采用低负荷强度的运动量，负荷的增加以缓慢推进为原则，年龄偏大患者的运动以稳定负荷为主，宜选择等张收缩训练，也可以选择自身体重为参考标准。针对腹部肌肉的训练需均衡进行。

初始阶段以最大肌力的20%~50%为负荷量，每日2~3个阶段性训练，每阶段约3组，每组约20次训练，组间休息至少3 min。当肌力和耐力增加时可以递增单次负荷量和次数。每一阶段训练时间为20 min，每周2~3次。

2. 增进腰椎柔韧性的运动处方 柔韧性的训练使用静态伸展动作，包括拉伸操、普拉提等。训练时务必使身体颈部、肩部、胸腰部、膝部和足踝等部位都能充分伸展，对于僵硬的关节可以每周增加拉伸的次数。柔韧性的训练不受场地限制，患者可以充分参与。进行伸展训练时，以出现关节紧张感且无痛为原则，每次20~30 s，每个关节2~3次，频率约每周至少3次。

3. 增进肌肉神经系统控制的运动处方 由于长期的姿势不良或腰椎间盘突出症患者反复疼痛的原因，导致机体神经肌肉调节功能下降，如肌肉募集和反应能力减退，出现肢体活动障碍。因此，训练中要锻炼神经肌肉控制能力。在训练方法上，可以尝试各种姿势的转变，如站立姿势的调整性训练、太极拳，或借助平衡板、稳定球等姿势控制性训练。

五、案例分享

（一）病例摘要

患者，男性，49 岁，主因“腰痛 1 个月余”入院就诊。患者自诉在 1 个月前搬重物后出现腰部疼痛，呈持续性酸胀痛，伴有左下肢放射痛，疼痛可放射至小腿和足部，有麻木感，无发热、力弱、尿血等症，行走时或起居时加重，平卧后减轻。自行外敷膏药和在诊所行针灸及热敷治疗，无明显疗效。平素身体健康，无慢性疾病及手术史。专科检查：腰部前倾，腰椎前屈、后伸、侧屈均受限，椎旁肌紧张，左侧明显，两侧椎旁肌及竖脊肌无压痛，L4—L5 棘突和棘突间有压痛与叩击痛，左下肢沿坐骨神经走向压痛，左小腿外侧与足背部轻触觉、针刺觉减退，左侧直腿抬高试验和加强试验阳性，双下肢肌力、膝反射、跟腱反射正常，双下肢病理征阴性。辅助检查：行腰椎 MRI 检查示：①腰椎退行性病变；L4—5 椎间盘膨出，压迫同水平硬膜囊；L5—S1 椎间盘突出，压迫同水平硬膜囊及双侧神经根；L3—4、L4—5、L5—S1 双侧黄韧带增厚，压迫同水平硬膜囊。② L5—S1 右侧椎小关节周围滑囊少量积液。

（二）病例分析

1. 病史采集　患者中年男性，病程 1 个月。主要症状表现为腰痛伴左下肢放射痛。

2. 康复评定

（1）专科检查：腰部前倾，腰椎前屈、后伸、侧屈均受限，椎旁肌紧张，左侧明显，两侧椎旁肌及竖脊肌无压痛，L4—L5 棘突和棘突间压痛与叩击痛，左下肢沿坐骨神经走向压痛，左小腿外侧与足背部轻触觉、针刺觉减退，左侧直腿抬高试验和加强试验阳性，双下肢肌力、膝反射、跟腱反射正常，双下肢病理征阴性。

（2）辅助检查：行腰椎 MRI 检查示：①腰椎退行性病变；L4—5 椎间盘膨出，压迫同水平硬膜囊；L5—S1 椎间盘突出，压迫同水平硬膜囊及双侧神经根；L3—4、L4—5、L5—S1 双侧黄韧带增厚，压迫同水平硬膜囊。② L5—S1 右侧椎小关节周围滑囊少量积液。

（3）VAS 评分：6 分。

（4）Barthel 指数：90 分。

3. 康复诊断　结合病史、体格检查、辅助检查、康复评定结果，诊断为：腰椎间盘突出症。

（三）康复目标

1. 近期目标　减轻腰部疼痛和下肢放射痛，改善腰部活动范围。

2. 远期目标　恢复患者日常生活能力，防止复发。

（四）康复措施

1. 卧床休息 床垫以中等硬度为宜，适当减少活动。

2. 药物治疗与物理因子治疗 药物包括非阿片类药物（阿司匹林、对乙酰氨基酚等）和阿片类药物（吗啡、可待因等），需加强对患者用药时和用药后疗效的观察，以及对不良反应的监测。物理因子治疗包括激光、微波、超声波、冲击波等疗法。

3. 运动治疗

（1）患者在第 4 天后开始麦肯基治疗，采用腰椎反复伸展运动，以疼痛的程度变化和向心化现象作为观察指标。

（2）患者在第 7 天开始核心肌力训练，初始阶段以腹横肌激活训练和下肢肌群等长收缩训练为主。

（3）患者根据自身情况逐步开始腰背肌锻炼。① 5 点支撑法：平卧于硬板床上，用头、双脚、双肘 5 点支撑，将臀部抬起，臀部尽量抬高。保持 10 s，重复 20 次，2 ~ 3 组 / 天。② 3 点支撑法：平卧于硬板床上，用头、双脚 3 点支撑，将臀部抬起，臀部尽量抬高。保持 10 s，重复 20 次，2 ~ 3 组 / 天。③ 4 点支撑法：平卧于硬板床上，用双手、双脚将身体全部撑起，呈拱桥状。保持 10 s，重复 20 次，2 ~ 3 组 / 天。

（4）患者可在 14 天后佩戴腰椎护具开始离床活动，同时继续渐进性核心肌群训练。

4. 康复宣教 对患者及家属进行指导、宣教工作，解除患者及家属的疑虑和担忧；帮助患者树立战胜病痛的信心；适时安慰患者，解释病情；向患者讲解常用的镇痛方法，介绍物理治疗和镇痛药物的用法、不良反应，以及如何达到理想的镇痛效果。

（罗盛飞）

第四节　半月板损伤

一、概述

半月板分为外侧半月板和内侧半月板，填充于股骨髁和胫骨髁之间。半月板的横截面是三角形的纤维软骨，外侧缘较厚并附着于关节囊上，内侧缘较薄并游离于关节囊中。外侧半月板的活动性比内侧半月板的活动性大，这是其特征，胫骨关节面的形态是产生这一现象的原因之一。此外，外侧半月板的前角和后角互相接近，附着于髁间隆起附近呈“O”字形。而内侧半月板的前角和后角，较外侧半月板远，呈“C”字形。内侧半月板和外侧半月板通过横韧带互相连接。内侧半月板被关节囊包裹并附着于冠状韧带，特别是中部与内侧副韧带紧密结合。外侧半月板仅前 1/2 与关节囊相连接，这也是外侧半月板活动性较大的原因。关于半月板的血液循环，边缘的 1/3

由滑膜供给，中间的 1/3 是移行部，内侧的 1/3 是无血供部分。无血供部分靠关节液获得营养，从边缘向内分别被称为红 - 红区（red-red 区）、红 - 白区（red-white 区）、白 - 白区（white-white 区），见图 4-4-1[9]。

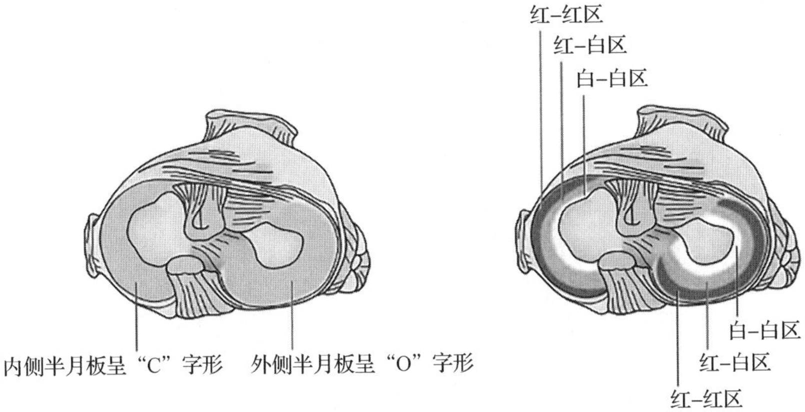

图 4-4-1　半月板

半月板的作用包括增强关节适应性、缓冲、平衡关节内压、均匀滑膜液、润滑、增加关节活动度。

1. 半月板的移动　半月板靠关节运动和肌肉收缩进行被动移动。当膝关节屈曲时，内侧半月板和外侧半月板均向后移动；当膝关节伸展时，内侧半月板和外侧半月板均向前移动。当小腿内旋时，内侧半月板向前移动，外侧半月板向后移动；当小腿外旋时，内侧半月板向后移动，外侧半月板向前移动。

半月板的移动量在非承重和承重时不同。根据 Thompson 等的研究，非承重的膝关节在 0°～90° 活动时，内侧半月板的平均移动量为 5.1 mm，外侧半月板的平均移动量为 11.2 mm。根据 Vedi 等的研究，非承重的膝关节在 0°～90° 活动时，内侧半月板的前部向后的平均移动量为 5.4 mm，中部向外侧（内侧副韧带的方向）的平均移动量为 3.3 mm，后部向后的平均移动量为 3.8 mm；外侧半月板的前部向后的平均移动量为 6.3 mm，中部向外侧的平均移动量为 3.4 mm，后部向后的平均移动量为 4 mm。在承重时，内侧半月板的前部向后的平均移动量为 7.1 mm，中部向外侧（内侧副韧带的方向）的平均移动量为 3.6 mm，后部向后的平均移动量为 3.9 mm；外侧半月板的前部向后的平均移动量为 9.5 mm，中部向外侧的平均移动量为 3.7 mm，后部向后的平均移动量为 5.6 mm。也就是说，承重时半月板的移动程度比非承重时大，而且与内侧半月板相比，外侧半月板的移动程度更大。

2. 半月板移动的机制

（1）与半月板向前移动相关的张力传导组织有内侧半月板髌韧带、外侧半月板髌韧带、膝横韧带、内侧副韧带深层纤维、后斜韧带、板股前韧带、后半月板股骨韧带、髌下脂肪垫。

半月板向前移动的机制为：第一是股四头肌的收缩导致伸展系统的紧张和股骨髁前移所伴随的髌骨向前推动，将压力传导至内侧和外侧半月板髌韧带，从而使半月板向前移动；第二是髌韧带的前移推动髌下脂肪垫向前，通过膝横韧带的张力传导使内外侧半月板向前移动；第三是位于半月板后方的内侧副韧带深层纤维、后斜韧带及板股前韧带、板股后韧带的收缩紧张作用引起半月板向前移动（图 4-4-2）。

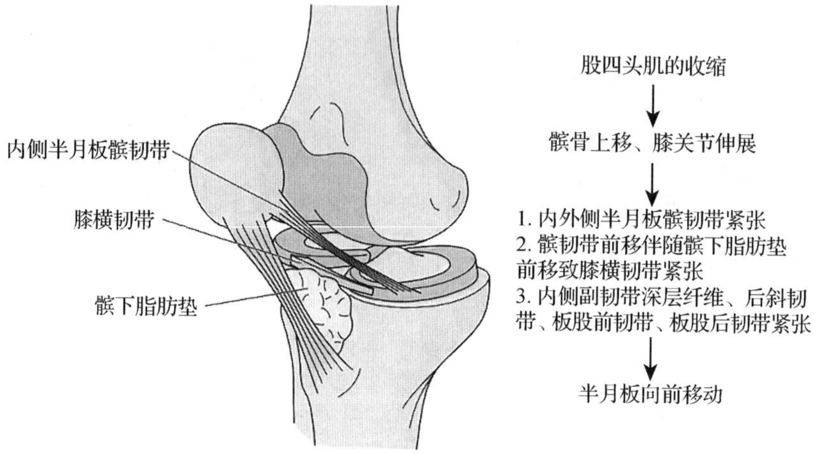

图 4-4-2　半月板向前移动的机制

（2）与半月板向后移动相关的张力传导组织有半膜肌、腘肌、内侧副韧带深层纤维、后斜韧带、板股前韧带、板股后韧带。

根据股骨髁后移动原理，半月板向后移动的机制为：第一是后斜韧带通过半膜肌的收缩、吸盘效应将内侧半月板向后拉动。第二是通过腘肌的收缩将外侧半月板向后拉动。第三是因膝关节屈曲而松弛的内侧副韧带深层纤维、后斜韧带、板股韧带所形成的空间使半月板向后滑动（图 4-4-3）。

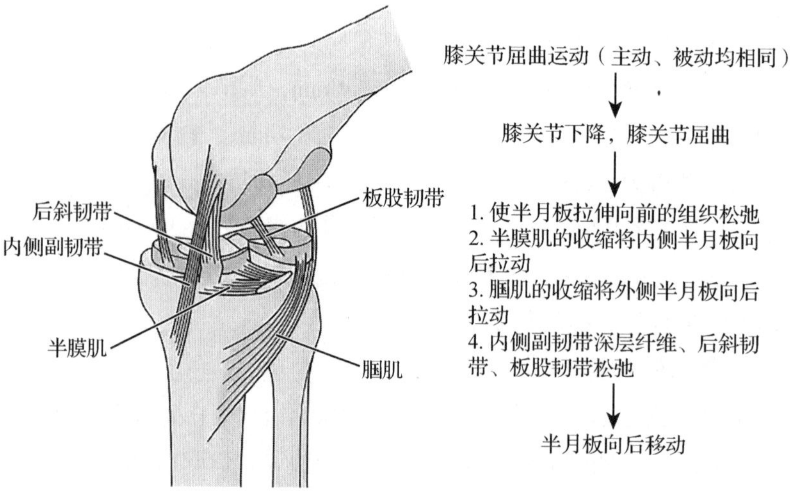

图 4-4-3　半月板向后移动的机制

二、治疗原则与方法

针对半月板的治疗，有保守治疗也有手术治疗，但对于陈旧性半月板损伤，保守治疗几乎没有效果。关节镜下缝合术后的康复项目如表 4-4-1 所示。半月板部分切除术后康复项目可参照关节镜下缝合术后的康复项目，建议康复日程在疼痛的管理上要早于缝合术后康复。

表 4-4-1 关节镜下缝合术后康复项目

<table>
<tr><th colspan="2">术后期间</th><th>ROM 运动</th><th>肌力训练</th><th>负重及其他</th></tr>
<tr><td>急性期（固定期）</td><td>手术日～2 周</td><td>固定（支具或夹板）</td><td>膝关节屈伸肌
（支具内等长收缩）</td><td>冰敷
免负重
two touch 训练</td></tr>
<tr><td rowspan="3">亚急性期</td><td>2～8 周</td><td>除去固定，穿戴硬性支具
被动关节训练器
墙滑运动
足跟滑运动
限制屈曲 120°</td><td>伸肌，弹力带到器械；
屈肌，弹力带到器械；
悬吊</td><td>1/3 体重负重</td></tr>
<tr><td>3 周</td><td></td><td>功率自行车</td><td>2/3 体重负重</td></tr>
<tr><td>4 周</td><td>ROM 无限制
去掉辅具</td><td>压腿
下蹲</td><td>全体重负重</td></tr>
<tr><td rowspan="2">体育运动开始期</td><td>8 周～</td><td colspan="3">等速肌力测定：股四头肌与腘绳肌
下蹲
步法训练开始（表 4-4-2）</td></tr>
<tr><td>3～4 个月</td><td colspan="3">回归体育竞技运动</td></tr>
</table>

1. 急性期（固定期） 缝合术后支具固定大约 2 周。这个时期为了防止膝关节屈伸肌肌肉力量下降应该进行等长收缩训练，以及除患部以外的臀部肌肉力量的强化训练。

2. 亚急性期 实验证明，缝合术后 2 周毛细血管朝向断裂部开始形成，由于 4 周左右致密毛细血管开始进入断裂修复处的内部，此期间为了防止半月板再次断裂，必须限制自身体重的负荷。做理疗项目训练时，从生物力学的角度出发，随着膝关节的屈伸，半月板随之前后移动并且负重面也随之变化，损伤的程度以及损伤的部位的关联性都要引起康复治疗师的注意，更重要的是疼痛与肿胀的临床表现更应该值得注意。股四头肌的力量训练非常重要，一般是从闭链运动训练开始，然后逐渐地过渡到开链运动训练。需要注意的是不要等到肿胀完全消失再去做闭链运动训练，因为长期的肿胀会使得肌肉力量的提高大大延迟。

3. 体育运动开始期 术后 8 周左右若 ADL 没有问题，可开始进行慢跑与步法训练，术后 3 ~ 4 个月的目标是使患者回归到运动赛场。

表 4-4-2 步法训练

训练项目	训练标准
Ⅰ减速演练（deceleration drill） 1）harkee step：上半身保持不动状态下，双脚快速原地踏步 2）rikashetto（前）：同 harkee step 动作，做完之后，开始前进 3）jogging & harkee step：约 10 m 慢跑，然后慢慢地进行 harkee step，减速到约 15 m 的地点停止，并保持起始姿势 4）dash & harkee step：约 10 m 短跑（速度比 jogging 快），然后慢慢地进行 harkee step，减速到约 15 m 的地点停止，并保持起始姿势	1）10 s，3 组 2）3 m，3 组 3）10 ~ 15 m，10 次，3 组 4）10 ~ 15 m，10 次，3 组
Ⅱ横向运动（horizontal movement） 1）side step（单程）：约 20 m 2）side step & harkee step：side step 向一侧行进 5 m 后，进行 3 s 的 harkee step，之后向相反方向 side step，返回到起点进行 3 s 的 harkee step，然后重复此动作 3）side step（往返）：side step 向一侧行进 5 m 后转身向相反方向运动 4）side step meander：side step 向斜后方行进 3 ~ 5 步后，90° 方向转向斜后方行进 3 ~ 5 步	1）3 个往返 2）5 个往返，2 组 3）5 个往返，2 组 4）3 个往返
Ⅲ转向动作演练（turn drill） 1）jogging & both legs turn：约 15 m，慢跑开始后左或右或者右或左停止。前脚趾负重，膝保持屈曲位然后 180° 转向 2）running & both legs turn：约 15 m，提升跑步速度并转向 3）running，dash & turn：15 m 左右	1）左右 5 个往返 2）左右 5 个往返 3）左右 5 个往返
Ⅳ停止动作演练（stop drill） 1）squat jump（双脚落地）：双膝屈曲，双脚向上方跳起，双脚落地（全力的 30%、50%、70%） 2）squat jump（单脚落地）：双膝屈曲，双脚向上方跳起，单脚落地（全力的 30%、50%、70%） 3）double，leg，hop（双脚落地）：双膝屈曲，双脚向前跳，双脚同时落地（全力的 30%、50%、70%） 4）double，leg，hop（单脚落地）：双膝屈曲，单脚向前跳，同侧单脚落地（全力的 30%、50%、70%）	1）10 次，2 组 2）10 次，2 组 3）10 步，2 组 4）10 步，2 组

三、防护指导

我们常说预防大于治疗，对于有半月板损伤风险的人群来说，平时的预防非常重要，尤其是长期蹲跪姿以及深蹲作业的人群，更是要加强预防。预防的主要方式是锻炼膝关节周围的肌肉力量，以及髋关节与踝关节周围的肌肉力量。当然，应尽量避免深蹲作业，因为深蹲对于半月板的挤压压力非常巨大。

股四头肌与股后肌群的训练方法有很多，在医疗机构中常用一些等长收缩训练、等张收缩训练与等速训练、离心收缩与向心收缩训练等。下面介绍一些居家自我锻炼的方法[10]。

1. 直腿抬高训练——向前直抬腿（图 4-4-4）

1）仰卧平躺在床上，先用最大力量把腿伸直。

2）抬腿，抬到脚后跟离床面 15 cm。

3）臀部要完全着床。

4）一定要膝关节伸直，这样才能充分动员股四头肌的肌纤维。

5）熟练后，可坐位练习（髋屈曲，髂腰肌放松，相对难度增大）。

6）向前抬腿主要是练习股四头肌，髂腰肌也参与运动。

2. 直腿抬高训练——向外侧直抬腿（左侧为例说明，图 4-4-5）

1）左侧位侧躺在床上，左腿伸直或屈曲。

2）右腿伸直向上抬起，两腿之间的夹角为 45° 以下。

3）髋关节外展约 45°，再抬高会导致髋关节疼痛。

4）练习大腿外侧的阔筋膜张肌。

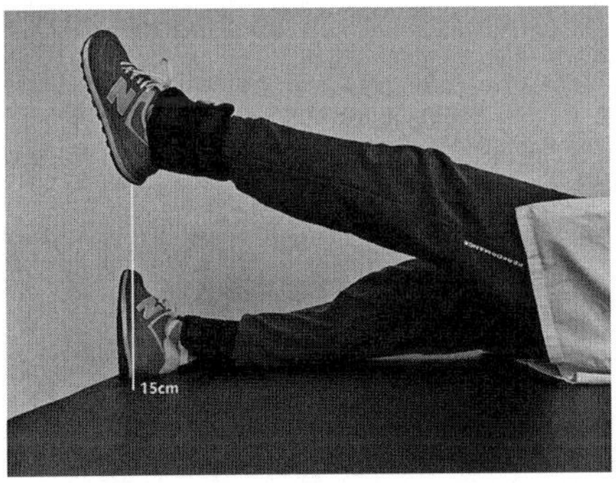

图 4-4-4　向前直抬腿

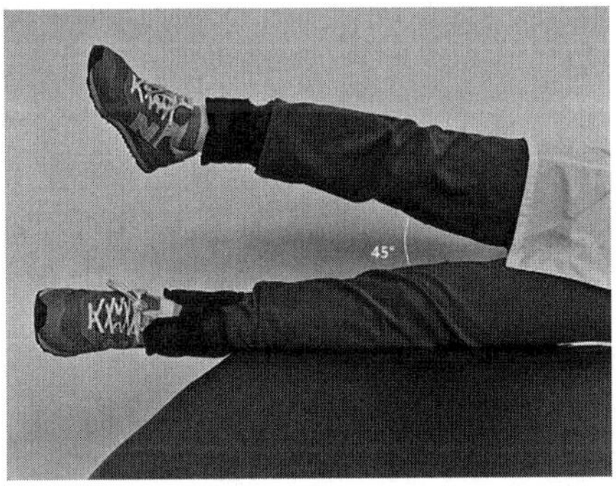

图 4-4-5　向外侧直抬腿

3. 直腿抬高训练——向内侧直抬腿（左侧为例说明）（图 4-4-6）

1）左侧位侧躺在床上，右腿屈曲，右脚放在左侧膝窝处。

2）伸直左腿向上抬起，左腿与床面之间的夹角为 20° 以下，即外脚踝与床面的距离约为 10 cm。

3）髋关节内收约 20°，再抬高会导致髋关节疼痛。

4）练习大腿内侧面的内收肌，调整角度可以刺激到股四头肌内侧头的肌纤维。

4. 直腿抬高训练——向后直抬腿（图 4-4-7）

1）俯卧位，伸直腿之后向后抬起，脚尖离开床面约 10 cm。

2）如果想强化大腿后侧的腘绳肌群，可膝关节屈曲 30° 左右，一直保持 30° 的姿势抬起落下。

3）如果想整体练习和强化臀大肌，进行把腿完全伸直的抬腿练习效果会更好。

4）注意不要抬得太高，抬高之后会动员腰部的肌肉，如果练得多了可能会觉得腰部酸疼。

5）主要练习大腿后侧的腘绳肌群及臀大肌的肌力。

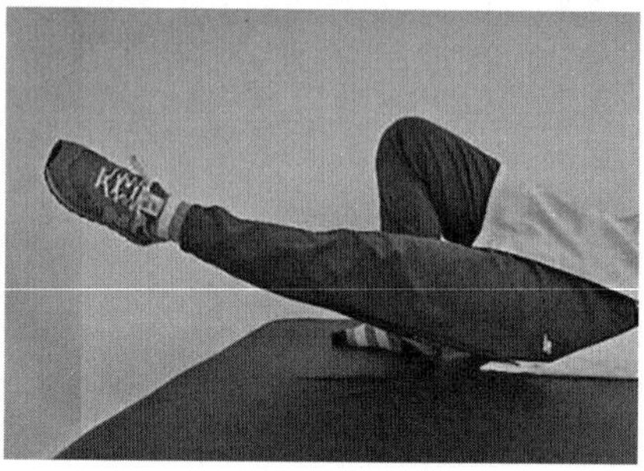

图 4-4-6　向内侧直抬腿

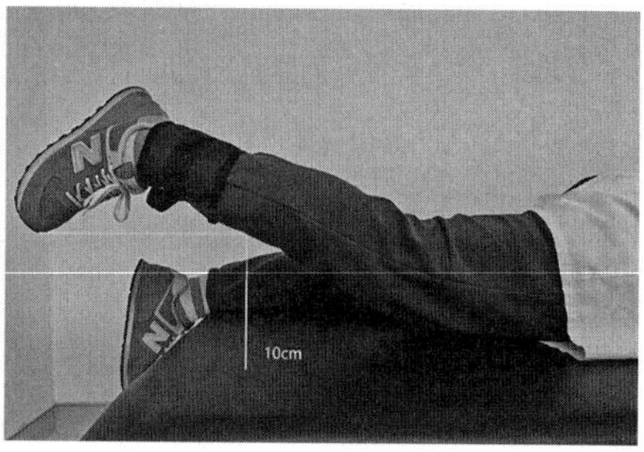

图 4-4-7　向后直抬腿

5. 负荷量的设定问题　因为直抬腿练习是克服腿的重量练习，所以强度很小，以耐力练习为主，要多次重复练习才有效果（表 4-4-3，表 4-4-4）。如有疼痛，可以进行静力性的练习，就是抬起腿之后保持住姿势，直到力竭为止算一次。训练强度可逐渐递增，根据个人实际情况而定（图 4-4-8）。

表 4-4-3　正常成年人的练习强度

强度	次数	次数间休息时间	组别	组别间休息时间	频率
递增	30	前期无	3 ~ 6	前期 30 s	2 次 / 天
		后期 5 s		后期 45 s	

表 4-4-4　未成年人、女性与老年人的练习强度

强度	次数	次数间休息时间	组别	组别间休息时间	频率
递增	30	前期 5 s	3 ~ 6	前期 30 s	2 次 / 天
		后期 5 s		后期 60 s	

四、运动处方

见上文“防护指导”内容与表 4-4-1、表 4-4-2。

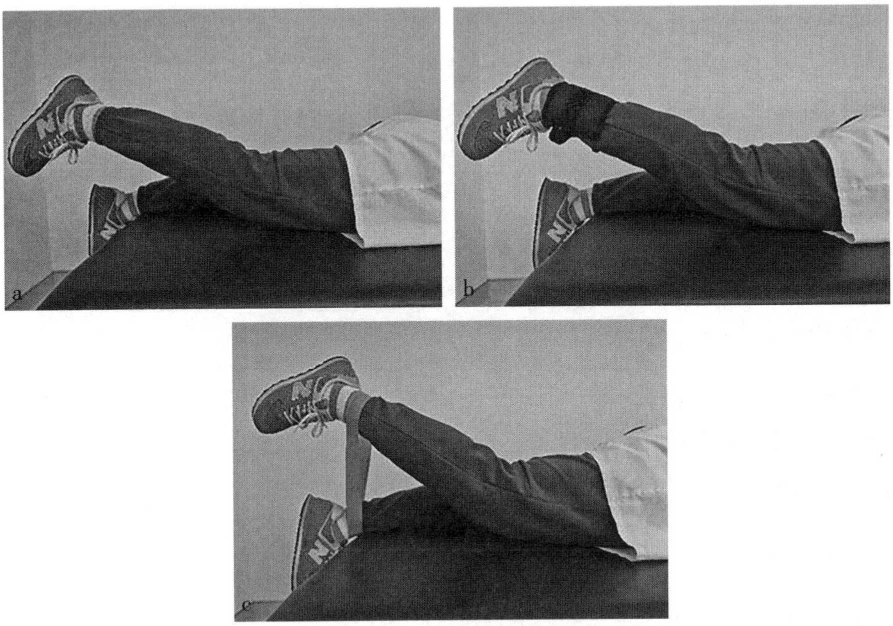

图 4-4-8　训练强度逐渐递增

a. 下肢自重；b. 下肢自重 + 沙袋；c. 下肢自重 + 弹力带。

五、案例分享

（一）病例摘要

患者，男性，36 岁，主因“右膝半月板成形术后 5 个月余，右膝疼痛伴活动受限”入院就诊。患者自诉 2021 年在运动过程中扭伤右膝，致右膝关节肿胀疼痛伴活动受限，于外院诊断为右膝关节前交叉韧带断裂，并行关节镜下探查 + 自体腘绳肌前交叉韧带重建 + 外侧半月板缝合，术后 5 个月拟行系统康复。入院诊断为右膝半月板成形术后。

（二）病例分析

1. 病史采集　患者中年男性，病程 5 个月。主要症状表现为右膝疼痛伴活动受限。

2. 康复评定

（1）体格检查：右膝皮温略高，膝周压痛，瘢痕无明显增生，软组织弹性差；右膝 ROM 屈 120°，伸 10°；右下肢肌力 4 级；双浮髌试验（–），双膝侧方应力试验（–），双 Lachman 征（–）。

（2）辅助检查：行右膝关节 MRI 检查，示：右膝关节前交叉韧带断裂修补术后改变。

（3）VAS 评分：5 分。

（4）Berg 评分：48 分，拾物品、单腿站立等受限。

（5）Holden 步行功能分级：4 级（佩戴护膝），跛行，伸膝迟滞。

（6）Barthel 指数：85 分，行走及上下楼梯受限。

3. 康复诊断 结合病史、体格检查、辅助检查、康复评定结果，诊断为：右膝半月板成形术后；膝关节功能障碍。

（三）康复目标

1. 短期目标 4 周。右膝肿痛缓解，VAS 评分由 5 分至 2 分；右膝 ROM 恢复正常；右膝肌力提高至 5 级；纠正伸膝迟滞。

2. 远期目标 2 个月。恢复运动能力，回归工作岗位。

（四）康复措施

1. 手法治疗 手法治疗松解膝周软组织及瘢痕，松动髌股关节，改善膝关节 ROM。另外，神经肌肉控制训练改善膝关节本体感觉及运动控制，增强下肢肌力。

2. 物理因子治疗 超声波疗法、磁疗、蜡疗等可缓解膝关节疼痛，减轻肿胀，软化瘢痕。

3. 水中康复训练 采用渐进抗阻训练、半蹲位侧向移动训练、立位平衡训练、水中自行车等训练增强肌肉力量，提高关节稳定性。

4. 康复宣教 指导患者注意患部保暖，调整生活方式。症状发作严重者，应注意局部休息，减少膝关节负担，避免进一步损伤。

（马玉宝）

第五节　肱骨外上髁炎

一、概述

肱骨外上髁是肱骨下端外侧的骨性隆起部分，它是上臂及前臂多个肌腱、韧带的附着点。肱骨外上髁炎即肱骨外上髁部伸肌总腱处的慢性损伤性肌筋膜炎（图 4-5-1），又称“网球肘”，顾名思义就是类似于网球运动时肘部重复性动作、用力和不良姿势所导致的慢性损伤和无菌性炎症，多见于 30 ~ 50 岁男性青壮年[4]。

（一）病因及发病机制

1. 损伤因素 长期反复或剧烈的伸指、伸腕、前臂旋转和肘关节活动以及肩上肢复合运动时连带引起的附着于肱骨外上髁处肌群的损伤，致使该处的肌腱纤维、环

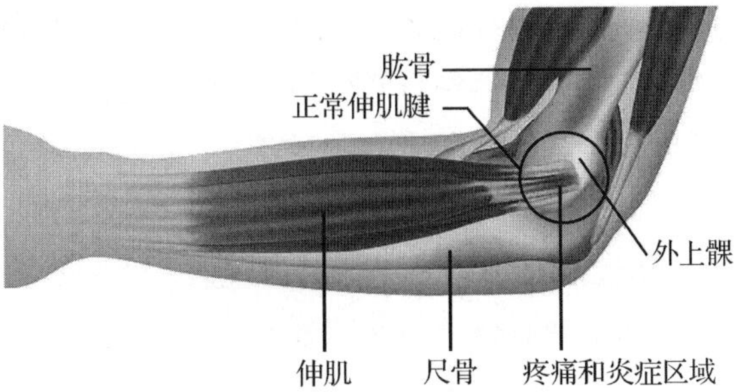

图 4-5-1　肱骨外上髁炎

状韧带等结缔组织出现不同程度的撕裂、局部轻微出血，发生无菌性炎症，产生粘连，进而引起肌肉痉挛、局部疼痛和沿伸腕肌的放射痛。

2. 缺血因素　由于高血压、糖尿病等因素导致覆盖于肱骨外上髁处的骨膜、肌腱、韧带等结缔组织的微血管内膜增厚，加之工作、学习的姿势不当造成肘部长期受压或长时间暴露于寒冷环境下引起的局部微血管收缩，造成局部缺血，并产生无菌性炎症。

3. 神经卡压因素　长期久坐办公室使用电脑、鼠标工作，除了会直接引起肘部劳损之外，还可以同时伴有颈椎中段神经根卡压、胸廓出口处臂丛神经卡压以及前臂骨间背侧神经卡压，进而导致或加重肱骨外上髁处的肌肉痉挛、循环障碍，出现肱骨外上髁炎，这也是值得关注的一个因素。

4. 风湿免疫因素　风湿性或类风湿性关节炎等免疫因素造成局部滑膜组织炎性渗出，肘部疼痛加重。

（二）职业接触

在手部、肘部频繁的重复性活动的岗位工作，如车床安装维修工人、卡车司机、建筑工人、电子组装流水线操作工等是该病的高发人群，主要是由于前臂旋前、腕关节主动背伸时发生的急性扭伤或慢性劳损。

除了上述体力劳动偏重的一线工作人员之外，长期办公室伏案工作者，尤其是 IT 开发程序员、各行业的设计师、文秘人员、财务人员等，由于长期伏案及使用键盘、鼠标，既有重复性牵拉引起的直接损伤，也有颈椎软组织劳损、骨质增生和椎间盘突出导致的神经压迫间接引发肱骨外上髁炎，这种情况通常局部治疗效果不明显，也容易发展成顽固性“网球肘”。

（三）诊断标准

1. 临床表现

（1）症状：在手腕和肘关节的重复工作中，通常引起肘部外侧的肱骨外上髁处局部酸胀疼痛，呈持续性，程度不一，并向前臂桡侧及腕部放射扩散，少数会牵涉到上臂和肩部，疼痛逐渐加重，天气寒冷或者是在低温室内环境下症状更加明显。常表现为患肢不愿活动，握物不敢用力，多种日常生活活动如拧毛巾、刷牙、端水、扫地等均受限，严重者即使夜间睡觉休息时也会出现疼痛。

（2）体征

1）压痛：肱骨外上髁触诊有敏感压痛，常为锐痛，压痛点多位于伸肌总腱附着处的肱骨外上髁以及环状韧带和肱桡关节间隙处。局部可触及条索状或硬核状物，触痛明显。

2）伸肌牵拉试验：患者伸直肘关节、握拳、屈腕，然后主动将前臂旋前，若诱发肱骨外上髁疼痛即为阳性。

3）伸肌紧张试验：患者屈腕、屈指，检查者将手压于各指背侧做对抗，再嘱患者抗阻力伸指及背伸腕关节。若出现肱骨外上髁疼痛即为阳性。

4）Maudsley 试验：当检查者施力对抗腕关节背伸及旋后动作时引发肱骨外上髁疼痛，即为阳性。

5）外观：肘部外侧肱骨外上髁处无红肿现象，严重者局部可有微热及微肿，局部隆起，病程长者偶有肌萎缩。

6）活动：肘关节活动基本正常，前臂旋转活动明显不利、受限，严重者伸指伸腕即可诱发疼痛，于前臂旋后及屈肘时疼痛可缓解，故患者通常会采取这个被动体位。

2. 辅助检查

（1）X 线检查：多为阴性，通常没有骨质破坏或增生表现，偶见肱骨外上髁不光滑平整、骨密度增高。

（2）B 超检查：病程短者无明显异常，病程较长者可见局部及周围肌腱钙化，桡肱关节积液等表现。

（3）红外热成像检查：患侧肘关节肱骨外上髁处以炎性高温表现居多，病程较长并伴有神经卡压者呈低温表现。

（4）MRI 检查：通常不需要行 MRI 检查，病程长或疼痛剧烈的患者需要做该项检查以排除其他病因。典型 MRI 表现为不同程度的局部软组织水肿、钙化或关节腔积液。

3. 诊断

（1）职业：患者多为长期、反复做手及腕部活动的职业接触人群。

（2）病程：起病缓慢，多无急性损伤史。

（3）疼痛：肘关节外侧痛，可向前臂外侧放射扩散，提物无力，做拧毛巾等旋前动作时加重。

（4）活动及外观：肘关节无明显红肿，活动基本正常。

（5）体格检查：肘关节外侧肱骨外上髁压痛明显，旋前圆肌走向亦会有肌筋膜压痛或触发痛。

（6）特殊试验：伸肌牵拉试验阳性。

4. 鉴别诊断

（1）风湿性及类风湿性关节炎：多有肘关节处的红肿热痛，血清学检查相关风湿、类风湿指标阳性。

（2）肘关节骨化性肌炎：本病有肘关节骨折脱位等外伤史，关节周围肿胀压痛广泛，关节活动明显障碍。X 线检查示关节周围有云雾状阴影，关节前后侧钙化广泛，关节间隙狭窄等。

（3）肱桡关节滑囊炎：本病以局部显著隆起为特征，疼痛部位较肱骨外上髁炎位置偏低；肱桡关节外侧可触及一囊性肿物伴触痛，伸肌牵拉试验阴性。

（4）桡管综合征：本病压痛点在桡骨头远侧，劳累后疼痛加重，休息时疼痛仍存在，甚至夜间也痛，抗伸中指试验阳性。

（四）暴露评估

患者有确切的长时间前臂旋前性的重复运动、用力和手腕、肘关节极端姿势的职业史。引起该病的最小接触时间为数天，最长潜伏期为停止接触后 30 日内。

二、治疗原则与方法

（一）治疗原则

休息制动，减少局部劳累刺激，避寒保暖，可以在劳动时戴护肘保护，在疼痛消失、活动正常后可以恢复职业活动[3]。

（二）治疗方法

1. 一般治疗　轻度肱骨外上髁炎通常无需采取特殊治疗，疼痛明显时可以采取休息、局部热敷、熏蒸等方法处理，避免剧烈活动和重体力劳动。

2. 药物治疗　外用双氯芬酸二乙胺乳胶剂或者红花油等涂于患处，皮肤无过敏史者也可以选择中药膏药贴于肘关节外侧，24 h 后更换一次。上述方法无效时可选择非甾体抗炎镇痛药物口服，如塞来昔布胶囊、双氯芬酸钠双释放肠溶胶囊、布洛芬缓释胶囊等，用药时间建议不要超过 1 周。

3. 物理因子治疗　局部红外偏振光、微波、超声波等治疗有效。严重者可以采用发散式或聚焦式冲击波治疗，冲击波治疗每周 1 次，5 次为 1 个疗程，可以根据情况加减疗程。该方法绿色无创，疗效显著。也可以配合使用肌内效贴治疗，以减轻局部张力，促进炎症水肿的吸收。

4. 局部注射治疗　上述疗法无效或者疼痛程度较重时，可以选择肱骨外上髁局部注射治疗，药物配方为常规抗炎镇痛复合液，如1%利多卡因注射液、维生素B_{12}、复方倍他米松注射液，每次2～3 ml，每周1次，最多不超过3次，切记避免长期、反复、大剂量的注射治疗以免引起局部骨和肌腱的缺血坏死，有激素使用禁忌证的患者可选用低浓度臭氧或25%高渗葡萄糖溶液注射治疗。

5. 中医治疗

（1）针刺+艾灸治疗：既可疏通经络、改善气血，也可以祛湿驱寒，非常适合肱骨外上髁炎的治疗。

（2）针刀治疗：创伤小、见效快、恢复快，对于病程长、疼痛重并伴有粘连钙化者推荐使用。

（3）中医手法治疗

1）摇揉法：患者坐位或仰卧位，治疗师立患侧，右手握患者上臂桡侧，拇指在上，余指在下，左手握手部，操作时两手有机配合，行上下抖动，左右翻转，摇肘，反正方向各数次屈伸，旋前旋后亦各数下，均在无痛下进行。

2）拨筋法：患者坐位或仰卧，治疗师立患侧，一手握腕，另一手拇指放于伸肌总腱部，两手配合，仿扭拨动作，做5～7次。重点拨该腱在肱骨外上髁附着点处，拇指寻找痛点，并对其用稳定力分刮数次，继续寻找肱桡关节间隙痛点，亦用拇指分刮数次。

3）弹筋法：患者坐位或站立位，屈肘。治疗师立患侧，一手握腕，另一手拇指、示指相对呈钳形，提弹肘桡侧深、浅诸筋，先弹深层再弹浅层，各2～3次，再轻揉几下。

4）扳法：适用于组织粘连，前臂旋前、伸肘功能受限的患者。治疗师站立于患肘外侧，一手握肘背侧固定，另一手握腕，屈腕屈肘，前臂旋前位，做肘屈伸摇动数次，腕部手顺势向伸肘方向扳，常闻响声。

6. 手术治疗 极少选用，除非以上保守治疗没有效果或反复发作伴局部粘连钙化显著者可以考虑。

三、防护指导

减少手腕及肘关节频繁重复的背伸、旋前运动或手腕扭动的工作时间，避免长时间连续敲打键盘或点击鼠标，或在条件允许的情况下左右手交替进行。重复性强、频率高、强度大的工作可以使用机械化辅助设备以降低患病风险。寒冷环境下注意佩戴护肘、护腕。高空安装作业等具有重大风险的工作活动岗位应定期进行肘关节活动程度和疼痛强度的评估，防止在工作中因为突然出现疼痛加剧导致工具坠落引发的安全事故，必要时停工、换岗。如工作场所出现上述相关病例后应进行风险评估并采取预防措施，降低其他工人发生疾病的可能性。

四、运动处方

1. 抓握力训练　患者用患侧手握网球，用力抓取后放松，反复 10 ~ 15 次，每次 2 ~ 3 组。

2. 腕伸肌牵伸训练　患者伸直患侧手臂，另一侧手抓住患侧手指，在保持手臂伸直的情况下，慢慢弯曲手掌，直到觉得手腕有拉伸感。保持 10 ~ 15 s，重复 5 次，每次进行 3 组。

3. 前臂伸肌肌力训练　患者取坐姿，肘关节屈曲，前臂放于膝盖上，手心朝下。患侧手掌缠绕弹力带一端，弹力带另一端放置于脚下固定，缓慢抬起手腕，静止 6 s 后还原。每组完成 8 次动作，共进行 3 组，每组间歇 1 min。

4. 前臂屈肌肌力训练　患者取坐姿，肘关节屈曲，前臂放于膝盖上，手心朝上。患侧手掌缠绕弹力带一端，弹力带另一端放置于脚下固定，缓慢抬起手腕，静止 6 s 后还原，每组完成 8 次动作，共进行 3 组，每组间歇 1 min。

除以上方法外，对于运动爱好者还应加上颈、肩、背部的训练，普通劳作者则主要进行肩、肘、腕的训练。

五、案例分享

（一）病例摘要

患者，男性，48 岁，公务员。主因“右肘关节外侧疼痛 6 个月”入院就诊。患者自诉因参加乒乓球赛训练后出现右肘关节的症状。查体：右侧肱骨外上髁压痛明显，前臂旋后运动时疼痛加剧，腕伸肌紧张试验（Mills 征）阳性。辅助检查：行肘关节正位片检查未见明显异常。

（二）病例分析

1. 病史采集　男性中年患者，职业为公务员，因参加乒乓球赛训练后出现右肘关节的症状。

2. 康复评定

（1）体格检查：右侧肱骨外上髁压痛明显，前臂旋后运动时疼痛加剧，腕伸肌紧张试验（Mills 征）阳性。

（2）辅助检查：行肘关节正位片检查未见明显异常。

（3）VAS 评分：6 分。

（4）Barthel 指数：90 分。

3. 康复诊断　结合病史、体格检查、辅助检查、康复评定结果，诊断为：右肱骨外上髁炎。

（三）康复目标

1. 近期目标 减轻炎性反应和疼痛，促进组织愈合，延缓肌萎缩。

2. 远期目标 提高柔韧性，增强肌肉力量和耐力，改善功能性活动并恢复功能状态。

（四）康复措施

1. 去除诱因，避免致病动作，如抓握动作。

2. 物理因子治疗 激光、微波、超声波、冲击波等物理因子辅助治疗。

3. 药物治疗 药物包括非阿片类药物（阿司匹林、对乙酰氨基酚等）和阿片类药物（吗啡、可待因等）。需加强对患者用药时和用药后疗效的观察和对不良反应的监测。

4. 运动治疗

（1）手法放松：进行肘关节筋膜松解。

（2）加强协同肌和拮抗肌的力量练习：着重练习受累肌或肌群，腕关节伸展和屈曲练习，前臂旋前和旋后练习。

（3）肩关节力量性锻炼。

（4）逐渐恢复肌肉的紧张性运动，逐渐恢复原来诱发疼痛的活动。

5. 康复宣教 教育患者注意保暖、休息，避免致痛动作，如抓握动作。疼痛得到控制后，患者可以逐渐进行简单的体育运动。

（娄　强）

第六节　桡骨茎突狭窄性腱鞘炎

一、概述

桡骨茎突狭窄性腱鞘炎是指由于长期劳损或外力损伤导致的以局部疼痛和功能障碍为主要表现的桡骨茎突部慢性无菌性炎症。其特征是拇长展肌腱和拇短伸肌腱的滑膜增厚，演变为桡骨茎突水平腕部背侧第一腔室的狭窄性腱鞘炎。桡骨茎突狭窄性腱鞘炎是1895年由瑞士外科医师De Quervain首先报道并予以详细描述，故又称De Quervain病，是腕背肌腱最常见的腱鞘炎，发病年龄通常在30～50岁，女性多于男性。由于纤维增厚限制拇长展肌腱和拇短伸肌腱的运动，导致疼痛甚至残疾。通常情况下，患者适当休息后症状可好转，重返工作岗位或在更换到需要手腕快速动作的新岗位后可复发[1]。

（一）肌腱和腱鞘的解剖特点

腱鞘分为两层，外层为腱纤维鞘，内层为腱滑膜鞘。腱滑膜鞘又分脏、壁两层，脏层包绕肌腱表面，壁层贴附于腱纤维鞘的内面和骨面。脏、壁两层在鞘的两端相互移行，其间含有少量滑液，有润滑和保持肌腱活动度的功能，而滑膜鞘将第一腔室与其他 5 个腕背腔室隔开，拇长展肌腱和拇短伸肌腱之间可有间隔，部分人群中不存在间隔。腱鞘和骨形成弹性极小的“骨 - 纤维隧道”，腱鞘的近侧或远侧缘为较硬的边缘，在掌指关节处腱鞘增厚最明显，称为环状韧带。肌腱在此韧带边缘长期、过度用力摩擦后，即可发生肌腱和腱鞘的损伤性炎症。

桡骨下端外侧面粗糙，有向下方突出的锥形突起，称为桡骨茎突，桡骨茎突部位有一窄而浅的骨沟，上面覆以腕背侧韧带，形成一纤维性鞘管。拇长展肌腱和拇短伸肌腱通过此鞘管后折成一定角度分别止于拇指近节指骨和第一掌骨（图 4-6-1），当肌腱滑动时产生较大的摩擦力，尤其是腕部尺偏或拇指运动时，折角增大，增加了肌腱与腱鞘管壁的摩擦。长期反复慢性刺激后，肌腱及腱鞘管壁均会发生变化，从而产生狭窄性腱鞘炎的临床表现（图 4-6-2）[4]。

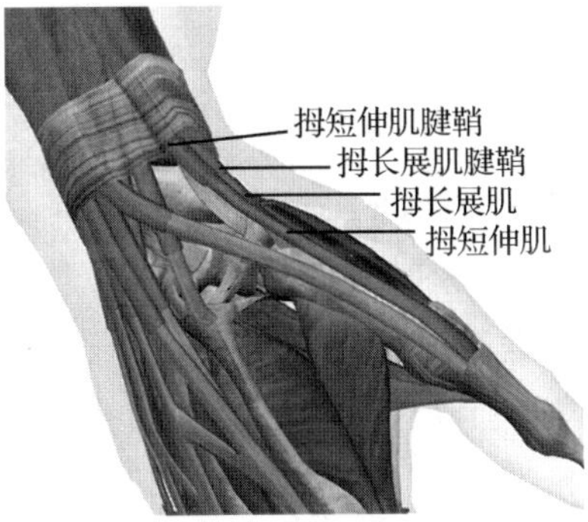

图 4-6-1　拇长展肌和拇短伸肌腱鞘

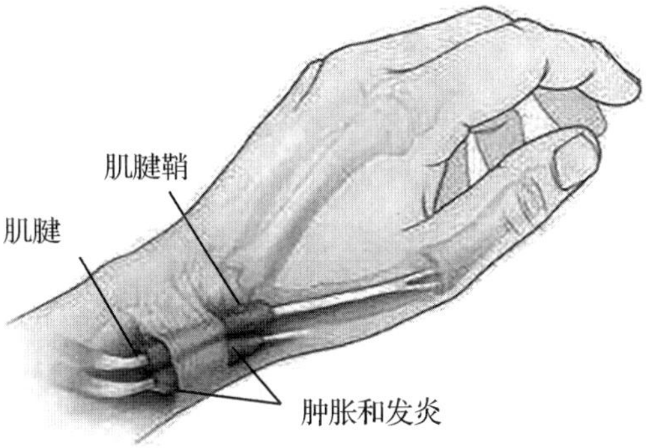

图 4-6-2　桡骨茎突狭窄性腱鞘炎

此外，拇长展肌腱和拇短伸肌腱的解剖变异也应引起注意，解剖变异的形式是多样的。如拇长展肌腱附着部的异常；有半数以上的患者有迷走肌腱的存在，且有单独的腱鞘；20%～30% 的患者拇长展肌腱与拇短伸肌腱分别通过各自的腱鞘。对于桡骨茎突狭窄性腱鞘炎的诊断或治疗（尤其是在手术时），必须注意这些解剖变异的情况。

（二）病因及发病机制

桡骨茎突狭窄性腱鞘炎可能是因伸展肌腱的运动、牵动肌腱的肌肉反复主动收缩或损伤所致。在日常生活和工作中，由于频繁活动引起过度摩擦，加之某些部位有骨性隆起或肌腱走行方向发生改变形成角度，这样就更加大了肌腱和腱鞘之间的机械摩擦力。工作中，如姿势受限或极端的旋前和旋后运动会增加患病风险。有学者认为，腱鞘和肌腱的机械运动会导致微破裂，而微破裂又可导致退化或反应性过程。

（三）病理变化

起初症状较轻时仅可见腱鞘充血、水肿。反复刺激后，腱鞘管壁变厚，肌腱与腱鞘之间粘连，肌腱失去正常光泽，被腱鞘压迫部位狭窄，两端肿胀、增粗。腱鞘的镜下所见为以细胞浸润与纤维化为主的慢性炎症表现，有时还可见软骨样变化。

（四）职业接触

桡骨茎突狭窄性腱鞘炎与腕部重复性动作、用力和极端姿势有关，以日常生活及工作中用手频率较高的职业多见，如家庭主妇、洗衣工、打字员等。同时，频繁的重复性活动，如拧螺丝、电子组装等均可导致该病的发生；重复桡尺骨偏位的活动，如锤击等通常也与该病有关，这两种活动组合会增加患病的风险。另外，哺乳期或更年期的女性发病率高于平常，提示该病可能与内分泌变化有关。

（五）诊断要点

1. 症状 在桡尺骨偏位的重复活动中，通常引起腕关节桡侧疼痛、无力和肿胀。

2. 体征 前臂背面下靠近桡骨茎突处通常会出现囊样肿胀，可见结节增厚，局部发红发热，触诊有压痛。其他典型表现有桡骨茎突疼痛和拇指外展或伸展受限；挤压肿胀部位时，有时会向上延伸到前臂并咯咯作响。握拳尺偏试验（Finkelstein 试验）阳性：嘱患者拇指屈曲置于掌心，其余手指握拳，腕关节尺偏时桡骨茎突处疼痛（图 4-6-3）。

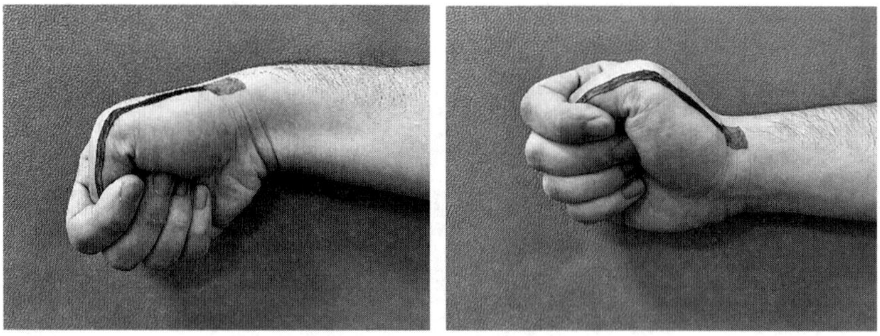

图 4-6-3 握拳尺偏试验

3. 辅助检查 手、手腕或前臂的 X 线检查偶尔可见腕背侧第一腔室的软组织钙化。超声和磁共振成像表现为腱鞘增厚，常伴有软组织水肿。

4. 暴露评估 确切的长时间重复运动、用力和手腕极端姿势的职业史。引起该病的最小接触时间为数天，最长潜伏期为停止接触后 30 天内。

（六）鉴别诊断

1. 腕舟骨骨折　患者表现为腕桡侧深部疼痛，鼻烟窝部肿胀及压痛，于第一、第二掌骨远端叩击腕部痛阳性，外展位 X 线检查可早期明确诊断。

2. 腕关节扭伤及劳损　患者表现为桡腕关节向桡侧偏斜时疼痛，外观腕背无纵行肿胀区，活动无力，损伤部位压痛明显。

3. 前臂交叉综合征　患者常有手及腕部的过劳史，疼痛部位广泛，好发于前臂中下段背侧，伴肿胀及灼热感，查体可发出捻发音，或有摩擦感，抗阻力伸腕痛阳性。

另外，桡骨茎突狭窄性腱鞘炎还应与骨关节炎、桡神经浅支卡压、前臂拇指侧的炎症等疾病进行鉴别。

二、治疗原则与方法

治疗原则以早期制动、物理治疗、局部封闭等保守治疗为主，效果差或反复发作者则考虑手术治疗。

（一）制动

佩戴支具可以限制拇指及腕部的活动，减少肌腱间的物理摩擦，通常佩戴 6 ~ 8 周，最初 2 周全天固定，之后仅晚上佩戴，可依病情调整支具佩戴的时间。

（二）药物治疗

1. 口服或外用　口服非甾体抗炎药或外用双氯芬酸二乙胺乳胶剂、膏药等有良好的镇痛效果。

2. 注射治疗　症状较轻者可采用腱鞘内类固醇类药物注射治疗，每周 1 次，一般 1 ~ 2 次治疗即可见效。近年来在超声引导下进行注射治疗应用越来越广泛，可提高准确度、减少并发症。桡骨茎突狭窄性腱鞘炎应用类固醇类药物注射局部的并发症包括注射后疼痛、皮下脂肪萎缩、瘀斑、症状性桡神经损伤和皮肤色素沉着等，注射的同时应熟练掌握解剖结构，若药物注入桡动脉浅支桡侧会导致 3 个手指血管痉挛或栓塞，有手指坏死的可能。

（三）物理治疗

体外冲击波是近年运用于该病的新型物理治疗方法，具有非入侵、操作简便、安全廉价等诸多优势，目前正逐步运用于桡骨茎突狭窄性腱鞘炎的治疗。冲击波的本质是物体在高速运动或爆炸时引起介质强烈压缩并超音速传播的过程。目前研究表明，冲击波可以促进新陈代谢、加强血液和淋巴循环、改善组织营养，同时具有疏通闭塞的微细血管、松解关节软组织粘连的作用，尤其适用于肌肉、肌腱以及骨骼等疾病的治疗，能有效缓解桡骨茎突狭窄性腱鞘炎患者的疼痛，改善其生活质量[10]。

此外，中频电治疗、高频电治疗、蜡疗、磁疗、光疗、超声波治疗等物理因子治疗均有一定疗效。蜡疗可增加细胞膜通透性，降低局部组织水肿。激光具备清除炎性因子、镇痛、改善组织营养吸收与代谢的功能。中频电能松解粘连、痉挛组织，加速血液流动，加快局部新陈代谢，消除局部炎性反应，同时还有较好的镇痛作用。在临床中往往综合应用各种物理因子治疗，具有协同治疗功效，可以进一步提高治疗效果。

（四）针刀治疗

针刀是现代中医外科临床中治疗屈指肌腱狭窄性腱鞘炎的常用方法之一，实质是一种点式微创手术，有创伤小、价格低等优点。其主要是通过直接切开因慢性炎症刺激而增生肥厚引起狭窄、嵌顿的腱鞘，以解除对肌腱的粘连束缚，另外可通过刺激局部末梢神经、扩张局部小血管，使血液、淋巴循环加快，促进代谢产物吸收和排出。针刀治疗与注射治疗联合应用效果更佳。

操作时嘱患者掌心向上平放，选取入刀位置，常规消毒后应用利多卡因局部注射麻醉，采用针刀定点、定向、加压分离、刺入抵达骨面后，采用纵行疏通法进行切割、剥离，嘱咐患者屈伸患指，当弹响消失，即可退出针刀完成操作。

（五）肌内效贴

肌内效贴的临床安全等级为一级。采用肌内效贴来治疗软组织损伤时，通常根据运动分析与生物力学原理，选择贴扎的部位、方向与拉力。根据桡骨茎突狭窄性腱鞘炎的具体特性，可选择以下两种肌内效贴的方式。

1. 可采用“X”型痛点提高贴法和“I”型肌肉促进贴法。“X”型贴布的锚固定于桡骨茎突，4 尾贴于腕关节周围，贴布的回弹方向是从四周朝向中央，以促进桡骨茎突处周围组织的血液循环，缓解疼痛。“I”型贴布的尾端定于拇指远节指骨，锚点定于桡骨、尺骨之间近肘关节处，这样贴布的回弹方向与拇长展肌和拇短伸肌主动运动的方向一致，可以促进肌肉收缩，进一步增加拇指和腕关节的活动范围。“X”型与“I”型联合应用可改善运动功能以及姿势控制能力，也可以促进新陈代谢，改善局部循环，增强对皮肤的感觉输入，以达到水肿吸收、镇痛的效果。

2. 可采用两条“I”型肌贴，一条较窄较长，另一条较宽较短。操作时，用剪刀将边角修剪圆润；让患者坐或者站立，屈肘 90°，手处于中立位，拇指向上；取细长的肌贴，去掉锚点的背纸后，无拉伸贴于拇指指甲下方，然后拉伸肌贴将末端的锚点贴于肘部外侧；缓慢地将患者腕关节尺偏（手指偏向地面），将肌贴压在痛点处；将准备好的另一条肌贴背纸从中间撕开，将肌贴拉伸至 70% 的拉力贴在桡骨茎突处，肌贴末端无拉力贴于手腕，将其环形包裹（图 4-6-4）。

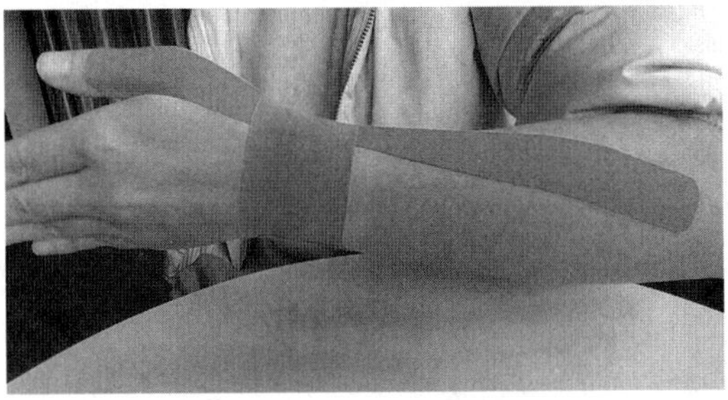

图 4-6-4　肌内效贴治疗

（六）手术治疗

桡骨茎突狭窄性腱鞘炎反复发作、经规律保守治疗无效或症状严重者，可采取腱鞘切开松解术。传统手术方案是将拇长展肌腱、拇短伸肌腱所在腱鞘及其间隔完全切除，但有时会带来脱位或激惹桡神经浅支的危险，对于症状性脱位治疗也有较大困难。单纯切开拇短伸肌、拇长展肌腱鞘较传统手术方案更有优势：①操作简单；②拇长展肌腱有腱鞘包绕，不会出现掌侧半脱位；③第一骨纤维管背面较光滑，激惹桡神经浅支可能性小；④拇长展肌腱鞘得以保留，保留了生理性滑车的完整性，可充分发挥其作用。

部分患者术后症状未完全解除，其原因可能为：①桡神经浅感觉支损伤，形成神经瘤；②没有处理鞘管内迷走肌腱；③切口选择不当，瘢痕增生。近年来，手术方案的不断改良和优化，已大大减少了术后并发症，患者预后良好。

术后的康复方案如下：

1）术后 1 ~ 2 天：用石膏托或支具将手固定于腕背伸 15° ~ 20°，拇指外展 30°，伸直 30°，不限制拇指指间关节活动，适当进行腕关节制动，缓慢活动拇指。

2）术后 3 ~ 14 天：佩戴支具保护，定时解除支具进行腕关节、拇指功能活动，可同时应用物理因子治疗。

3）术后 14 天后：进行腕关节、拇指屈伸功能训练，术后 1 个月内避免腕及手指的手工类活动。

（七）预后

该病有一定自限性，症状较轻者经制动、局部封闭等保守治疗后，症状一般可得到缓解或消失，也有复发的可能性。若效果不明显或反复发作者经手术治疗一般也可缓解症状。

三、防护指导

1. 减少拇指、手腕频繁重复运动或手腕扭动的工作时间，或与其他工作交替进行。

2. 条件允许时应使用机械化辅助类固醇类药物注射治疗，可以减轻桡骨茎突狭窄性腱鞘炎患者的临床症状，以降低患病风险。

3. 具有重大风险的工作活动应定期进行风险评估。

4. 监测有工作相关上肢疾病风险的工人，以便及早发现并及时进行健康评估。

5. 必要时调整工作岗位。

6. 工作场所出现病例后应进行风险评估并采取预防措施，降低其他工人发生疾病的可能性。

7. 减少用手抱小孩、用手拧干衣服等个人活动。

四、运动处方

1. 制定的目的 为桡骨茎突腱鞘炎患者制定运动处方的目的是改善腕关节周围的血液循环，增加腕关节活动度及周围肌肉力量，减轻疼痛症状。

2. 运动处方的具体内容

（1）腕关节的环转运动：腕关节轻柔地向四周做 360° 的旋转。

（2）腕关节的拉伸训练：用健侧手先压住患侧手背，使患侧腕关节尽量掌屈，维持这个姿势 10 s；然后再用健侧手抵住患侧手掌，使腕关节尽量背伸，维持这个动作 10 s。

（3）腕关节屈曲练习：掌心向上，手握一个哑铃，匀速向上用力使腕关节屈曲，然后缓慢放松回到原位。

（4）腕关节的背伸训练：掌心向下，手握哑铃，匀速向上用力使腕关节屈曲，然后放松。

（5）握力练习：手使劲握住橡皮球，并维持该姿势。每次维持 10 s，然后放松。

（6）对指训练：用拇指的指腹和小指的指腹相接触，维持 5 s 后分开。

上述动作每组做 5 ~ 10 次，共做 10 组，每日 1 次。

3. 注意事项 执行运动处方中的练习可根据患者的主客观条件进行调整，要注意训练强度，使患者自我感觉良好。锻炼宜从小运动量开始，循序渐进。由于训练效果至少需要 6 周才较显著，而且停训后训练效果会逐渐消失，因此患者要持之以恒地训练，才能保持运动效果。

五、案例分享

（一）病例摘要

患者，女性，60 岁，长期从事家务、手工活动。患者自诉 1 个月前做家务时出现左腕部疼痛，拧毛巾、拇指活动时疼痛加重，症状无明显缓解，遂来院就诊。体格检查：神清语利，左腕关节桡侧稍肿胀，表面皮肤无红肿，无破溃，浅表静脉无曲张，压痛明显，Finkelstein 试验阳性。辅助检查：行超声检查，可见：左腕桡骨茎突处拇长展肌与拇短伸肌腱鞘增厚，最厚处约 0.15 cm，腱鞘内及肌腱内血流信号增多，腕部被动向尺侧偏转时可见肌腱活动受阻（图 4-6-5、图 4-6-6、图 4-6-7）。

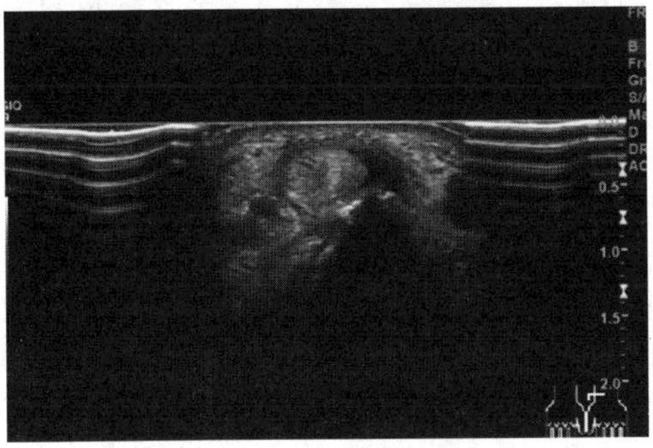

图 4-6-5　肌腱短轴图

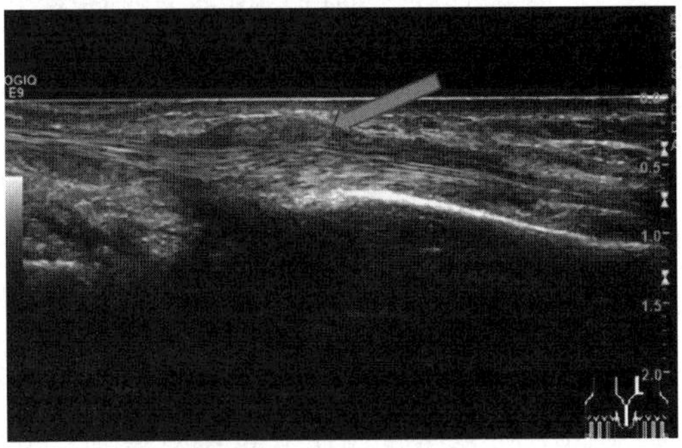

图 4-6-6　肌腱长轴图
箭头表示增厚的腱鞘。

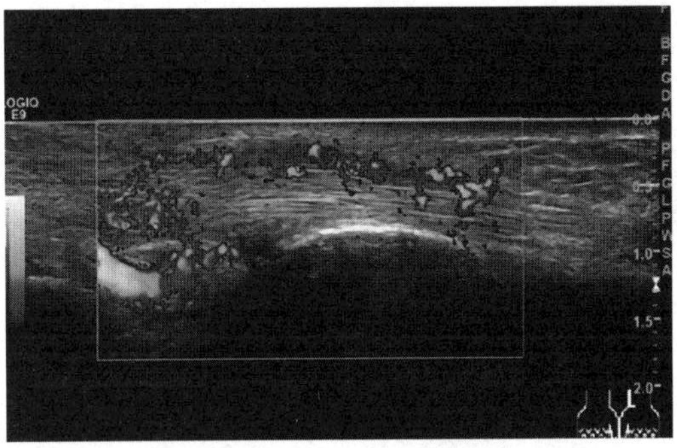

图 4-6-7　彩色多普勒图
肌腱及周围腱鞘内血流信号增多。

（二）病例分析

1. 病史采集　患者中老年女性，慢性病程，长期从事家务、手工活动。主要症状表现为左腕部疼痛，拧毛巾、拇指活动时疼痛加重。

2. 康复评定

（1）体格检查：左腕关节桡侧稍肿胀，表面皮肤无红肿，无破溃，浅表静脉无曲张，压痛明显，Finkelstein 试验阳性。

（2）辅助检查：行超声检查，可见：左腕桡骨茎突处拇长展肌与拇短伸肌腱鞘增厚，最厚处约 0.15 cm，腱鞘内及肌腱内血流信号增多，腕部被动向尺侧偏转时可见肌腱活动受阻。

（3）VAS 评分：4 分。

3. 康复诊断 结合病史、体格检查、辅助检查、康复评定结果，诊断为：左桡骨茎突狭窄性腱鞘炎。

（三）康复目标

1. 近期目标 减轻左腕关节疼痛，提高患者日常生活活动能力。

2. 远期目标 进行左腕关节疼痛发生与复发的康复教育，避免腕关节疼痛反复发作，提高患者生活质量。

（四）康复措施

1. 药物治疗 口服非甾体抗炎药。

2. 物理因子治疗 冲击波、超短波、半导体激光、磁疗等疗法。

3. 注射治疗及针刀治疗 治疗 1 周后，效果欠佳，调整治疗方案为超声引导下腱鞘内类固醇注射治疗（曲安奈德 0.5 ml、利多卡因 1.5 ml 混合液），注药结束 2 min 后超声引导下将针刀刺入肌腱纤维鞘层，使针刀刀刃与肌腱平行，先纵向切割纤维鞘，再横行剥离肌腱腱鞘。

4. 运动治疗 腕关节的环转运动、拉伸训练、屈曲练习、背伸训练以及握力训练等。

5. 健康教育 向患者讲解腕关节疼痛的诱因、发病机制等。指导患者减少拇指、手腕频繁重复运动或手腕扭动的工作时间；减少用手抱小孩、用手拧干衣服等个人活动。

（刘云芳　王立宁）

第七节　慢性腱鞘炎

一、概述

（一）职业相关的手和腕部慢性腱鞘炎的定义

由职业相关因素导致的手和腕部腱鞘或肌腱的复杂、多样的病理学改变，其常见临床症状包括疼痛、力弱及运动耐受性下降。

（二）国内外流行病学

国内外大量关于工作相关肌肉骨骼疾患（WMSDs）的流行病学调查显示，WMSDs在职业人群中的总体发病率很高，甚至超过50%，几乎可发生于各个行业，并且随着新的职业群体的出现而发生变化。例如，颈肩腕综合征的发生率随着视屏显示终端作业职业人群的扩大而快速上升。然而，国内关于WMSDs的流行病学调查几乎没有针对职业相关的手和腕部慢性腱鞘炎占整个职业群体或WMSDs中的发病率。国外相关流行病学调查显示，在2001年美国的355 344例上肢损伤案例中，有33 431例是手、手腕或手指的损伤，其中26 794例是腕管综合征，还有4896例是手或腕的肌腱病或腱鞘炎，手和腕部相关WMSDs占到上肢WMSDs的10%左右[11-14]。

（三）解剖及生物力学

本节以指屈肌腱为例，简要阐述手和腕部肌腱及腱鞘的典型解剖特征及其生物力学。指屈肌腱由呈波浪状平行排列的束样胶原纤维致密交织而成，其主要胶原类型是I型胶原，肌腱细胞是肌腱最主要的基质细胞类型，属于典型的成纤维细胞，黏附于胶原纤维组成的三维网格内，主要负责胶原蛋白的合成与代谢，对肌腱稳态发挥核心作用。指屈肌腱是一种致密的结缔组织，腱体本身缺乏微血管及神经末梢分布，而其周围包绕的腱周组织却疏松且富含微血管，这在很大程度上保证了指屈肌腱能在硬韧组织表面进行屈曲和伸展的平滑运动。同时，多个环状及十字韧带构成的骨纤维鞘管可在屈指时发挥滑车作用，并协助强化屈指力矩。指屈肌腱的骨纤维鞘管可分为“壁、脏”两层，“壁层”是骨纤维鞘管的内衬膜，而“脏层”贴覆于肌腱表面，向外构成肌腱被膜，向内构成纤维膜分隔肌腱，“壁、脏”两层在骨纤维鞘两端反折构成一种盲腔，内含滑液，可以降低肌腱滑动的阻力。另外，指屈肌腱鞘管外还附着有局部增厚的致密结缔组织束，构成形态各异的滑车结构以协助屈指（图4-7-1）。

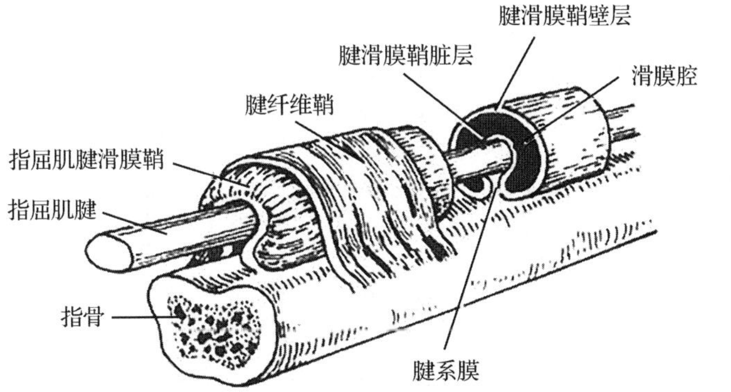

图4-7-1　手指肌腱及腱鞘的局部解剖

（四）病理学特征

炎症在腱鞘炎和肌腱病中扮演的角色一直存有争议。现代分子生物学研究逐步证实，腱鞘炎和肌腱病的病理机制早期以炎症反应为主，中后期以慢性退行性改变为主。其主要病理学特征包括：腱鞘积液、肌腱增厚、滑膜增厚、黏液样改变、纤维化、钙化等。

（五）病因学及高危因素

重复、用力及高强度的手密集型、振动型作业任务是工作相关的手和腕部慢性腱鞘炎的最主要病因，其他高危因素还包括糖尿病、痛风、风湿性及类风湿性关节炎、系统性红斑狼疮、腕管综合征、甲状腺功能减退、局部过量注射糖皮质激素、心理压力过大等。另外，女性发病率总体高于男性，可能跟雌激素水平有关[15]。

（六）生物力学发病机制及分子机制

手和腕部的肌腱在腱鞘内重复、高强度的活动可通过 3 个途径导致手和腕部的疼痛、力弱及运动耐受性下降：组织损伤、组织重组和中枢神经系统重组。其导致的组织损伤机制包括：手和腕部的肌腱在腱鞘内重复、高强度活动，导致腱鞘壁微血管充血，炎性渗出，进而肌腱代偿性增厚，炎性渗出得不到有效吸收，最终导致腱鞘内粘连、纤维化，肌腱在腱鞘内滑动不畅，进而出现肌腱的“卡顿”等现象。上述 3 个途径在 WMSDs 相关的手和腕部慢性腱鞘炎和肌腱病的发生发展过程中，其作用是交互的，可见其生物力学发病机制异常复杂（图 4-7-2）。

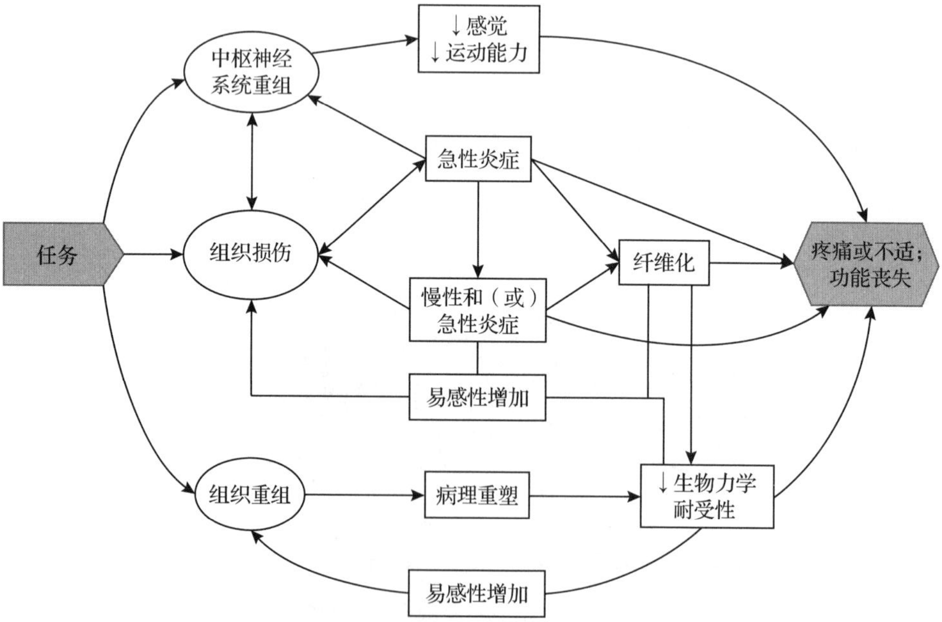

图 4-7-2　WMSDs 相关的手和腕部慢性腱鞘炎和肌腱病的生物力学发病机制

腱鞘炎及肌腱病的分子机制非常复杂。WMSDs 相关的手和腕部慢性腱鞘炎和肌腱病的分子机制由 4 个功能组分协同完成：基质组分、免疫组分、神经组分和血管组分。基质组分主要包括肌腱常驻肌腱细胞和细胞外基质，负责肌腱和腱鞘的基质稳定。免疫组分主要包括肌腱常驻的和血管源性浸润的免疫细胞，例如 T 细胞、树突状细胞、肥大细胞及巨噬细胞等，上述免疫细胞可通过损伤相关分子模式或病原体相关分子模式对最初的组织损伤做出应答。神经组分在正常状态下的肌腱和腱鞘中发挥促进本体感觉的作用。在病理状态下，过度的机械刺激会导致组织破裂、变形和新生神经长入，涉及谷氨酸能和自主神经系统。上述神经组分是肌腱或腱鞘源性疼痛的主要来源，其主要疼痛介质包括 P 物质、降钙素等神经肽。虽然大多数肌腱都缺乏血管组织，但它们可以通过分泌血管生成因子来诱导新生血管生成，富含纤维蛋白的渗出物从新生血管中渗出，导致纤维蛋白样变性，这是肌腱病结构改变的典型特征。上述 4 个组分之间复杂的分子相互作用关系构成了肌腱相关组织修复、稳态维持和渐进性退变之间的微妙平衡（图 4-7-3）。

（七）诊断标准及鉴别诊断

1. 临床表现　局部肿胀、压痛，活动手指和腕关节时可诱发疼痛，出现“扳机”现象，即患者活动手指时出现锁住或者卡顿，部分患者也能注意到肌腱活动时的“捻发”音。

2. 体格检查　手指和腕关节局部肿胀、压痛；屈伸手指或活动腕关节时该处可触及“捻发”音。特殊体格检查，可见 Eichhoff 试验、Finkelstein 试验以及 Brunelli 试验阳性。

3. 辅助检查　尽管此病大多可由临床病史和体格检查结合诊断，但是仍然需要考虑是否要拍摄手和腕关节前后位及侧位 X 光片，以排除任何可能的骨质异常或骨质破坏，如创伤引起的桡骨茎突畸形、肌腱病的钙化灶、骨肿瘤等。

4. 鉴别诊断　①拇指腕掌关节炎：关节处肿胀，关节挤压诱发疼痛；②腕关节背侧囊肿：体表可扪及肿块；③舟状骨骨折：解剖位置鼻烟壶区压痛；④交叉综合征：拇长展肌腱和拇短伸肌腱与桡侧伸腕长、短肌腱交叉处发生肌腱病；⑤腕关节炎：活动时腕关节疼痛，X 线检查可鉴别。

二、治疗原则与方法

（一）治疗原则

职业相关的手和腕部慢性腱鞘炎的总体治疗原则是：预防为主，分期施治，防治结合。

（二）常用治疗方法

1. 早期（0～6 周）　早期职业相关的手和腕部腱鞘炎，其病理过程往往还是可逆

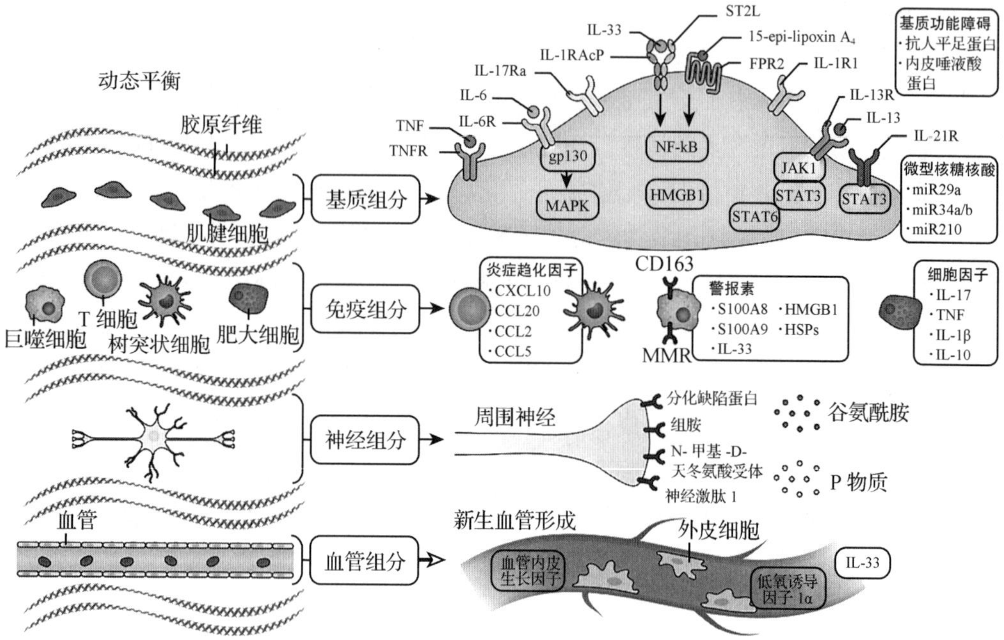

图 4-7-3 WMSDs 相关的手和腕部慢性腱鞘炎和肌腱病的分子机制

TNF，肿瘤坏死因子；TNFR，肿瘤坏死因子受体；IL-6，白细胞介素 -6；IL-6R，白细胞介素 -6 受体；gp130，糖蛋白 130；MAPK，丝裂原活化蛋白激酶；IL-17Ra，白细胞介素 -17a 受体；IL-1RAcp，白细胞介素 -1 受体辅助蛋白；IL-33，白细胞介素 -33；ST2L，可溶性生长刺激表达基因 2 蛋白跨膜配基；15-epi-lipoxinA，人 15-epi- 氧脂素 A；FPR2，人甲酰肽受体 2；NF-κB，核因子 κB；HMGB1，高迁移率族蛋白 1；IL-1R1，白细胞介素 1 受体 1 型；IL-13R，白细胞介素 13 受体；IL-13，白细胞介素 13；JAK1，人类酪氨酸激酶蛋白；STAT3，转录激活因子 3；STAT6，转录激活因子 6；IL-21R，白细胞介素 21 受体；miR29a，微型核糖核酸 29a；miR34a/b，微型核糖核酸 34a/b；miR210，微型核糖核酸 210；CXCL10，CXC 趋化因子配体 10；CCL20，趋化因子配体 20；CCL2，趋化因子配体 2；CCL5，趋化因子配体 5；CD163，巨噬细胞膜表面蛋白 163；MMR，甘露糖受体；S100A8，S100 钙结合蛋白 A8；S100A9，S100 钙结合蛋白 A9；HSPs，热休克蛋白；IL-17，白细胞介素 17；IL-1β，白细胞介素 1β；IL-10，白细胞介素 10。

的，因此在这个阶段，评估职业环境和减少职业环境暴露至关重要。除此之外，该阶段主要病理变化是炎症反应，因此多样化的抗炎策略适用于该阶段的腱鞘炎治疗。常用治疗方法有：休息、相对制动、冰敷、低能量激光治疗、脉冲磁疗、低剂量脉冲短波、非甾体抗炎药等。局部注射糖皮质激素是抗炎的常用方法之一，但应精准地注射至腱周的腱鞘内，切勿注射至肌腱内。另外，应严格参照相关指南谨慎掌握糖皮质激素的种类、剂量、给药方式、治疗周期等，切勿滥用。

2. 亚急性期（6～12 周）和慢性期（超过 3 个月） 该阶段职业相关的手和腕部腱鞘炎的主要病理改变包括腱鞘滑膜充血、增厚，腱鞘内积液，逐步发展至肌腱增粗、腱鞘内纤维化及粘连，甚至肌腱局部钙化。因此，该阶段以促进组织重组、减轻组织粘连、改善手腕功能为主。常用的治疗方法有：功能训练、低能量脉冲超声治疗、体外冲击波治疗、佩戴辅助器具等。富血小板血浆、干细胞疗法、肌骨超声引导下小针刀松解术均显示了其广阔的临床应用前景。另外，人体工效学调整对于减缓慢性腱鞘炎的进展尤为重要。手术仍然作为上述保守治疗无效时最终的干预措施。

三、防护指导

1. 加强对职业相关的手和腕部腱鞘炎高危工种、高危岗位的职业健康监测，发现散发，尤其是群发的职业相关慢性腱鞘炎早期症状，及时开展职业环境评估。

2. 对于已经出现早期职业相关慢性腱鞘炎症状的工人，应尽快减少作业时间，适当调整工作岗位，积极给予针对性治疗。

3. 大力开展人体工效学评估和对装备的开发，尤其针对职业相关的手和腕部腱鞘炎高危工种，尽量多采用人体工效学装备，最大程度降低发病率。

4. 全面深化职业病防治健康教育，加强工人日常体适能训练，大力开展工间活动，如工前操、工间操、工后操，通过充分的功能训练，有效利用工前操提高组织适应性，工间操降低组织损伤风险，工后操加速疲劳恢复和组织功能重组。

5. 切实做好心理干预，营造良好的职业发展环境。

四、运动处方

慢性腱鞘炎的运动类型以牵伸训练、等长训练和离心训练为核心。

1. 牵伸训练　固定患手近端，缓慢向目标肌腱的反方向被动活动，一般关节被动活动至末端保持 8 ~ 15 s，不宜时间过长，可反复牵伸，切忌暴力，疼痛一般维持在 VAS 评分 3 分及以下，且牵伸后疼痛等不适能很快缓解。示例见图 4-7-4。

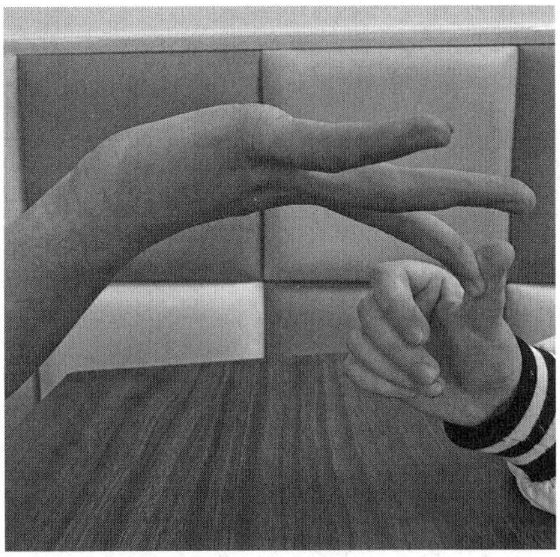

图 4-7-4　右手指屈肌腱的牵伸训练

2. 等长训练　固定手指远端，嘱患者做最大等长收缩维持 3 ~ 5 s，等长收缩量级可循序渐进，一般从最大等长收缩的 50% 开始，以 10% 步进，逐步增加至 100%，一般 12 次训练为 1 组，3 组 / 天，隔天进行，以不引起疼痛显著增加为核心指标，训练过程中注意保持呼吸平稳，不宜憋气。示例见图 4-7-5。

3. 离心训练　若患者进行了一段时间等长训练后，疼痛无显著增加或有减轻的趋势，可升级为离心训练。以右手指屈肌腱的离心训练为例，左手拇指指腹按压于右手示指指腹上，右手屈曲示指的同时，左手拇指用力将右手示指按压向伸指方向，尽量做到全活动范围的离心训练，动作宜轻柔缓慢，一般 12 次训练为 1 组，3 组 / 天，隔天进行。示例见图 4-7-6。

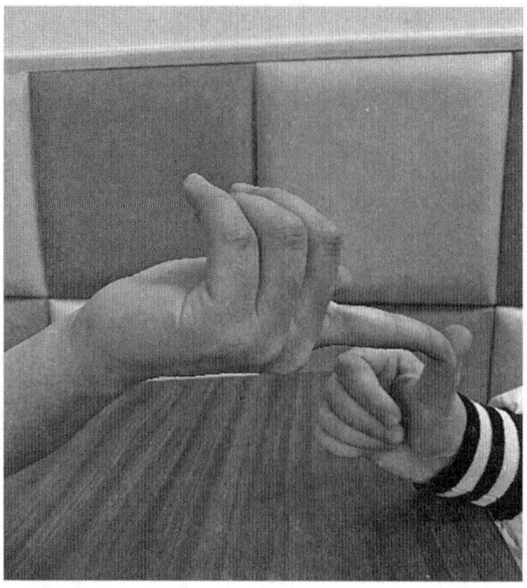

图 4-7-5　右手指屈肌腱的等长训练

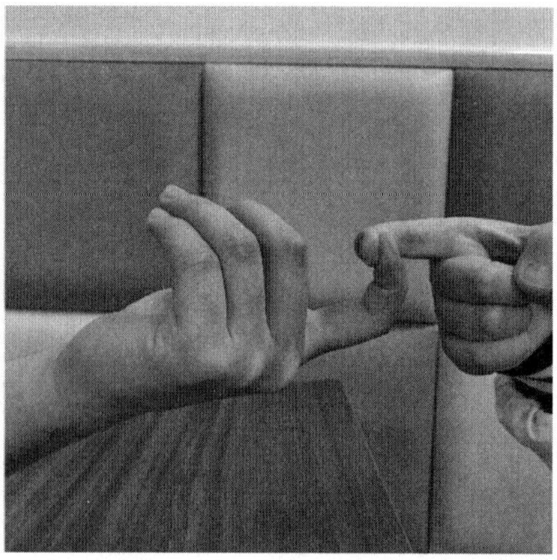

图 4-7-6　右手指屈肌腱的离心训练

4. 牵伸训练、等长训练和离心训练的有效组合　慢性腱鞘炎疼痛明显时，宜先进行等长训练，待疼痛显著缓解后，再升级至离心训练，牵伸训练可于每次等长或离心训练前后各进行一次，以达到防止再次损伤及促进疲劳恢复的目的。另外，肌腱的负荷训练不宜每天进行，建议隔天进行，3～4 次 / 周，以给予肌腱及腱鞘充分的修复时间。

五、案例分享

（一）病例摘要

患者，女性，36 岁。主因“右拇指屈曲疼痛、无力 2 个月余，加重 3 天”入院就诊。患者自诉是某实验室研究员，从事移液器操作（需一侧拇指反复屈曲）10 余年。自 2 个月余前，发现右拇指按压移液器时，拇指掌指关节及近端指间关节疼痛，且按压力弱，拇指屈曲后半程不能自主控制。追溯病史，患者既往右手无外伤史，否认风湿性关节炎、类风湿性关节炎、痛风、糖尿病史。查体：右拇指掌指关节及近端指间关节压痛，VAS 评分 5 分（掌指关节）、6 分（近端指间关节），无明显红、肿、皮温升高。右拇指及其余四指被动活动范围无明显受限，右拇指极度伸展可诱发掌指关节疼痛加重，解除极度伸展后疼痛可即刻缓解。Finkelstein 试验（–）。辅助检查：X 线检查未见明显异常。B 超检查示：右侧拇指近端指间关节桡侧副韧带增厚，厚约 0.10 cm（左侧 0.06 cm）；右侧拇指屈肌腱增厚，厚约 0.30 cm（左侧 0.19 cm）；A1 滑车增厚，厚约 0.10 cm，未见明显血流信号；其余肌腱形态如常，周围未见明显异常回声；均未见明显滑膜增生、积液。

（二）病例分析

1. 病史采集　患者中年女性，职业为实验室研究员，从事移液器操作（需一侧拇指反复屈曲）10余年。

2. 康复评定

（1）体格检查：右拇指掌指关节及近端指间关节压痛，无明显红、肿、皮温升高。右拇指及其余四指被动活动范围无明显受限，右拇指极度伸展可诱发掌指关节疼痛加重，解除极度伸展后疼痛可即刻缓解。Finkelstein试验（–）。

（2）辅助检查：X线检查未见明显异常。B超检查示：右侧拇指近端指间关节桡侧副韧带增厚，厚约0.10 cm（左侧0.06 cm）；右侧拇指屈肌腱增厚，厚约0.30 cm（左侧0.19 cm）；A1滑车增厚，厚约0.10 cm，未见明显血流信号；其余肌腱形态如常，周围未见明显异常回声；均未见明显滑膜增生、积液。

（3）VAS评分：5分（掌指关节）、6分（近端指间关节）。

（4）Barthel指数：90分。

3. 康复诊断　结合病史、体格检查、辅助检查、康复评定结果，诊断为：右拇指狭窄性腱鞘炎、屈指肌腱病、桡侧副韧带炎。

（三）康复目标

1. 近期目标　减轻炎性反应和疼痛，促进组织愈合，延缓肌萎缩。

2. 远期目标　提高稳定性，增强肌肉力量和耐力，改善功能性活动并恢复功能状态。

（四）康复措施

1. 物理因子治疗　激光、微波、超声波、冲击波等疗法。

2. 药物治疗　药物包括非阿片类药物（阿司匹林、对乙酰氨基酚等）和阿片类药物（吗啡、可待因等）。需加强对患者用药时和用药后疗效的观察和对不良反应的监测。

3. 运动治疗

（1）手法放松：手法进行掌指关节、腕关节筋膜松解。

（2）针对前臂等肌群进行牵伸训练、等长训练及离心训练。

（3）进行手的力量性锻炼。

（4）逐渐恢复肌肉的紧张性运动，逐渐恢复原来诱发疼痛的活动。

4. 康复宣教　建议患者尽快暂停移液器操作作业。可佩戴右手拇指辅助具，建议觉醒状态时佩戴，每日3次定期摘除辅助具后无痛范围内各个方向主动活动拇指；教育患者注意保暖、休息、避免致痛动作（如抓握动作）。

（葛瑞东）

第八节　颈　痛

一、概述

颈痛是指颈部区域的疼痛，是成年人慢性病中最常见的健康问题之一，发病率达20%～70%。该病首发年龄多为30～50岁，伴随着年龄增长，其发病率呈递增趋势。随着现代从事低头工作方式的人群增多，以及电脑、手机的广泛使用，“低头族”颈痛的发生率明显增多，其患病率也在不断上升，且发病年龄有年轻化的趋势[16]。工作相关颈痛特指由于长期从事特定工作或职业活动而引起的颈部疼痛。可以在职业活动期间或者在休息时出现，有时还会伴随着头痛、眩晕、上肢放射性疼痛等症状。工作相关颈痛通常可以通过调整工作环境、改善工作姿势、康复治疗和进行适当的锻炼等措施来预防和治疗。

（一）病因及发病机制

长期的肌肉疲劳、肌肉不平衡、关节紊乱、颈椎退行性病变等因素可导致颈部肌肉、韧带和关节的疲劳、紧张和损伤，从而导致疼痛、僵硬和运动障碍。另外，精神因素也可能通过影响神经内分泌系统和免疫系统等机制，从而导致颈痛的发生和加重[17]。

1. 颈椎退行性病变　颈椎是脊柱中体积最小、灵活性最大、活动频率最高的节段，退行性改变发生较早。

（1）椎间盘退变：椎间盘脱水，纤维环损坏，髓核从破裂处突出，累及其周围组织结构。

（2）关节退变：钩椎关节位于椎体后外侧边缘，容易发生骨质增生，钩突变尖，造成神经根管狭窄压迫神经根。

（3）韧带退变：脊柱的韧带会随着年龄的增长而变硬，使颈部活动受限。黄韧带肥厚容易导致椎管狭窄而压迫脊髓。

2. 工作姿势　长时间处于不良姿势，如低头、弯腰、仰头等，容易引起颈部肌肉和韧带的疲劳和紧张。

3. 频繁重复动作　需要频繁重复某些动作的职业人群，如打字员、裁缝、工厂装配线工人等，容易导致颈部肌肉和韧带的过度使用和损伤。

4. 工作环境　办公桌和工作椅不符合人体工程学原理，工作场所噪声、光线、温度等不良环境因素都可能引起颈痛。

5. 精神因素　工作压力大、情绪波动、焦虑、抑郁等精神因素也可能引起颈痛。

（二）诊断分类及分期

1. 根据颈椎和上胸椎活动受限、存在颈源性头痛、创伤史以及上肢牵涉痛或放射痛的临床表现，可将颈痛患者分为以下几类。

（1）颈痛伴活动受限：表现为中央或单侧颈痛，颈椎活动受限，肩带或上肢牵涉痛。颈椎活动度下降，主动、被动颈椎活动范围末出现颈痛，颈椎、胸椎活动减少，椎间活动测试提示特征性活动受限，通过颈和上胸段或颈部肌肉激发可引起疼痛，在亚急性或慢性阶段，存在颈、肩胛、胸部肌肉力量下降，运动控制减弱。

（2）颈痛伴协调障碍（包括挥鞭伤）：与创伤或挥鞭伤有关。表现为肩带或上肢牵涉痛，恶心、头晕、头痛、注意力集中或记忆困难，思维混淆，对机械、热、声、气味或光刺激过敏，情感困扰。颈椎活动范围中出现疼痛、激发受累的颈椎节段可引发疼痛，压痛点可包括肌筋膜触发点，颈肌肉耐力及力量降低、运动控制障碍，颅颈屈曲试验、颈屈肌耐力试验阳性。

（3）颈痛伴头痛间断、单侧颈痛和牵涉性头痛：头痛因颈部活动或持续体位、姿势而加重或发沉。颈椎屈曲旋转试验阳性，上颈段激发试验阳性，颈椎活动受限，颈肌耐力、力量、协调性降低。

（4）颈痛伴放射痛：上肢感觉异常或麻木，肌肉无力。颈椎活动诱发或减轻颈痛和上肢放射痛，与相应神经根相关的上肢感觉、肌力、反射异常，臂丛神经牵拉试验、椎间孔挤压试验、颈椎牵引试验阳性。

2. 根据颈痛持续时间及疼痛激惹程度分为以下 3 个阶段。

（1）急性期（<6 周）：疼痛高度激惹，在休息或关节活动开始到中期、组织抵抗出现之前即出现。

（2）亚急性期（6 ~ 12 周）：疼痛中度激惹，在关节活动中期出现，到关节活动范围末加重，可有组织抵抗。

（3）慢性期（>12 周）：疼痛低度激惹，在持续的关节末端活动或位置加剧，组织明显抵抗。

在一些情况下，激惹程度和症状持续时间不匹配，要求临床医生结合二者做出判断。

（三）康复评定

1. 颈椎功能障碍指数评定 询问患者颈痛对其生活的影响程度，包括疼痛程度、自理能力、提重物、阅读、头痛情况、注意力、工作、驾车或乘车、睡眠和娱乐 10 项内容，其中 4 项是主观症状，6 项是日常生活活动，每个项目评分为 0 ~ 5 分，共 6 个等级，分值越高表示功能越差。该方法有助于判断患者病情轻重，选择合理的治疗。

2. 疼痛评定 多采用视觉模拟评分法。

3. 颈椎活动范围评定 包括旋转、伸展、屈曲和侧屈。

4. 肌力评定 以徒手肌力评定法对易受累及的肌肉进行肌力评定，常评定的肌肉有冈上肌、三角肌、胸大肌、肱二头肌、肱三头肌、伸腕肌和骨间肌等，评定的肌肉需与健侧对照。双手握力采用握力计进行评定，主要反映的是屈指肌肌力，正常值为体重的50%。

5. 特征性检查

（1）颈椎屈曲旋转试验：颈部前屈，嘱其向左右旋转活动。若颈部出现疼痛，提示颈椎小关节有退行性病变。

（2）椎间孔挤压试验：又称压头试验或压颈试验。患者取坐位，头偏向患侧，检查者左手掌放于患者头顶部，右手握拳轻叩左手背，若患者出现肢体放射痛或麻木，表示力量向下传递到椎间孔变小，有根性损害。对根性疼痛厉害者，检查者用双手重叠放于头顶间断加压，即可诱发或加剧症状。当患者头部处于中立位或后伸位时出现加压试验阳性，则称之为Jackson压头试验阳性。

（3）臂丛神经牵拉试验：患者颈部前屈，检查者以一手抵住患侧头部，另一手握患肢腕部，反方向牵拉。如患者出现麻木或放射痛时，则为阳性。

（4）牵引试验：用于检查颈神经根。患者取仰卧位，检查者从下方握住患者下颌及枕骨，将颈部屈曲至舒适的位置，逐渐施加牵引力，达到约14 kg。如患者上肢和肩胛症状减轻或消除为阳性。

（5）Valsalva试验：患者坐位，深吸气后闭气2～3 s，再缓慢呼出。如诱发出原有症状为阳性。

（6）反射检查：常用的反射检查有Hoffmann征、Rossolimo征、Babinski征等。在进行Hoffmann征、Rossolimo征检查时要注意观察其他深反射、浅反射是否同时有异常，少数正常人也可出现阳性，只有明显的阳性或两侧不对称时，才具有临床意义。

6. 影像学检查及电生理检查 颈椎X线检查正位、侧位、双斜位相显示与临床表现相应的颈椎退行性变，如：颈椎生理曲度异常、椎间隙变窄、椎体缘骨质增生、钩突变尖、椎间孔变窄、韧带钙化等。颈椎的过屈、过伸位相可有颈椎不稳的表现。CT、MRI检查显示与临床表现相应的椎间盘膨隆或突出、脊髓受压、椎管及椎动脉孔状态异常等。CT和MRI检查对诊断有帮助，但通常不是决定性的，必须与体格检查和病史一起考虑。颈痛伴协调障碍（包括挥鞭伤）、颈痛伴放射痛的患者可进行神经传导速度及肌电图检查，以明确受累的节段。

二、治疗原则与方法

（一）治疗原则

1. 分析并消除颈痛可能的诱因，避免进一步损伤和症状加重。

2. 应根据颈痛的不同类型及症状特点制订相应的治疗目标和计划，目的在于减轻颈神经根、硬膜囊、椎动脉和交感神经的受压和刺激；解除神经根的粘连和水肿；缓解颈、肩、臂肌肉痉挛；增强颈部肌肉力量，保持颈椎稳定，减轻疼痛，维持与改善日常生活活动能力及工作能力[18]。

3. 教育指导患者进行颈痛的自我管理。

（二）治疗方法

1. 药物治疗 ①非甾体抗炎镇痛药，如醋氯芬酸、塞来昔布等；②脱水药物，如 20% 甘露醇注射液、甘油果糖注射液；③激素类药物，主要用糖皮质激素，如地塞米松；④维生素类，如维生素 B_1、甲钴胺。

2. 注射疗法 采用颈段硬膜外腔注射疗法，选用低浓度的局部麻醉药加皮质激素阻断感觉神经及交感神经在椎管内的刺激点，也可抑制椎间关节的创伤应激。适用于颈痛伴放射痛的患者。每 5～7 天 1 次，3～5 次为 1 个疗程。

3. 物理因子治疗 物理因子治疗具有扩张血管，改善局部血液循环，缓解肌肉痉挛，消除炎症、水肿，减轻疼痛和疲劳，减少粘连，调节自主神经功能，促进神经和肌肉功能恢复等作用。常用的治疗方法包括经皮神经电刺激疗法、直流电离子导入疗法、电兴奋疗法、中频电疗法、超短波疗法、高压电位疗法、红外线疗法、激光治疗、超声波疗法、磁热疗法和温热式低周波治疗等。

4. 牵引治疗 颈椎牵引的作用包括：①缓解颈部肌肉痉挛，使颈椎间隙和椎间孔增大，减轻了骨赘或突出的椎间盘对神经根的压迫；②牵开被嵌顿的关节滑膜，调整紊乱的小关节，调整屈曲的椎动脉，促进神经根水肿的吸收，起到减压和改善血液循环的作用；③使椎管的纵径延长，韧带张力增高，有利于突出的椎间盘复位；④使已经破坏了的颈椎平衡得到改善，使颈椎的稳定性得到加强，促进颈椎正常功能的恢复。牵引时常用颌枕吊带牵引法，年老体弱的患者可取仰卧位牵引，以保证舒适安全。颈椎牵引治疗应注意掌握时间、角度、重量三大要素：牵引时间以 20～30 min 为宜，每日 1～2 次；牵引角度根据颈椎病变部位及颈椎曲度选择，以颈椎前倾 10°～20° 较合适，颈椎前倾角度较小时，牵引力主要作用于上颈椎，随着颈椎前倾角度的加大，作用力可逐渐下移；牵引重量从小重量开始，参考值为 4～6 kg，逐渐可增加至 10～15 kg，根据患者体质和颈部肌肉情况逐步增加牵引重量。牵引疗法适用于各型颈痛，但脊髓明显受压，或急性疼痛明显者不宜使用，如治疗后无缓解或出现加重者，应及时终止治疗。

5. 运动治疗

（1）关节松动技术：常用的手法有拔伸牵拉、旋转颈椎、松动棘突横突及椎间关节等手法。操作时，应根据患者的病情选择相应的分级手法。此法主要用于颈痛伴放射痛，有缓解颈部肌肉痉挛、僵硬和疼痛的作用。

（2）麦肯基疗法：通过颈椎运动，包括坐位后缩、坐位后缩加伸展、卧位后缩加伸展、手法牵引下后缩加伸展和旋转、伸展松动、后缩加侧屈、侧屈松动和手法、后缩加旋转、旋转松动和手法、屈曲、屈曲松动、仰卧位颈椎牵引，使病变椎间盘和神经根发生移位或相对移位，减轻或消除髓核突出对神经根的刺激或压迫，纠正椎间关节的紊乱，以达到改善症状的目的。

（3）其他运动治疗：肌力训练、有氧运动、耐力训练、牵伸训练、关节活动度训练、肌肉能量技术、稳定性训练、运动控制等。

6. 辅具治疗 常用辅具是颈托，可应用于各型颈椎病急性期或症状严重的患者。其目的是固定和保护颈椎，矫正颈椎的异常力学关系，减轻颈部疼痛，防止颈椎过伸、过屈、过度转动，避免造成脊髓、神经的进一步受损，减轻脊髓水肿，减轻椎间关节创伤性反应，有助于组织修复和症状缓解，配合其他方法治疗，可巩固疗效，防止复发。围领也有同样的治疗作用。

7. 中医治疗

（1）推拿治疗：可起到活血化淤，疏通脉络，消肿镇痛，减轻麻木感，缓解肌肉紧张和痉挛，改善局部血液循环，加宽椎间隙与扩大椎间孔，整复滑膜嵌顿及小关节半脱位，改善关节活动范围，松解神经根粘连，防止肌肉萎缩和关节粘连等作用。主要的推拿手法有松颈、摇颈、舒筋和旋转复位等。

（2）针刺治疗：常用颈夹脊穴、风池、颈肩阿是穴、曲池、合谷等，可使用穴位注射或封闭疗法，常用丹参或当归注射液等药物。

三、防护指导

1. 了解颈痛的原因 为使患者对颈痛有正确的认识，促进患者配合治疗与合理锻炼，有效预防颈痛的发生和复发，应向患者进行健康教育，包括向患者讲解颈痛的诱因、发病机制，颈椎解剖结构、生物力学等。颈痛的主要原因包括长时间的弯腰、低头、抬头、重复性动作、紧张、焦虑等。

2. 保持正确的姿势 工作及生活中要注意保持坐姿、站姿、走路的正确姿势，并且避免长时间维持同一姿势，以减少颈部和背部的压力。同时，应注意颈椎保护，预防颈椎损伤。

3. 适度休息并进行放松训练 在工作中，可每小时起身休息一下，并做一些简单的伸展运动，还可通过瑜伽、冥想、深呼吸等放松训练缓解颈部和肩部的紧张感。

4. 调整工作环境 例如，调整电脑屏幕的高度、角度和亮度，选择正确的椅子和桌子等，可以减少颈痛的发生。

5. 寻求专业帮助 如果颈痛持续且严重，建议寻求医生或物理治疗师的帮助，进行全面的治疗和康复。

四、运动处方

（一）颈痛伴活动受限

1. 急性期

（1）胸椎手法，颈部活动范围练习，肩胛胸壁和上肢的拉伸与力量练习。

（2）颈椎手法和（或）关节松动术。

2. 亚急性期

（1）颈和肩带耐力练习。

（2）胸椎手法，颈椎手法和（或）关节松动术。

3. 慢性期

（1）多模态方法：胸椎和颈椎的手法或关节松动术；颈椎、肩胛胸壁的复合运动，如神经肌肉运动、拉伸、力量、耐力、有氧练习等；干针疗法、激光疗法或间歇牵引。

（2）颈部、肩带与躯干的耐力练习，为患者提供健康教育与策略咨询，以促进积极的生活方式并解决认知和情感问题。

（二）颈痛伴协调障碍（包括挥鞭伤）

1. 急性期

（1）提供健康教育，尽快恢复正常、非激化疼痛的伤前活动，减少使用颈托，进行姿势和移动练习以缓解疼痛和改善活动度。

（2）保证患者预期在前 2～3 个月内恢复。

（3）对可能存在持续损害的患者提供多模式干预方法，包括手法松动技术结合运动。

（4）对低风险且发展为慢性疼痛的患者提供早期建议、运动指导、教育策略、全面的康复计划，以及经皮神经电刺激治疗。

（5）监测恢复状况，以确定那些恢复较慢的患者，以及可能需要调整康复策略和早期提供疼痛教育方案的患者。

2. 慢性期

（1）提供健康教育和运动建议，给予安慰和鼓励，保证预后和疼痛管理。

（2）选用关节松动术结合个体化、循序渐进的亚极量运动方案，使用认知行为疗法以及经皮神经电刺激治疗。

（三）颈痛伴头痛

1. 急性期　在监护下进行主动活动指导；利用 C1—2 的持续的自然骨突滑动练习。

2. 亚急性期　颈椎手法治疗和关节松动术；利用 C1—2 的持续的自然骨突滑动练习。

3. 慢性期 颈或颈胸段的手法治疗、关节松动术，结合肩带和颈部伸展、力量和耐力的练习。

（四）颈痛伴放射痛

1. 急性期 采用松动和稳定性练习、激光治疗和短期使用颈围。

2. 慢性期 进行机械间歇式颈椎牵引，并结合其他干预措施，如拉伸和力量练习，以及颈部和胸部的关节松动术和手法治疗。提供健康教育和策略咨询，鼓励参与职业或体育活动。

五、案例分享

（一）病例摘要

患者，女性，45 岁，教师，有长期低头伏案工作史。主因“颈部疼痛伴左上肢疼痛、麻木 1 年”入院就诊。1 年来间断颈部疼痛不适，常于长时间低头位伏案后加重，伴左肩、前臂后外侧放射痛，左手示指、中指麻木，无下肢无力、行走不稳及二便障碍，曾应用镇痛药物及物理因子治疗，症状可缓解。体格检查：神清，言语流利。颈部前屈受限，左侧颈肌紧张、压痛，C6—7 棘上、棘间及左侧棘旁压痛，左手示指、中指感觉较对侧减退，颈椎屈曲旋转试验阳性，左侧椎间孔挤压试验阳性，左侧臂丛神经牵拉试验阳性，四肢肌力正常，腱反射正常，病理征阴性。颈椎 X 线检查示：颈椎曲度变直，C6—7 椎体边缘骨质增生硬化唇样改变，相应椎间隙变窄（图 4-8-1）。颈椎 MRI 检查示：颈椎退变，C3—5 椎间盘膨出，C7—T1 椎间盘突出（图 4-8-2）。

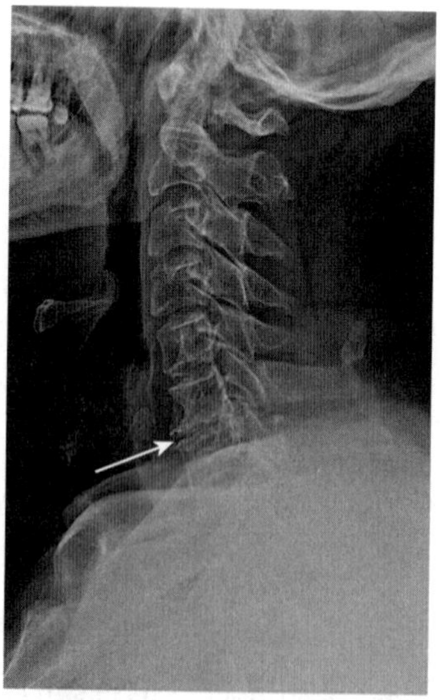

图 4-8-1 颈椎 X 线检查

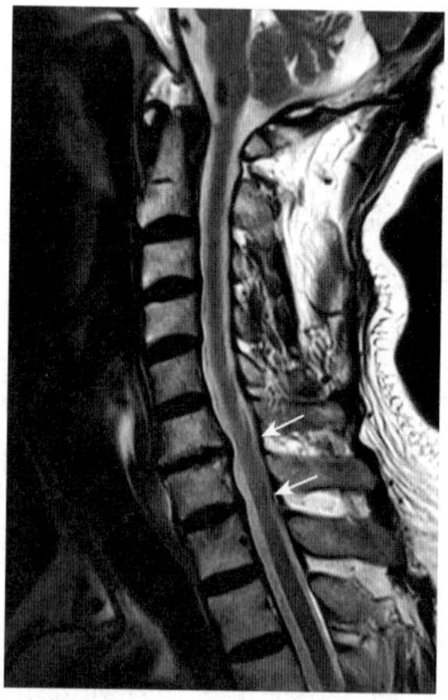

图 4-8-2 颈椎 MRI 检查

（二）病例分析

1. 病史采集 患者中年女性，慢性病程，有长期低头伏案工作史。主要症状表现为颈部疼痛伴左上肢疼痛、麻木1年，间断发作。

2. 康复评定

（1）体格检查：颈部前屈受限，左侧颈肌紧张、压痛，C6—7棘上、棘间及左侧棘旁压痛，左手示指、中指感觉较对侧减退，颈椎屈曲旋转试验阳性，左侧椎间孔挤压试验阳性，左侧臂丛神经牵拉试验阳性，四肢肌力正常，腱反射正常，病理征阴性。

（2）辅助检查：行颈椎X线检查，提示：颈椎曲度变直，C6—7椎体边缘骨质增生硬化唇样改变，相应椎间隙变窄。行颈椎MRI检查，提示：颈椎退变，C3—5椎间盘膨出，C7—T1椎间盘突出。

（3）颈椎功能障碍指数评定：24分。

（4）VAS评分：4分。

3. 康复诊断 结合病史、体格检查、辅助检查、康复评定结果，诊断为：颈痛伴放射痛，慢性期。

（三）康复目标

1. 近期目标 改善颈椎活动度，减轻颈部疼痛、左上肢根性疼痛及麻木症状，提高患者日常生活活动能力。

2. 远期目标 进行颈痛发生与复发的康复教育，避免颈痛反复发作，提高患者生活质量。

（四）康复措施

1. 物理因子治疗 经皮神经电刺激疗法、直流电离子导入法、电兴奋疗法、中频电疗法、超短波疗法、高压电位疗法、红外线疗法、激光治疗、超声波疗法、磁热疗法和温热式低周波治疗等。

2. 机械间歇式颈椎牵引 20～30 min，每日1～2次。根据患者感受调整牵引角度及重量。

3. 运动治疗 ①肌力训练：颈部深层肌肉训练、肩-颈部肌力训练；②有氧运动、耐力训练；③牵伸训练、关节活动度训练；④肌肉能量技术；⑤稳定性训练、运动控制：颈椎稳定性训练、肩关节稳定性训练；⑥综合运动训练；⑦瑜伽、普拉提等运动。

4. 中医治疗 ①推拿治疗：主要有松颈、摇颈、舒筋、旋转复位等手法；②针刺治疗：常用颈夹脊穴、风池、颈肩阿是穴、曲池、合谷等，可用穴位注射或封闭疗法，常用丹参或当归注射液等药物；③太极拳、气功、八段锦等。

5. 健康教育 向患者讲解颈痛的诱因、发病机制等。进行职业防护指导，如保持良好的工作姿势，避免长期低头伏案、在床上或沙发上长时间看书或看电视等不良姿势和习惯。调整工作环境，如电脑屏幕的高度，选择合适的椅子和桌子等。注意保护颈椎，预防颈椎损伤。鼓励患者参与职业和体育活动，进行颈部及相关部位的功能锻炼。

（刘旭东）

第九节 上交叉和下交叉综合征

一、概述

（一）定义

1. 上交叉综合征（upper crossed syndrome，UCS） 也称为近端或肩带交叉综合征，由 Janda 首先提出，是一种涉及脊椎正常生理曲度改变的体态，含胸的身体姿势会造成胸椎向后屈曲更多，患者最明显的外观特征是其头部常常不自觉地向前倾，背部胸椎的位置弯曲，从身体的侧面看，脊椎呈“C”形[19]。

上交叉综合征患者的上斜方肌、肩胛提肌、枕骨下肌、胸锁乳突肌、胸大肌、胸小肌相对紧张和缩短，而菱形肌、前锯肌、中下斜方肌、颈深屈肌处于相对无力且被动拉长的位置，当紧张与薄弱的肌肉汇集时，会在上半身形成一个“X”的形态，如图 4-9-1 所示。长期的不良姿势会导致含胸、肱骨头前移、肩胛骨前移等问题的出现，从而导致头晕、头疼、肩颈酸痛、上肢麻木等症状。

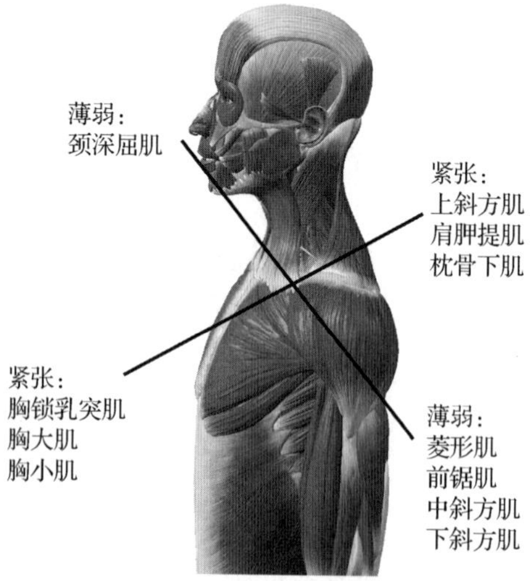

图 4-9-1 上交叉综合征

2. 下交叉综合征（lower crossed syndrome，LCS） 也是由 Janda 首先提出的，他在研究肌肉失衡时提出了这一概念，下交叉综合征也被称作远端或骨盆交叉综合征。出现下交叉综合征时，位于背侧紧张的胸腰伸肌和位于腹侧紧张的髂腰肌、股直肌前后交叉，薄弱的腹侧深层肌肉和臀大肌、臀中肌前后交叉（图 4-9-2）。下交叉综合征可以观察到特定的姿势变化，包括骨盆前倾、腰椎前突增加、膝关节过伸等。

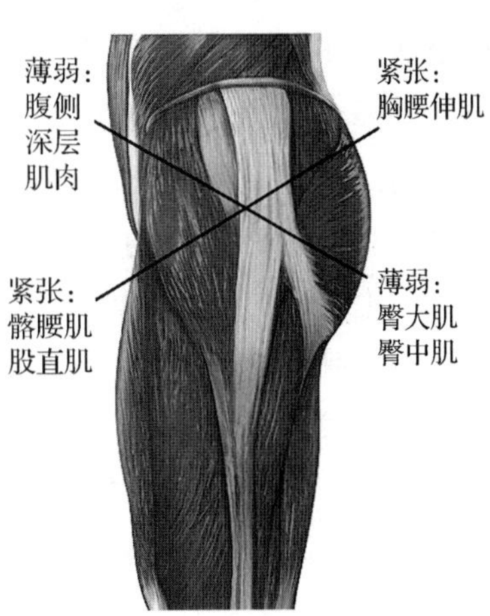

图 4-9-2　下交叉综合征

下交叉综合征的特点是骨盆前倾。这是久坐不动的生活方式所导致的，通常出现在腰椎 - 骨盆 - 髋关节复合体中，并且还与过度的下背部弓同时出现。长期保持这种静态姿势会导致骨盆区域的肌肉失衡，而且这种不均匀的肌肉拉力所造成的影响超出了腰部骨盆、髋关节的范围，也严重影响了身体的上下区域。针对这类患者强调对骨盆区域的观察。当我们在走路时，骨盆向前和向后移动，随着腿每一步的摆动而旋转和倾斜，肩膀和手臂与腿相对摆动，这种反向旋转对于身体的运动与稳定至关重要，如果骨盆区域肌肉不同步，可能会导致身体受伤事件发生。

（二）发病机制

1. 上交叉综合征是一种典型的肌肉失衡模式，即颈肩部周围主动肌和拮抗肌的力量以及张力不均衡的一种状态。同时，肌肉失衡是一种逐渐发展起来的系统性现象，并非所有的肌肉都出现相同程度的失衡。因此，上交叉综合征的发病原因主要与一些引起肌肉失衡的因素相关，例如生物力学的改变、神经控制因素、呼吸模式异常及心理因素。

（1）生物力学的改变：上交叉综合征的发生发展与颈肩部长时间处于某一种姿势或反复进行某一动作有密切关系。由于现代人久坐的生活习惯以及对正确坐姿意义的不了解，往往常处于一种头向前探出、低头含胸、弯腰驼背等错误的姿势。由此，身体的生物力学关系遭到破坏，导致相关肌肉的长度、硬度、弹性以及肌力等产生了适应性改变，造成周围软组织受力不均，肌肉更容易出现疲劳而导致肌肉失衡，继而脊柱自身的骨性结构和形态发生一定的变化，导致无法维持正常的身体形态而诱发上交叉综合征。

（2）神经控制因素：上交叉综合征患者在坐位时的头向前探出、含胸、驼背等错误姿势会刺激肌肉、肌腱内的本体感受器向大脑皮质运动区发送错误的姿势信号，频繁地刺激使得关节在错误的姿势上具备一定的动作敏感性，导致上交叉综合征患者异常的身体姿势在大脑皮层形成刻板印象，在肌肉活动时发出错误的收缩信号。同时，骨骼肌的所有活动都是在神经系统的支配下完成的，其中骨骼肌最基本的活动单位就是运动单元。神经系统会控制运动单元的活动，改变肌肉募集的数量和顺序，破坏肌肉之间的平衡和动作模式，造成骨骼肌发生功能紊乱导致不均匀的关节负荷，影响了关节的稳定性和正确的身体姿势，最终发展为颈椎、胸椎以及肩胛骨偏离正常的位置，出现错误的身体姿势。

（3）呼吸模式异常：上交叉综合征的发生还与呼吸模式存在一定的关系。当人体由于某种原因而导致呼吸模式出现异常时，为了达到提高呼吸效率的目的，躯体就会通过耸肩等代偿的方式来增加呼吸运动以提高通气量，因此加剧了上束斜方肌、肩胛提肌、胸大肌、胸小肌的紧张程度，同时由于肌肉收缩时产生的反射性交互抑制作用，颈深屈肌、菱形肌、下束斜方肌就会主动放松舒张，故而在上半身形成了前后交叉线上肌肉的不平衡。此外，由于部分人群在平时生活中习惯于采用胸式呼吸，在这样的呼吸模式下会加强对胸前肌群的锻炼，久而久之就导致了颈、胸、背部的肌肉失衡，最终诱发上交叉综合征。

（4）心理因素：女性在进入青春期后，由于第二性特征的原因，胸部开始逐渐发育。部分青春期女生在发育的过程中存在一定的心理误区，没能正视自己的正常身体变化，而是由于害羞等心理因素，以一种略低头、含胸弓背、肩关节内旋或内收等错误动作进行刻意掩饰，时间一长就导致相关肌肉过度激活，形成了含胸、驼背等异常的身体姿势，促使上交叉综合征的发生与发展。

2. 下交叉综合征也被称作远端或骨盆交叉综合征，以姿势区分可分为 A 型和 B 型两种类型。

（1）A 型：在姿势上的表现为轻微髋关节屈曲、轻微膝关节屈曲、骨盆前倾、腰椎过度前屈。腰椎过度前屈的状态会增加关节的压力，第 5 节腰椎和第 1 节骶骨周围的软组织受到压力而引起疼痛。同时，长时间处于骨盆前倾、腰椎过度前屈的状态，会增加关节的压力，影响髋关节伸展时的动态姿势，而且因为重心的改变、腘绳肌的紧张，也会引起膝关节过度伸展。

（2）B 型：涉及下背部和胸腰椎部分，腰椎前屈极少，从而产生代偿使背部过度后凸、驼背，头部过度向前牵引，膝关节过度伸展，以维持身体重心。

B 型下交叉综合征使得腰椎曲度变直，椎间盘压力增加。颈椎与腰椎前屈可以保护后纵韧带避免过度拉伤，并且减少椎间盘前方的压力。在正常姿势中，腰椎前屈时才会将压力传导至椎管。所以正常姿势下的腰椎前屈可以增加椎间盘及椎体侧承受压力的能力。而腰椎生理曲度变直的人因失去了这个重要的“安全机制”，常常受到背痛的困扰。当人骨盆后倾站立时，为了让身体稳定，重心会偏向身体的前侧，此时膝关节将过度承担着身体重量，这增加了膝关节受伤的概率。另外，骨盆内部有盆腔脏器，当骨盆位置正常时，盆腔内的脏器及各系统会正常工作，发挥功能。当骨盆出现形变时，脏器的活动也会相应地偏离正常位置。若偏移到一定程度，可能会引起一些内脏症状，比如尿道或者肠道症状，女性可能出现痛经等症状。

（3）下交叉综合征的发病机制

1）肌肉牵制异常：人体肌肉纤维主要分为姿势性肌肉与相位性肌肉，姿势性肌肉为易于紧张肌肉，相位性肌肉为易于弱化肌肉。在下交叉综合征中，高张力性姿势性肌肉与无力型相位性肌肉形成交叉，肌肉牵制出现异常导致脊柱及其周围软组织异常，造成关节功能障碍，最后出现腰痛。

2）方向盘理论：根据该理论，屈髋肌群、伸肌群、腹部肌群和竖脊肌在维持平衡中起关键作用。髂腰肌是屈髋肌群最重要的肌肉，当髂腰肌过度紧张时，像转动方向盘一样，将骨盆向前旋转使其前倾，腰椎、胸椎代偿性前屈或后屈，从而形成异常姿态。

3）交互抑制：当神经对一块肌肉的控制增强，同时会减弱对其拮抗肌的控制，导致肌肉出现紧张与松弛的交叉状态。

4）重力线的改变：人体自身的重力会对脊柱产生负荷，而在异常体态下，人体重力使脊柱屈曲度变大，对脊柱周围软组织造成更大的影响，从而产生腰痛等症状。

5）肌肉失衡模式：肌肉失衡以紧张或痉挛的肌肉为主，弱化的肌肉是紧张的拮抗肌交互抑制所致，这种模式引起的体态改变及肌肉变性，导致下交叉综合征的出现。

6）核心肌群稳定性破坏：脊柱的稳定性由内源性稳定系统与外源性稳定系统组成。外源性稳定系统主要由肌肉组成，由于核心肌群的紧张或松弛，外源性稳定系统被破坏，导致脊柱稳定性不足出现下交叉体态。

综上所述，由于肌肉失衡，稳定性被破坏，为了维持生物力学平衡，脊柱、椎间盘、韧带等组织进行代偿，长此以往，各组织便产生了损伤或炎症，并刺激相邻血管及神经，最后导致出现腰痛。因此下交叉综合征导致的腰痛与肌肉失衡有密不可分的关系。

（三）职业接触

上交叉综合征多发于久坐办公室的人群，其中以从事文字工作的较多见，尤其是长期用电脑的人员发病率较高。而下交叉综合征常出现在孕妇、缺乏运动锻炼的学生，以及久坐的人群中。

（四）诊断标准

1. 上交叉综合征

（1）临床表现：患者最明显的特征是其姿势表现为头前倾、胸椎屈曲角度增加，肩胛骨上提或前引，肱骨前移，可能伴随头晕、头疼、肩颈酸痛、上肢麻木等症状。

（2）辅助检查：采用亚洲和美国的运动医学会制定的相关标准，在解剖体位上可从以下几个骨性标志来判断是否属于上交叉综合征。

1）眼角延长线至耳朵上角的连线与水平面不平行。

2）耳垂与通过两个肩峰的冠状面不重合。

3）肩胛骨平面与冠状面的夹角大小超过 15°。

4）肩峰与头部正中面的距离左右不一致。

5）肩胛骨与脊柱棘突的距离超过本人手指四指宽度。

6）颈椎的曲度间隙的距离可容纳本人手指四指宽度。

另外，影像学检查也可提供诊断的依据。X 线检查偶尔可见颈椎生理曲度变直，胸椎屈曲角度变大。MRI 检查偶尔出现椎间隙炎症水肿或椎间盘突出。超声检查可见颈胸结合部、胸锁乳突肌肌筋膜增厚等。

（3）鉴别诊断：该病应与急性颈肩部损伤、椎间盘突出、椎体骨折、强直性脊柱炎等疾病进行鉴别。

（4）暴露评估：长期坐位或姿势不良的工作职业史；最短暴露时间为数周；最长潜伏期为停止接触后 2 年内。

2. 下交叉综合征

（1）临床表现：已知有 A 型和 B 型两种类型。这两种类型相似，涉及相同的主要肌肉失衡特征。对于 A 型，不平衡主要表现在臀部，而对于 B 型，不平衡主要表现在下背部。这两个类型可以根据改变的姿势排列和改变的区域肌筋膜激活模式来区分。

1）A 型：称为后骨盆交叉综合征（图 4-9-3）。在这种类型中，轴向伸肌占主导地位。由于髋屈肌缩短，骨盆向前倾斜，髋关节和膝关节轻微屈曲。与此相关的是胸腔前移，因为胸腰椎伸肌活动增加。这表达了从胸椎到腰椎过渡期间的代偿性脊柱前屈和后屈过度。这导致呼吸质量和对姿势控制的下降。同时，由于核心稳定性减弱，整个胸部将向上移动。胸骨下角将上升到 90° 以上，后下胸将过度稳定，导致肋椎体后外侧运动受限。患者在吸气时会抬起胸部，从而导致上胸部呼吸模式。这意味着主动呼气将很困难，因为腹部激活无法使胸部向下并回到呼气的末端位置。腹部激活也不足以产生足够的腹内压，这导致腰肌过度活动。

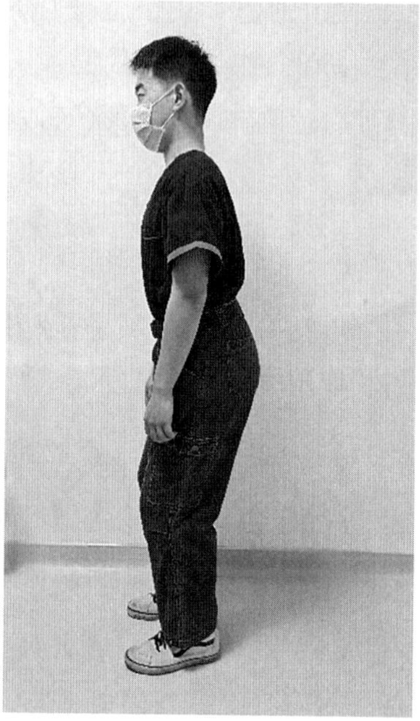

图 4-9-3　A 型

2）B 型：称为前骨盆交叉综合征（图 4-9-4）。在这种类型中，腹部肌肉太弱和太短，这与轴向屈肌活动的主要趋势有关。代偿反映在腰椎的最小前屈，胸椎的过度后屈和头部的伸展。骨盆的姿势更加前倾，膝盖过度伸展。

（2）辅助检查：下交叉综合征可使用以下检查方法。

1）姿势评估：观察患者是否存在下交叉综合征的体态。

2）改良托马斯试验：主要评估髂腰肌和股四头肌是否存在张力增高，以及髂胫束与股内收肌群是否张力平衡。

3）影像学检查：如 X 线检查、CT 检查、MRI 检查，可见腰骶角增大伴随腰椎生理曲度增大，腰骶角减小伴随腰椎生理曲度丢失；可能伴有椎间隙的变窄，小关节的蜕变；多节段椎间盘突出，可伴有多裂肌脂肪化。

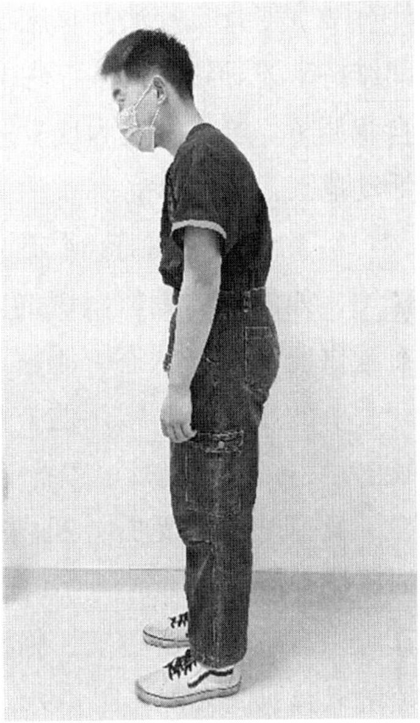

图 4-9-4　B 型

（3）鉴别诊断：应与急性胸腰段损伤、椎间盘突出、椎体骨折、强直性脊柱炎等疾病进行鉴别。

（4）暴露评估：长期坐位或姿势不良的工作职业史；最短暴露时间为数周；最长潜伏期为停止接触后 2 年内。

二、治疗原则与方法

上交叉综合征与下交叉综合征的治疗思路为：放松、牵伸紧张缩短的肌肉（上交叉综合征为胸大肌、胸小肌、上斜方肌等，下交叉综合征为髂腰肌、竖脊肌等），加强薄弱肌肉的肌力，恢复脊柱活动度，增加脊柱稳定性。目前，国内外对于上交叉综合征与下交叉综合征的治疗方法包括推拿疗法、本体感神经肌肉易化法（proprioceptive neuromuscular facilitation，PNF）牵伸训练、肌肉能量技术、肌内效贴、压力生物反馈疗法、针灸疗法、整脊疗法、运动训练等方法[20-22]。

1. 手法治疗　手法治疗可以有效地放松紧张缩短的肌肉，增加脊柱的活动范围，增加脊柱的灵活性，是以肩颈部及脊柱周围的解剖及生物力学的原理为治疗基础，针对其病理改变，对脊柱与小关节进行推动、旋转、牵拉等手法予以被动活动治疗，以此调整脊柱的生物力学关系，放松相关肌肉与软组织，改善关节功能，减轻患者疼痛。

常用的手法包括中式手法及西式手法。中式手法包括骨关节复位手法和传统推拿手法。西式手法有麦肯基疗法、关节松动手法等。下面对传统推拿手法和麦肯基疗法做简单介绍

（1）传统推拿手法：治疗前需要对患者的病情有全面的了解，选择的手法需得当，切忌粗暴。如对于颈肩部的肌肉可使用拿、捏、推、揉等手法。

（2）麦肯基疗法：临床认为颈部或腰部疼痛主要是生活中反复屈曲颈部以及长时间维持坐姿导致的，该疗法的特点是通过治疗疼痛症状出现向心化现象和姿势矫正的自我调整。治疗方法为反复进行脊柱伸展屈曲运动、侧屈运动、旋转运动，以此增加活动范围，缓解疼痛。

2. 物理因子治疗 物理因子治疗可以起到多种作用，如消除周围软组织的炎症或水肿，改善颈部血液供应和营养状态，缓解颈部肌肉痉挛，减轻椎间关节的压力等。常用的方法有超声波疗法、低中频电疗、磁疗、光疗、蜡疗等。

3. 肌内效贴治疗 肌内效贴治疗结合运动疗法对于上、下交叉综合征患者的短期疗效是肯定的，其可以有效地缓解疼痛，恢复运动功能，纠正不良姿势以及肌肉失衡（图 4-9-5）。

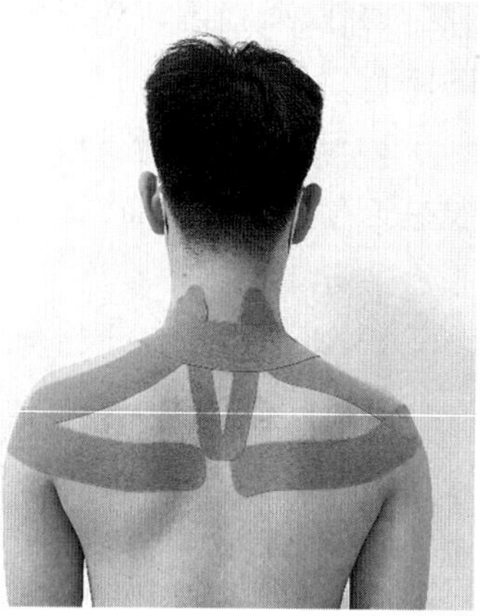

图 4-9-5　肌内效贴示图

4. PNF 牵伸训练 这是由神经、肌肉、本体感觉共同参与的以神经发育为促进方法的治疗手段，主要利用牵张、关节挤压和牵引、施加阻力等本体刺激，和应用螺旋形对角线式运动模式来促进运动功能恢复的一种方法。PNF 牵伸被认为在放松肌肉、增加肌肉肌力与耐力、增强肌肉弹性、增强协调与控制能力方面都有较好的疗效。

三、防护指导

随着科学技术的迅速发展，人们的生活水平逐渐提高，导致坐的时间也越来越长，加之社会竞争的加剧造成人们的压力增加，使身体长期处于紧张的状态。因此，在日常生活中需要经常注意养成并保持良好的坐姿习惯，以维持脊椎的正常生理曲度为准则，并减少坐位伏案的时间，如在工作 1 h 左右改变一下体位。另外，还要改变其他不良的工作和生活习惯，加强运动训练，注意睡眠。

四、运动处方

（一）上交叉综合征

1. 放松紧张的肌肉

（1）枕下肌群拉伸：患者取仰卧位，双手包绕置于头后，拇指位于颅骨的基底部，收下颌靠近喉部，但头部不能抬离床或地面。患者从起始姿势柔和地使头部后仰，拇指抵住颅骨的基底部以防止动作的产生，枕下肌等长收缩持续 6 s，然后放松，呼吸。呼气时，患者更大幅度地收下颌，加强对枕下肌的牵伸（图 4-9-6）。

（2）胸锁乳突肌拉伸：患者取仰卧位，头部尽力左旋，保持颈部拉长。患者一只手置于头下，另一只手置于右耳上。从起始姿势开始，患者缓慢地试图使头部右旋，同时施加阻力，持续 6 s，注意头部不能离开床或地面，只是头部右旋。患者胸锁乳突肌等长收缩后，放松，调整呼吸。可通过更大幅度的头部左旋来加强牵伸（图 4-9-7）。

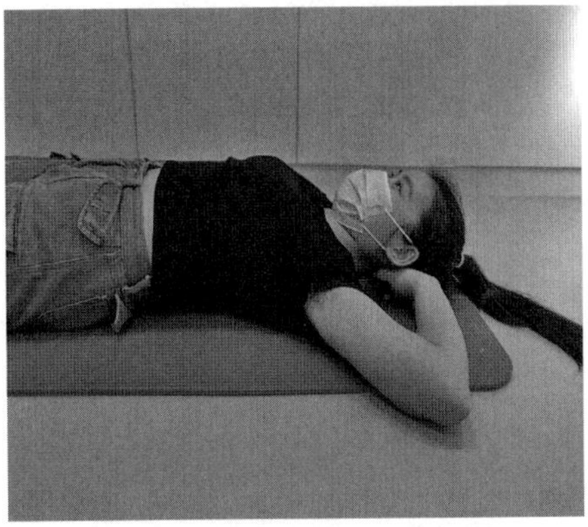

图 4-9-6 枕下肌群拉伸

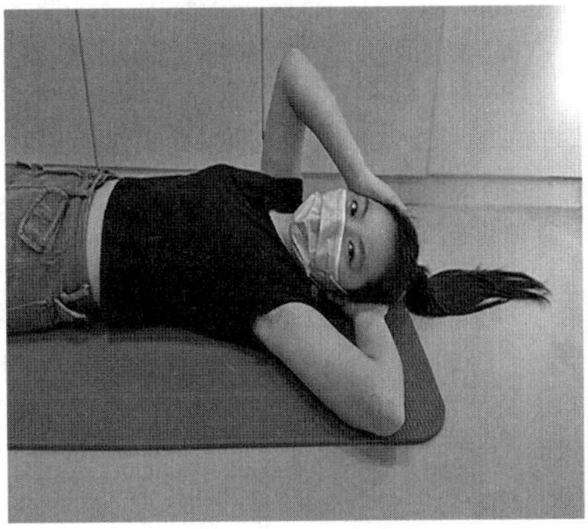

图 4-9-7 胸锁乳突肌拉伸

（3）胸大肌牵伸：可以借助练习架、门框或者其他任何垂直物提供的阻力来完成。上臂上抬的高度不同，则牵伸胸大肌的部位不同。需要注意的是，上臂上抬较高主要牵伸胸肋部的胸大肌，上臂上抬较低主要牵伸锁骨部的胸大肌（图 4-9-8）。具体操作为：患者站在墙壁旁，用前臂抵住墙壁；注意姿势，采用左右腿前后弓步站立；保持背部直立，不可弯曲；用背部上方的肌肉拉动上臂尽可能远地向后靠，然后身体向前上一步或两步，直到前臂再一次贴到墙壁，此为起始姿势；患者前臂用适当的力量缓慢地推墙壁，胸大肌做等长收缩，注意上臂只推不能移动，自然呼吸，等长收缩 6 s 后放松；再一次呼吸，呼气时，用上背部肌肉拉动上臂向后运动，尽可能远离墙壁，这可以进一步牵伸胸大肌。上述动作重复练习 2～3 次。

（4）胸小肌牵伸：患者取站立位，双手在背后相扣；注意力集中，肩胛骨向后下方运动；这一动作使胸小肌处于牵伸状态；用右肩前部顶住墙壁、门框或其他固定垂直物，肩部缓慢地向前转动；保持肩部等长收缩 6 s 后，放松，自然呼吸，然后再一次使肩胛骨向后下方运动，拉长胸小肌（图 4-9-9）。

（5）上斜方肌牵伸：患者取仰卧位，保持其颈部拉长，头尽力转向右侧，收下颌，左肩尽力靠向足部；然后将左臂压在身体下以固定左肩，右手绕过头部以使手指能够握住枕骨的基底部；从起始位置开始，患者试着使其左肩和头后部互相靠拢，并用手施加抗阻的力防止动作的发生，每次持续 6 s；左侧斜方肌上部等长收缩后，可通过更大程度使头部右旋，收下颌，下拉左肩以远离头部来加强牵伸（图 4-9-10）。

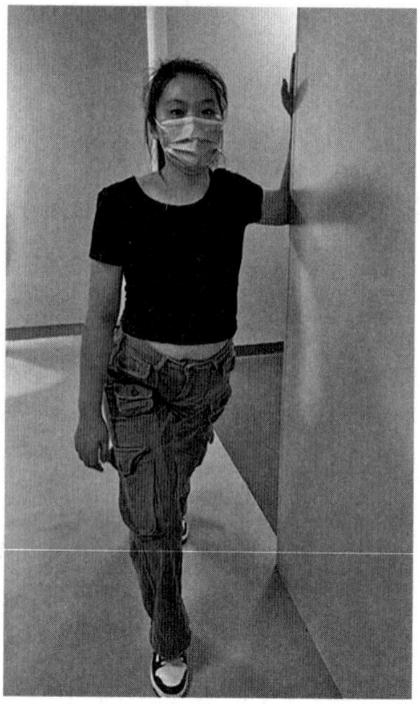

图 4-9-8　胸大肌牵伸

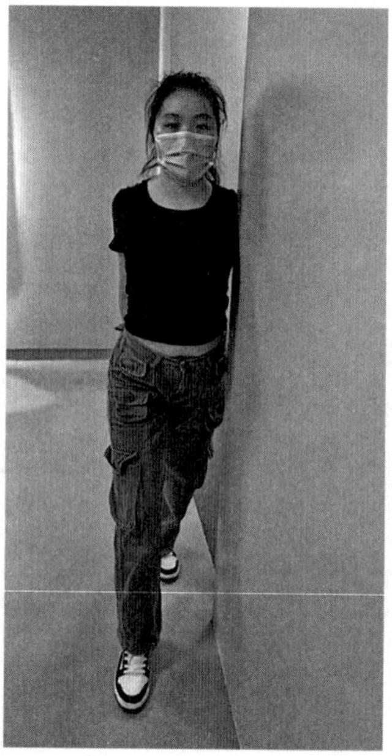

图 4-9-9　胸小肌牵伸

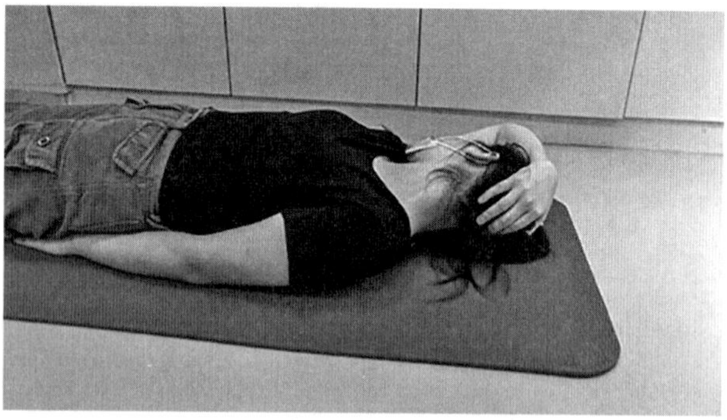

图 4-9-10　上斜方肌牵伸

2. 强化松弛的肌肉

（1）颈深肌群肌力训练：患者仰卧位，自然收下颌，使下颌靠近颈部，颈部后伸，使“后枕部 - 颈部 - 背部”成一条直线，可以配合腹式呼吸。

（2）俯卧 YW 伸展：可以锻炼肩部以及中下束斜方肌。患者俯卧在瑜伽垫上，双臂与身体呈 Y 字形，双手握拳，拇指朝上。肋骨不要离开地面，拇指用力上举，同时后缩手臂至与身体呈 W 字形，夹紧双肘，感受中背部肌肉发力，背部中间被挤压。

（3）菱形肌训练：患者抗阻肩胛后缩，自然站立，双手抓住弹力带，肘关节成 90°，上臂贴住身体，用肩膀行外旋动作进行锻炼。训练的过程中，要感受肩胛骨后缩发力，尽量避免手臂发力。

（二）下交叉综合征

1. A 型（骨盆前倾型）

（1）放松紧张的肌肉：胸腰部的伸肌（如竖脊肌）；屈髋肌（如髂腰肌、股直肌、阔筋膜张肌）。

（2）强化松弛的肌肉：腹肌群；臀部肌群。

2. B 型（平背型）

（1）放松紧张的肌肉：臀部肌肉（臀大肌）；大腿后方肌肉（腘绳肌）；躯干前方肌肉（腹部）。

（2）强化松弛的肌肉：屈髋肌（髂腰肌）；脊柱伸展肌肉（竖脊肌等）。

3. 操作步骤

（1）胸腰部的伸肌（如竖脊肌）：患者仰卧呈胎儿位置，膝盖贴胸，双臂缠绕膝盖。呼气并伸展。保持这个姿势 15 s。

（2）髂腰肌拉伸：患者站立位，右腿在前，左腿在后，保持躯干直立和腰背部平直；保持左脚平贴于地面，右弓步向前，牵伸左侧髂腰肌；再将右侧髋推向前时右膝屈曲；患者应能够感觉到在左侧大腿前有很强烈的牵伸感；患者左下肢试图向前拉，同时保持足部固定在地面使左侧髂腰肌等长收缩；臀肌放松以避免不必要的协同收缩模式；保持等长收缩 6 s，然后放松；患者可以通过再次将左髋关节推向前而牵伸髂腰肌，确保腰背部平直的直立姿势。

（3）髂腰肌伸展（和股直肌）：患者置于托马斯位置；未拉伸的一侧最大弯曲以稳定骨盆并使腰椎变平；由于髂腰肌的紧绷，另一条腿通常处于弯曲位置；将这条腿推到中立位置（放在桌子上）；保持这个姿势 15 s。如果想将股直肌整合到这种拉伸中，需在进行髂腰肌拉伸时将膝盖弯曲 90° 以上。

（4）阔筋膜张肌牵伸：患者侧身站在墙或其他直立物体旁边，约一臂距离；左手靠墙，左腿在右腿后方尽可能远地伸出，左足踩在地板上；向墙和地板交点方向尽量倾斜左髋，使左髋关节感觉到牵伸；患者从这个起始姿势拖动左腿向墙的方向用力，用地板为阔筋膜张肌提供阻力；等长收缩 6 s 后，放松，深吸气；当呼气时，向地板方向倾斜右髋，牵伸右外展肌；上述动作重复 2 ~ 3 次（图 4-9-11）。

（5）腹肌拉伸（腹内外斜肌）：患者舒适地坐在直背椅上，保持脊柱拉长，头部处于正中位，尽力左旋，然后把住椅背以保持这一姿势；从起始位置开始，尽力往回右转，靠的是躯干发力，而不是肩；保持这一姿势，使腹内外斜肌等长收缩 6 s，正常呼吸；等长收缩后，深呼吸；呼气时，左转更大幅度，用躯干发力，而不是用手拉来牵伸腹内外斜肌（图 4-9-12）。

（6）臀大肌牵伸：患者仰卧，抬左膝尽量屈向胸部，两侧髋部平放到床面上；可以把手放在膝关节后方，拉住大腿向身体的方向移动，直到感觉到臀大肌受到牵伸；

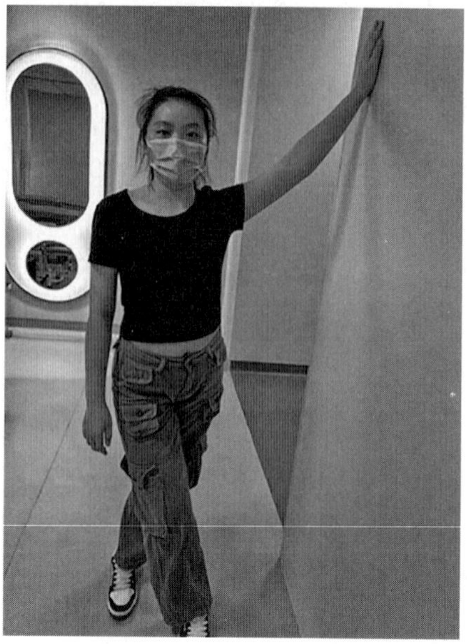

图 4-9-11　阔筋膜张肌牵伸

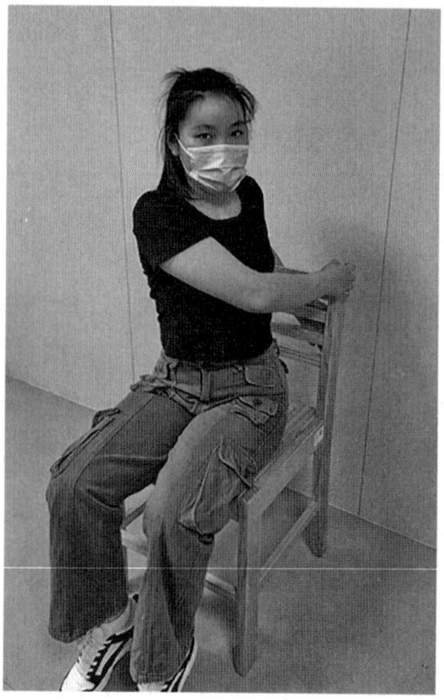

图 4-9-12　腹肌拉伸（腹内外斜肌）

从起始位置起，向双手合抱的部位推压，好像要把大腿压向床面（或地面）；持续这种臀大肌的等长收缩 6 s，完成之后放松并深吸气；在此过程中，腿要保持开始的姿势；呼气时，把大腿尽量贴近胸部，增加对臀大肌的牵伸；上述动作重复 2～3 次（图 4-9-13）。

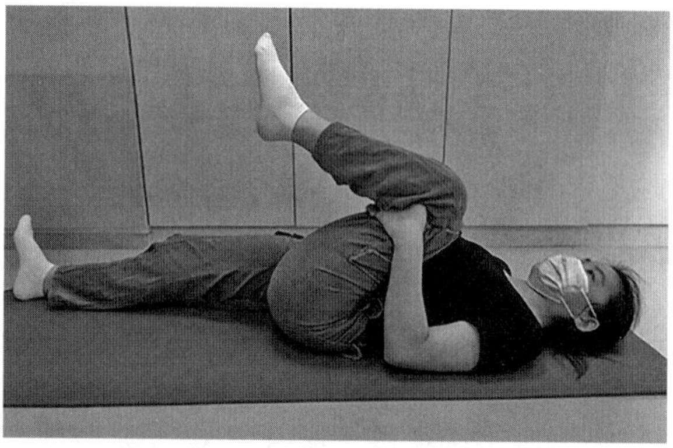

图 4-9-13　臀大肌牵伸

（7）腘绳肌牵伸：患者取站立位，右下肢和右足向前方自然伸出，足跟着地，向前屈曲髋关节，直到感觉右侧腘绳肌拉紧了；从起始位置拖右足跟向后时，地板提供阻力；等长收缩 6 s，结束后放松，深吸气，这时腿要保持在起始位置；呼气时，向前倾斜直到再次感到右侧腘绳肌受到了牵伸；上述动作重复 2～3 次。

（8）死虫运动：是一种安全有效的用来加强和稳定核心、脊柱和背部肌肉的方法。患者平躺，肩膀和下背部不要离开地面；两臂伸直，肩前屈 90°，两掌相对；髋关节与膝关节屈曲 90°；配合腹式呼吸，呼气时，慢慢放下右臂和左腿直到碰到地面；吸气时慢慢回到起始状态；双侧交替进行。

（9）臀桥运动：可以很好地激活臀大肌。患者将臀大肌内收夹紧，骨盆向后倾，逐渐将腰椎抬起，进而抬离地面，使得肩、髋、膝呈三点一线。

（10）蚌式开合：可以激活臀中肌。患者侧躺，脊柱维持正中位，上身放松，下身屈膝 90°，臀部与腿在一条直线；上侧腿膝盖向上抬起，感受到臀中肌有明显收缩感即可。

五、案例分享

（一）病例摘要

患者，女性，32 岁，银行职员，主因“头痛不适”入院就诊。外院诊断为颈源性头痛，疼痛集中在右侧枕后区域。姿势评估提示头前倾，肩胛骨前伸。辅助检查：X 线检查可见颈椎生理曲度变直，椎体、小关节多节段增生改变。神经系统检查为阴性。

（二）病例分析

1. 病史采集　患者青年女性，银行职员，有长期低头伏案工作史。主要症状表现为头痛，疼痛集中在右侧枕后区域。

2. 康复评定

（1）体格检查：姿势评估提示头前倾，肩胛骨前伸。

（2）辅助检查：X 线检查可见颈椎生理曲度变直，椎体、小关节多节段增生改变。神经系统检查为阴性。

（3）VAS 评分：4 分。

3. 康复诊断　结合病史、体格检查、辅助检查、康复评定结果，诊断为：上交叉综合征。

（三）康复目标

1. 近期目标　改善颈椎活动度，减轻疼痛，提高患者日常生活活动能力。

2. 远期目标　进行自我牵伸、肌肉强化训练，避免反复发作，提高患者生活质量。

（四）康复措施

1. 物理因子治疗　中频电疗法、超短波疗法、高压电位疗法、红外线疗法、激光治疗、超声波疗法、磁热疗法和温热式低周波治疗等缓解肌肉疲劳。

2. 肌肉拉伸训练　拉伸颈部、胸部肌群。

3. 运动治疗　①肌力训练：颈部深层肌肉训练、肩 - 颈部肌力训练；②有氧运动、耐力训练；③牵伸训练、关节活动度训练；④肌肉能量技术；⑤稳定性训练、运动控制：颈椎稳定性训练、肩关节稳定性训练；⑥综合运动训练；⑦瑜伽、普拉提等运动。

4. 健康教育 建议患者改变日常生活习惯，在日常学习或工作时，保持下颌微收、肩胛骨收紧肩部打开、挺胸收腹的体态，尽量减少伏案工作或者趴伏弯腰时玩手机的时间，适当离开桌面座椅进行走动或牵伸，可每 30 ~ 45 min 活动片刻。

（孟敬宽）

第十节　慢性疲劳综合征

一、概述

慢性疲劳综合征（chronic fatigue syndrome，CFS）是一种以慢性疲劳为核心症状的临床症候群。其主要特征表现为排除其他疾病后，患者出现慢性疲劳持续或反复发作 6 个月以上，并伴低热、咽痛、头痛、注意力不易集中、记忆力差、睡眠障碍，以及焦虑、抑郁等非特异性表现。虽然这种疾病并不针对某个种族、性别或年龄，但其对女性的影响明显多于男性。有研究显示，我国 CFS 患病率高达 12.54%，其中女性患病率高于男性，不同职业分析对比中显示军人及医护人员患病率最高，并且发病呈年轻化趋势，高中生、大学生患病率较高。CFS 可表现为急性期和慢性期。急性期的症状一般为流感样表现，患者伴有低烧、喉咙痛、头痛、肌肉疼痛、淋巴结疼痛和全身疲劳，但是又与流感不同，因为这些症状不会随着时间的推移而消退，而是进展为一个慢性阶段，久之会使人致残，并伴有严重的肌肉和关节疼痛、淋巴结肿大和疼痛，以及影响睡眠。CFS 还与纤维肌痛有一定相似性，即出现遍布全身的弥漫性肌肉疼痛，有时需要医生对这两种综合征进行鉴别诊断[23-26]。

目前研究已经证明，CFS 可能是多种因素综合作用的结果，如病毒感染、细胞内细菌、环境因素和免疫系统缺陷、垂体激素失衡、肾上腺或下丘脑功能异常。疱疹病毒长期以来也被作为慢性 CFS 的病因。

与无 CFS 患者相比，CFS 患者的免疫功能障碍主要表现在对皮肤试验的过敏敏感性增加。在患者体内能检测出一些直接参与保护性免疫和免疫反应调节的细胞和细胞化学物质。例如，患者体内会出现异常数量的自然杀伤细胞和 T 细胞，这对细胞介导的免疫至关重要。在一些 CFS 患者中，可见各种细胞因子，如 γ- 干扰素以及各种可以调节和介导体液免疫反应中细胞活性的白细胞介素。这些细胞因子异常高浓度的存在有时会使 CFS 患者出现炎症反应。当体液和细胞介导的免疫系统正常运行时，细菌、病毒、酵母菌、细胞内寄生虫甚至癌细胞等致病因子就会从体内被清除。然而，当免疫系统不能正常工作时，不仅身体更容易受到各种感染源的影响，而且免疫系统也会开始损害或破坏正常组织，这种疾病状态被称为自身免疫性疾病，炎症和过敏反应也是免疫反应异常的表现。

CFS 患者在心理和情感方面也会存在问题。一些研究表明，大脑会受到炎症和激素变化的影响，一些已知的病毒感染因子可能会对神经系统产生影响。精神病学研究提供了充分的证据表明抑郁、记忆丧失和注意力不集中是一些 CFS 患者的重要问题，但是目前尚不清楚这些因素能在多大程度上导致 CFS 的发生。

一直以来，定义和治疗 CFS 都很困难，因为其表现为一种全身性疾病，因果关系并不明确，同时也涉及传染性病毒等外部因素、免疫反应等内部因素以及难以评估的心理因素等。因此在诊断时，需要对患者进行病史询问、体格检查和实验室检查等涉及不同个体之间的神经肌肉、神经心理学和免疫学变化的检测。因此，想要在临床环境中建立规范的诊断标准或在研究环境中进一步定义和治疗该疾病是十分困难的。

最初 CFS 的诊断标准是由美国疾病控制和预防中心在 1988 年制定的（表 4-10-1）。在此期间，理论上认为病毒性疾病是 CFS 的主要病因，因此该标准关注的重点是身体症状。之后，世界卫生组织将 CFS 分类为一种神经系统疾病。英国牛津大学在 1991 年制定了一版诊断标准，并强调 CFS 是精神疲劳而不是身体症状。随后，该诊断标准在 1994 年进行了修订并且扩大了定义范围，成为现行广泛接受的诊断标准（表 4-10-2）。

表 4-10-1　美国疾病控制和预防中心的慢性疲劳综合征诊断标准

严重疲劳超过 6 个月，以及有至少 4 个以下症状：

1	严重的新发头痛	5	短期记忆力和专注力的严重损伤
2	严重多关节疼痛不伴肿胀或红斑	6	喉咙痛
3	肌肉疼痛	7	淋巴结疼痛
4	运动后不适超过 24 h	8	睡眠不足

表 4-10-2　慢性疲劳综合征的牛津诊断标准

主要症状	疲劳
明确症状	严重疲劳且具有致残性，影响身体和精神功能的症状至少持续 6 个月，超过 50% 的时间出现疲劳症状，同时必须出现其他症状，特别是肌痛、情绪异常和睡眠障碍
排除标准	已知患有可能会导致慢性疲劳综合征相关疾病的患者 目前被诊断为精神分裂症、躁狂抑郁症，以及药物滥用、饮食失调或已确诊的患有器质性脑疾病的患者

注意：均要满足诊断标准才能做出诊断。

二、治疗原则与方法

慢性疲劳综合征的诊断标准虽然明确，但目前还没有规范的治疗方法，临床治疗基本以减轻症状为目的。目前被认可的康复疗法有认知行为疗法（cognitive behavior therapy，CBT）、分级运动疗法（graded exercise therapy，GET）等。由于 CFS 具有系统性，必须考虑到整体的治疗原则，因此建议对 CFS 患者提供心理咨询服务，帮助他们找到由 CFS 造成的活动限制的替代方案。除此之外，一些研究人员也认为，治疗方法应该包括药物治疗、免疫学治疗和营养补充等。上述方案中，分级运动疗法与认知行为疗法是目前能够有效缓解 CFS 的方法，前者更适用于伴发焦虑、抑郁等症状的患者，其效果与患者的期望值、适应能力、年龄以及医患之间的任务一致性等因素有关。

1. 认知行为疗法 CFS 的认知行为治疗主要关注的是可能使得疲劳持续存在和发展的因素，而不是那些最初可能引发疲劳的因素。基于此实施的 CBT 通常包括有计划的活动和休息、活动的逐级增加、规律睡眠和对错误认知与假设的重组。训练有素的心理治疗师在提供 CBT 时会更强调思维的作用及其对人们的感受和行为的影响。他们可以帮助 CFS 患者认识到对活动的恐惧是如何导致行为异常、感到更疲劳和残疾这些情况发生的。目前有一项针对成人 CFS 患者的大型随机对照试验证实，CBT 对疲劳水平、工作和社会适应、抑郁、焦虑和运动后不适有积极的影响[27, 28]。

2. 分级运动疗法 GET 包括一个结构化的活动管理计划，目的是逐步增加有氧活动，通常是步行。一般情况下，治疗师为患者制定一种适应自己当前身体能力的运动处方，同时建议患者不要超过规定的运动持续时间或强度。康复治疗进程一般定为在 52 周内逐渐增加患者身体活动的持续时间，最终目标是能每周 5 天进行 30 min 的轻度运动，注意不要超过目标心率，以避免过度运动。大多数患者都可以选择采用步行的运动形式。一旦这一目标实现，患者可以在治疗师的指导下逐步增加其有氧运动的强度。需要特别注意的是，GET 是一系列详细的干预措施，而不是简单地给患者一个基本的锻炼建议，否则不仅不太可能有帮助，而且可能会损害患者的信心。

3. 药物治疗 抗抑郁药如氟西汀同时也被用于控制肌肉疼痛、嗜睡和睡眠的问题。非甾体抗炎药可以缓解头痛和肌肉疼痛。具有抗病毒活性的药物可以缓解部分疲劳不适的症状。

4. 营养补充 表 4-10-3 中简要总结了对 CFS 患者建议使用的营养干预措施。目前有研究证明，一些营养物质的缺乏也可能是慢性疲劳综合征的病因，主要包括维生

表 4-10-3 慢性疲劳综合征的营养补充剂建议

营养物质	剂量
维生素 B_{12}	1 ~ 10 毫克 / 周（肌内注射）
叶酸	1 ~ 5 毫克 / 天（口服）
还原型辅酶Ⅰ + 辅酶 Q10	20 毫克 / 天 + 200 毫克 / 天（口服）
复合维生素产品	每天 1 次（口服）
D- 核糖	3 ~ 5 毫克 / 天

素 C、维生素 B 复合物，以及钠、镁、锌、叶酸、肉碱、L- 色氨酸、必需脂肪酸和辅酶 Q10 等。因此，进行各种形式的营养干预可以在针对 CFS 的治疗中提供一定的联合疗效，能对分级运动疗法和行为疗法提供潜在的辅助效应，不过真正的效用情况仍需进一步研究和标准化评价。

5. 中医治疗　中医治疗 CFS 的方法众多，包括中药、针灸、推拿等，其中以针灸治疗的研究最多。诸多研究发现，针刺、艾灸、电针、推拿、中药等疗法均能不同程度地改善 CFS[29]。

（1）针刺与艾灸。

1）针刺：是中医治疗 CFS 最有效的方法，不仅因为其操作简单、安全性高，而且它更容易让患者接受，价格适宜。根据近年来的研究证明，针刺治疗 CFS 的临床疗效显著。针刺可通过调节神经功能、免疫功能、内分泌功能、睡眠节律紊乱以及抗氧化应激等作用，恢复 CFS 患者各系统的功能。例如，背俞穴芒针透刺疗法能显著改善患者的睡眠与焦虑状态，提高记忆力与注意力。

2）艾灸：艾灸疗法简称灸法，现代灸法通常采用艾绒直接或间接的作用于选定的穴位或特殊部位上进行烧灼、温熨、熏烤等，使药物作用借助灸火的热力，通过经络的传导，运行于机体内，以起到温通经络、调理气血、扶正祛邪等功效，达到预防及治疗疾病的目的。

3）针刺与艾灸联合应用：可以采用改良长蛇灸结合针刺疗法或者头针联合膏肓灸法治疗慢性疲劳综合征。研究结果表明，改良长蛇灸结合针刺疗法可以改善患者的疲劳症状、脾肾阳虚症状、抑郁和焦虑情况以及总体生命质量。头针联合膏肓灸法治疗慢性疲劳综合征的效果也很显著。

4）电针：将毫针刺入选定穴位得气后，在毫针的针柄上连接电针仪，予以接近人体的微量生物电流，利用电流加强穴位刺激，以增强针刺效果，达到防治疾病的目的。有研究表明，电针结合神阙药灸可以改善气虚体质 CFS 患者的中医临床症状、疲劳程度、睡眠质量、躯体状态、心理状态、炎症反应与免疫功能等。

（2）推拿：采用推、拿、揉、捏等多种形式的手法，作用于机体表面、受伤的部位、特定的腧穴、疼痛不适的部位，以达到疏经通络、推行气血、调和阴阳、祛邪扶正等疗效。同时，将针刺与推拿相结合，能增强治疗效果。

（3）中药：中药及复方是中医治疗 CFS 最主要的方法。药理学研究表明，多糖是中药的有效成分，而多糖本身就具有抗氧化功效，能够提高机体免疫能力。例如，五味子可以用于治疗各种疲劳病，具有镇咳祛痰、收敛固涩、益气生津、补肾宁心的功效。药理研究发现其有促进机体免疫功能、抗氧化及抗衰老、护肝、诱导肝脏药物代谢酶、降血糖、强心、增强机体适应能力、抗溃疡、抗肾病变、抗菌、抗肿瘤等作用。大枣是治疗 CFS 的常用中药，具有补中益气、养血安神的功效。药理研究发现其有抑制中枢、护肝、增强肌力、抗变态反应、抗疲劳、抗肿瘤、镇静、增加白细胞内环磷酸腺苷含量、增强免疫等功能。柴胡是治疗肝郁型 CFS 患者的主要中药之一，具有和解表里、疏肝、升阳等功效。药理研究证明其具有抗炎、解热、镇静、镇痛、镇咳、抗惊厥、减轻肝损伤、促进胆汁分泌、降血压、降低血清胆固醇、溶血，以及抗溃疡、抗菌、抗病毒、抗肿瘤、升高血糖、降低血中脂肪含量、抗辐射损伤等作用。柴胡多糖能够增强自然杀伤细胞及巨噬细胞的功能，提高病毒特异性抗体滴度，促进机体免疫功能。

三、防护指导

对于处于疲劳急性期阶段的患者，尽早地进行干预会对疾病的进程和结果产生重要的影响。一旦最初的急性期过去，应避免进行过度、长时间的休息，并且需要暂时改变日常的活动模式。对于那些已经出现更持久疲劳症状的患者，应该与医生合作制订活动计划，强调活动和休息之间的平衡，规划如何休息，并设定目标来逐渐建立适宜的活动模式。一些患者可能需要进行关于焦虑和抑郁症状的心理教育，严重的患者可能需要转介到专科医院进行精神心理治疗。

在治疗过程中，医生应该致力于帮助患者认识到问题是什么，承认他们个人的优势和劣势，并探索潜在的解决方案，同时要保证治疗的连续性和长期性，并对患者进行定期检查。需要注意的是，随着活动的逐次增加，患者有可能经历症状的暂时加重，但这是正常的，并不意味着正在进行的治疗造成了伤害或会导致疾病复发，因为之后症状会随着身体的逐步健康而消失。在整个治疗过程中，患者不应该急于求成，而是需要循序渐进才能取得理想的效果。因此，最好让患者对可能会遇到的挫折做好心理预期，但也不要过度渲染和担忧，只需要暂时降低目标。医生需要特别注意的是，一些慢性期疲劳综合征患者可能很难改变他们的行为，此时如果医生无法给出足够的建议和指导，患者可以转诊到可提供 CBT 或 GET 系统化治疗的医疗机构接受更加专业且全面的治疗。

由于慢性疲劳综合征在很大程度上可能与工作相关，因此确认患者是否有任何可能导致疲劳的工作问题是很重要的。常见的例子是患者工作时间长或不规律，繁重的工作没有充分休息，加上反应能力下降，以及缺乏同事的理解。此外，患者心理方面的问题也需要关注，如可能对工作有无益的想法和行为，包括：害怕失去工作，由于注意力和记忆问题而害怕犯错误，由于担心同事会认为他们无法应付日常工作所以勉强自己在工作中过于追求完美，不自信，接受过度的工作要求，并将所有的精力都用于工作，然后在晚上和周末的时候表现出“崩溃”情绪。由于患者也可能需要关于工作与权利的建议，因此对于那些目前没有工作并希望在某个时候重返工作岗位的患者，医生应该为其制订个性化的重返工作的计划，使患者可以在返回工作之前先积累工作经验或与工作有关的技能，工作时间也应逐渐增加，同时也要确保定期休息。医生或职业健康部门应定期审查计划的进展情况。

四、运动处方

CBT 和 GET 是治疗慢性疲劳综合征最有效的手段。而药理学、免疫学和膳食补充剂干预目前只有有限和不确定的证据，也可能会带来一定的副作用。同时，也没有证据表明长时间休息对慢性疲劳综合征是有益的，甚至有间接证据表明过度休息可能会延长或加重疲劳。在临床中，康复医生可以在帮助 CFS 患者康复方面发挥重要作用。康复医生可充分考虑到每个特定的情况，在可能会导致患者疲劳持续存在的特殊因素的前提下，帮助患者创建个性化的康复计划。康复计划方案的核心要素应包括建立有规律的活动和休息模式，规律性睡眠，逐渐增加锻炼和活动，以及患者如何获得任何有成就感的工作、良好的心理、人际关系、工作或社会状况等。

慢性疲劳综合征的康复治疗旨在改善和维持患者的正常日常生活活动。从目前的研究中可以清楚地看出，要达到这一目标，仅进行物理治疗是不够的。CBT 治疗是文献中研究最多的治疗方法之一，在提高患者日常生活活动的自主性和症状控制方面取得了良好的效果。然而，想要取得最佳治疗结果就需要研究人员鼓励患者在治疗中参与一定的体育活动。康复治疗技术，如运动训练以及有意识的身体动员在降低 CFS 患者的中长期疲劳严重程度方面最有效。目前治疗效果较好的干预方法是心理治疗和物理康复治疗的结合，没有证据表明运动疗法可能会使治疗结果恶化。

针对物理治疗，需要制订一个完整的锻炼计划，包括逐增强度训练、气功锻炼和家庭直立训练等。研究表明，通过对患者进行量身定制且包括不同干预措施的治疗，由治疗师直接获取反馈，同时逐步增加活动，更多地关注患者的身体认知，从而增加患者对身心之间的关系和互惠关系的洞察力，可能会导致行为的改变，以及对自我效能感、个人目标的实现、自我评价的改善和对结果的满意度产生影响。

五、案例分享

（一）病例摘要

患者，女性，50 岁，公司职员。主因“四肢乏力，伴记忆力下降 1 年余”入院就诊。患者自诉近 1 年来无明显诱因出现四肢乏力，活动后出现极度疲劳状态，休息后未见改善，后逐渐出现记忆力下降、注意力不集中、睡眠质量差。追溯病史，患者既往有长期熬夜、缺乏运动、饮食不规律等。查体：面色苍白、精神萎靡，四肢肌肉轻压痛，近期单位体检未见明显异常。

（二）病例分析

1. 病史采集　患者中年女性，病程 1 年余，连续超过 6 个月。主要症状表现为四肢乏力，记忆力下降，注意力不集中。

2. 康复评定

（1）体格检查：面色苍白、精神萎靡，四肢肌肉轻压痛。

（2）辅助检查：体检未见明显异常。

（3）疲劳严重程度量表：45 分。

（4）匹兹堡睡眠质量指数：16 分。

（5）SF-36 简明健康量表：70 分。

3. 康复诊断 结合病史、体格检查、辅助检查、康复评定结果，诊断为：慢性疲劳综合征。

（三）康复目标

1. 近期目标 帮助患者改变不良的思维和行为习惯，缓解疲劳。

2. 远期目标 制定个性化的运动方案，增强免疫力。

（四）康复措施

1. 改变认知行为 建立健康的生活习惯，包括良好的饮食习惯和作息规律，可以有效地缓解其疲劳和身体不适。合理安排自己的工作和休息时间，定期进行体育锻炼，避免劳累过度或夜间过度工作。

2. 分级运动疗法 逐步增加有氧活动，制定一种适应自己当前身体能力的运动处方，且不要超过规定的运动持续时间或强度。

3. 药物治疗 可予以改善睡眠的药物治疗。

4. 营养补充 补充维生素 C、维生素 B 复合物，以及钠、镁、锌、叶酸、肉碱、L- 色氨酸、必需脂肪酸和辅酶 Q10 等。

（马 明 陈 彤）

参考文献

[1] 陈孝平，汪建平，赵继宗. 外科学 [M]. 9 版. 北京：人民卫生出版社，2018.

[2] 艾伦贝克，德卡洛，德罗莎. 运动康复中的有效功能训练 [M]. 王安利，译. 北京：北京体育大学出版社，2011.

[3] 曲绵域，于长隆. 实用运动医学 [M]. 北京：北京大学医学出版社，2003.

[4] 胥少汀，葛宝丰，卢世璧. 实用骨科学：上册 [M]. 4 版修订本. 郑州：河南科学技术出版社，2019.

[5] 王大平，雷益，肖德明. 肩关节运动医学常见疾病影像学图谱 [M]. 长沙：湖南科学技术出版社，2011.

[6] 王玉龙. 康复功能评定学 [M]. 3 版. 北京：人民卫生出版社，2019.

[7] 陈孝平，汪建平，赵继宗 . 外科学［M］. 9 版 . 北京：人民卫生出版社，2018.
[8] 周谋望，岳寿伟，何成奇，等 . “腰椎间盘突出症的康复治疗”中国专家共识［J］. 中国康复医学杂志，2017，32（2）：129-135.
[9] 马玉宝，谢地 . 膝关节功能障碍评估和手法治疗［M］. 北京：北京科学技术出版社，2022.
[10] 朱毅，米立新 . 康复治疗师临床工作指南——肌骨疾患康复治疗技术［M］. 北京：人民卫生出版社，2019.
[11] 王忠旭 . 工作相关肌肉骨骼疾患及人因工效学评估方法［M］. 北京：人民卫生出版社，2023.
[12] 胡波，刘志东，李智民 . 职业病运动康复理论与实践［M］. 广州：广东科技出版社，2023.
[13] Dunning K K，Davis K G，Cook C，et al. Costs by industry and diagnosis among musculoskeletal claims in a state workers compensation system：1999-2004［J］. Am J Ind Med，2010，53（3）：276-284.
[14] Barr A E，Barbe M F，Clark B D. Work-related musculoskeletal disorders of the hand and wrist：epidemiology，pathophysiology，and sensorimotor changes［J］. Journal of Orthopaedic & Sports Physical Therapy，2004，34（10）：610-627.
[15] 朱秋鸿，刘拓 .ILO 职业性肌肉骨骼疾病诊断和暴露标准简介［J］. 中国卫生标准管理，2022，13（11）：1-5.
[16] Blanpied P R，Gross A R，Elliott J M，et al. Neck pain：Revision 2017［J］. J Orthop Sports Phys Ther，2017，47（7）：A1-A83.
[17] Cohen S P，Hooten W M. Advances in the diagnosis and management of neck pain［J］.BMJ，2017，358：j3221.
[18] 岳寿伟，黄晓琳 . 康复医学［M］. 2 版 . 北京：人民卫生出版社，2022.
[19] 赵雄 .McKenzie 疗法对上交叉综合征的康复效果研究［D］. 内蒙古师范大学，2020.
[20] 岳寿伟 . 肌肉骨骼康复学［M］. 3 版 . 北京：人民卫生出版社，2018.
[21] 罗伯特・E・麦卡蒂，杰夫・沙兰德 . 易化牵伸术：简便易学的 PNF 牵伸及力量训练［M］. 矫玮，译 . 3 版 . 北京：人民体育出版社，2010.
[22] 菲尔・佩治，克莱尔 C・弗兰克，罗伯特・拉德纳 . 肌肉失衡的评估与治疗［M］. 焦颖，译 . 北京：人民体育出版社，2018.
[23] Sharpe M C，Archard L C，Banatvala J E，et al. A report—chronic fatigue syndrome：guidelines for research［J］. J R Soc Med，1991，84（2）：118-121.
[24] Fukuda K，Straus S E，Hickie I，et al. The chronic fatigue syndrome：a comprehensive approach to its definition and study. International Chronic Fatigue Syndrome Study Group［J］. Ann Intern Med，1994，121（12）：953-959.
[25] Chambers D，Bagnall A M，Hempel S. et al. Interventions for the treatment，management and rehabilitation of patients with chronic fatigue syndrome/myalgic encephalomyelitis：an updated systematic review［J］. J R Soc Med，2006，99（10）：506-520.

[26] White P D, Goldsmith K A, Johnson A L, et al. Comparison of adaptive pacing therapy, cognitive behaviour therapy, graded exercise therapy, and specialist medical care for chronic fatigue syndrome (PACE): a randomised trial [J]. Lancet, 2011, 377 (9768): 823-836.

[27] Núñez M, Fernández-Solà J, Nuñez E, et al.Health-related quality of life in patients with chronic fatigue syndrome: group cognitive behavioural therapy and graded exercise versus usual treatment. A randomised controlled trial with 1 year of follow-up [J]. Clin Rheumatol, 2011, 30 (3): 381-389.

[28] Galeoto G, De Santis R, Marcolini A, et al. The informed consent in occupational therapy: proposal of forms [J]. G Ital Med Lav Ergon, 2016, 38 (2): 107-115.

[29] 郭文海，李兆贤，金泽，等. 背俞穴芒针透刺治疗慢性疲劳综合征的临床研究 [J]. 针灸临床杂志，2019，35 (1): 41-44.